Stéradent

LE SPÉCIALISTE DE L'HYGIÈNE DE L'APPAREIL DENTAIRE

THE SPECIALIST OF THE DENTURE HYGIENE

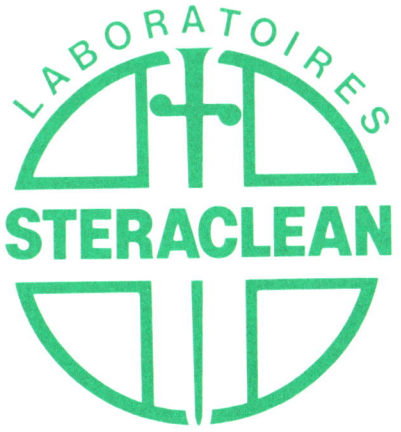

Laboratoires STÉRACLEAN B.P. 874 - 28011 CHARTRES CEDEX

Du même auteur

Précis de prothèse adjointe. Paris : Editions POS, 1981.
Protesi mobile. Milan : Masson, 1987.

Cet ouvrage a été réalisé grace au soutien des Laboratoires STERACLEAN

PROTHÈSE PIÉZOGRAPHIQUE
PROTHÈSE ADJOINTE TOTALE GÉRIATRIQUE

PROTHÈSE PIÉZOGRAPHIQUE

PROTHÈSE ADJOINTE TOTALE GÉRIATRIQUE

Pierre KLEIN

Docteur en chirurgie dentaire
Docteur ès-sciences odontologiques
Professeur de prothèse (E.O.P.)

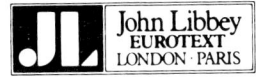

British Library Cataloguing in Publication Data

Klein, Pierre
  Prothèse piézographique.
  1. Old persons. Dentistry 2. Prosthetic
  dentistry. Laboratory techniques
  I. Title II. Series
  618. 97'76

ISBN 0-86196-141-2

Editions John Libbey Eurotext
6, rue Blanche, 92120, Montrouge, France (1) 47 35 85 52
John Libbey & Company Ltd
80/84 Bondway, London SW8 1SF, England (01) 582 5266

© 3e trimestre 1988, Paris

Avant-propos

La prothèse adjointe totale est la discipline la plus complexe de la dentisterie restauratrice. Partant de rien, elle doit tout donner, malgré l'absence de repères objectifs.

Son but est la restauration de l'extrémité céphalique mutilée dans sa partie orale : elle doit lui rendre un aspect social acceptable et ses principales fonctions.

Ce résultat s'obtient par l'installation dans la cavité buccale, parfaitement inadaptée, de deux objets inertes construits rapidement et sur des recettes.

Cet empirisme encore fréquent est déjà bien battu en brèche par les empreintes fonctionnelles et les enregistrements intermaxillaires sophistiqués. Il le sera encore plus par l'introduction de la piézographie.

La piézographie vient compléter cette panoplie en s'attaquant à une partie encore négligée des prothèses : le volume et son modelé.

La piézographie, associée à une grande rigueur dans les enregistrements habituels, permet d'aborder avec un pourcentage acceptable de réussites les cas les plus rebelles : les cas gériatriques.

Introduction

La base de la prothèse adjointe totale gériatrique est la piézographie.

La piézographie est le seul moyen de déterminer un volume et un modelage des surfaces polies des prothèses qui n'interfèrent qu'un minimum avec la dynamique des masses musculaires périprothétiques.

La piézographie est une instruction impérative pour le laboratoire. Il doit s'y plier strictement et y adapter les éléments dentaires préfabriqués.

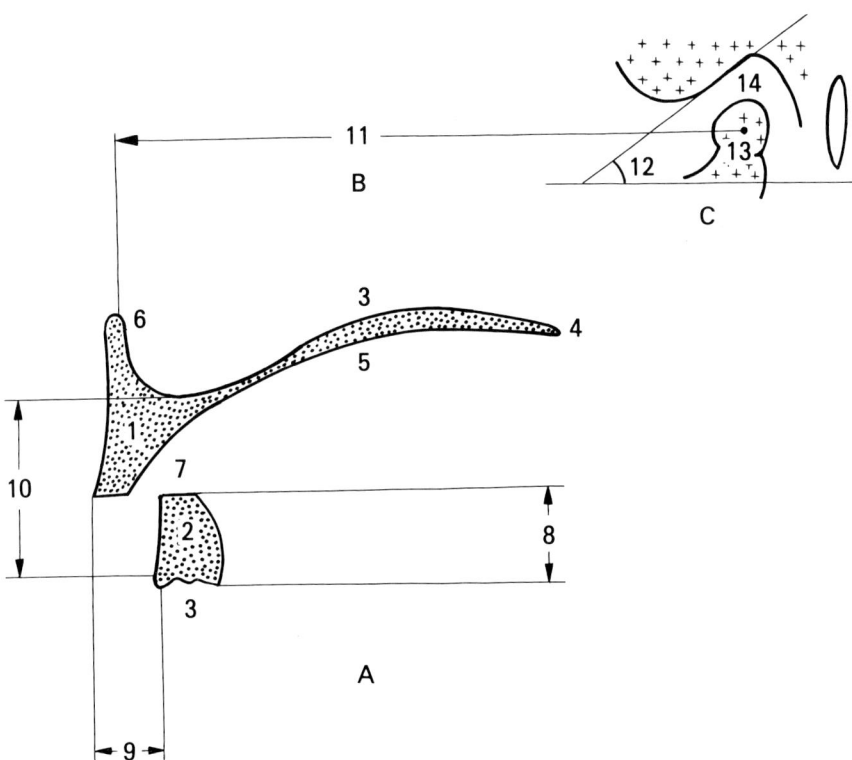

Figure 1. *Tout ce qu'il faut mouler ou enregistrer pour construire un jeu de prothèses totales.*

A. Niveau maxillaires : 1. semipiézographie; 2. piézographie; 3. pré-empreintes et empreintes; 4. joint postérieur; 5. palatogramme; 6. joint périphérique; 7. plan occlusal; 8. DV prothèse mandibulaire; 9. surplomb horizontal; 10. distance intermaxillaire.

B. Niveau rapports maxillaires et ATM : 11. distance axe-charnière au maxillaire supérieur.

C. Niveau ATM : 12. pentes condyliennes; 13. axe charnière; 14. relation centrée ou relation de charnière.

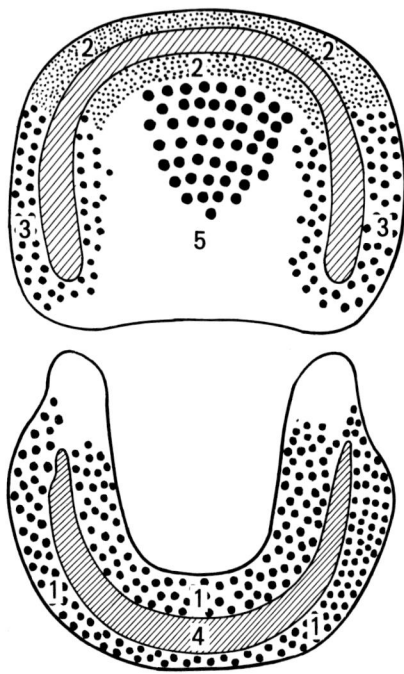

Figure 2. *Les prothèses totales étant placées dans l'espace prothétique, l'espace utilisable sera matérialisé par des enregistrements.*

1. Piézographie (mandibule); 2. semipiézographie région labiale (maxillaire); 3. semipiézographie région postérieure, prolongation de la piézographie (maxillaire); 4. plan occlusal, zone de séparation entre les 1/2 espaces prothétiques; 5. zone de palatographie (maxillaire).

Au cours des différents chapitres de ce livre, le lecteur ne trouvera pas une remise en question absolue des idées qu'il a reçues. Il y trouvera cependant bien des modifications de ses concepts habituels et il devra faire un effort considérable pour sortir de ses réflexes acquis.

Ce livre doit permettre de construire une prothèse adjointe gériatrique à partir de la piézographie. Il ne traite pas de tous les éléments de base qui se trouvent dans les manuels habituels.

Pour qu'un opérateur en tire un maximum de profit, il est nécessaire qu'il ait de bonnes connaissances de laboratoire, qu'il sache manipuler les matériaux à empreintes (hydrocolloïdes, élastomères, compositions, résines retard et résines autopolymérisantes), les plâtres, les résines et les cires. Il doit aussi posséder le matériel nécessaire pour utiliser correctement tous ces matériaux.

La première partie traite des enregistrements, elle est essentiellement clinique. Elle comprend : la phase piézographique ou enregistrement de l'espace prothétique, l'enregistrement des surfaces d'appuis (empreintes) et la programmation de l'articulateur.

La deuxième partie traite de l'élaboration des prothèses à partir des données de la première partie. Elle comprend : le montage, le contrôle de la DV, la polymérisation et l'équilibration immédiate.

Une troisième partie, courte, traite de la délivrance des prothèses et de leurs mises au point.

Postulat	77
Temps buccaux de la semipiézographie	78
Généralités. Colonnes de DV	78
Généralités	78
Emplacement et mise en place des colonnes	79
Phonèmes	80
Mise en forme des colonnes après réglage	81
Mur postérieur	82
Généralités	82
Evaluation de la quantité de résine à utiliser	83
Mise en place et prémodelage de la résine piézographique	83
Modelage du mur	84
Suppression des excès	85
Aspect de la maquette avec le mur postérieur terminé	86
Mur labial palatin	86
Généralités	86
Mise en place du nouvel apport	87
Prémodelage hors bouche du nouvel apport	87
Modelage en bouche	88
Elimination des excès verticaux	88
Mur labial vestibulaire	88
Généralités	88
Evaluation de la quantité de résine à utiliser	89
Mise en place et prémodelage de la résine piézographique	89
Modelage en bouche	90
Couverte palatine	91
Couverte vestibulaire	92
Finitions	93
Laboratoire	94
PARTIE II. — LES ENREGISTREMENTS	97
1. Les empreintes des surfaces d'appui	99
Généralités	99
Empreintes des surfaces d'appui	99
Rappel	100
Ce qui sera contrôlé	100
Principes généraux communs aux mises en forme et aux empreintes	101
Caractéristiques des empreintes	101
Empreinte maxillaire	102
Généralités	102
Position de l'édenté	102
Matériaux et matériel	102
Matériaux	102
Matériel	103
Events	103
Caractéristiques	103

Modes d'emploi	52
Alginate	52
Caractéristiques	52
Dosage	52
Quantité	52
Protocole opératoire	52
Résine piézographique	53
Caractéristiques	53
Dosage (volumétrique)	53
Quantité	53
Préparations diverses	53
Consistance	53
Manipulations avant la mise en place	55
Transport de la piézographie	55
Postulat	56
Position de l'édenté	56
Temps buccaux de la piézographie	56
Généralités	56
Dosage de la quantité de pâte	57
Préparations prépiézographiques	59
Lubrification	59
Préparation de la pâte	59
Piézographie	60
Phase 1. Construction du mur piézographique	60
Phase 2. Couverte vestibulaire	61
Phase 3. Couverte interne	62
Laboratoire	63
Mise en forme de la face muqueuse de la piézographie	64
Réglage de la surface occlusale de la piézographie	66
Généralités	66
Réalisation pratique	67
Conclusion	71
4. La sémipiézographie	73
Définition	73
Dynamique modelante	75
Matériel	76
Matériaux	76
Eléments de base. Matériaux	76
Modes d'emploi	76
Alginate	76
Résine autopolymérisante (type Duralay)	77
Résine piézographique	77
Colle (Permlastic)	77
Position de l'édenté	77

Phase 5. Volet labial	27
Phase 6. Couverte	27
Phase 7. Pose du fil de renfort	28
Phase 8. Délimitation de la surface utile	28
Résumé des diverses phases de la pré-empreinte mandibulaire	29
Traitement de l'empreinte au laboratoire	29
Construction du coffrage	29
Coulée du plâtre	30
Utilisation du moulage	30
Contrôle de la base de la bouche	31
Pré-empreinte maxillaire	32
Généralités	32
Position de l'édenté	32
Matériel	33
Mini porte-empreintes	33
Cisailles et pinces universelles	33
Matériel complémentaire. Matériaux	34
Empreinte	35
Phase 1. Choix et adaptation du porte-empreinte	35
Phases 2 et 2 bis. Poches d'Eisenring	36
Phases 3 et 3 bis. Volets malaires	37
Phases 4 et 4 bis. Volets des freins latéraux buccinateurs	37
Phases 5 et 5 bis. Volets labiaux	38
Phase 6. Frein médian	38
Phase 7. Contrôle (phase facultative)	38
Phase 8. Extension vélaire	38
Phases 9 et 9 bis. Sillons ptérygo-maxillaires	38
Phase 10. Appui médian	39
Phase 11. Contrôle des joints	40
Phase 12. Empreinte des zones de Schroeder et des parties non moulées à la composition	40
Résumé	42
Traitement au laboratoire	43
3. La Piézographie	45
Généralités	45
Phonation	46
Généralités	46
Phonèmes piézographiques	46
Consonnes : S, De et Te, Me et Pe	46
Voyelles	48
Groupement des phonèmes pour la piézographie	49
Modelage du mur piézographique (modelage de base)	49
Couverte externe	50
Couverte interne	50
Matériel	50
Matériaux	52

Sommaire

Avant-propos	VII
Introduction	IX
PARTIE I. — GÉNÉRALITÉS ET PRÉ-ENREGISTREMENTS	1
1. Examens préliminaires. Indications	3
Examens préprothétiques	3
Indications	3
Espace prothétique	5
Généralités	5
Position d'exposition linguale	5
Espace neutre	6
Espace de déglutition	7
Système prothétique de Lott et Levine	7
Espace prothétique de repos	8
Espace prothétique de phonation	8
Résumé	9
Animation périprothétique	10
2. Les pré-empreintes	17
Ce qui doit être moulé	18
Au maxilaire	18
À la mandibule	19
Pré-empreinte mandibulaire	20
Caractéristiques	20
Position de l'édenté	20
Logistique	21
Matériaux. Matériel spécial	21
Quantités de pâte à utiliser	22
Les temps sur l'édenté	22
Phase 1. Surface en avant des trigones	22
Phase 2. Mise en place d'un petit manche (phase facultative)	23
Phases 3 et 3 bis. Extensions vestibulaires massétérines et sur les trigones	24
Phases 4 et 4 bis. Les volets alvéolo-linguaux postérieurs	25

Répartition dans le temps	103
Pressions au cours de l'empreinte	104
Principe	104
Impératifs de tenue d'une prothèse maxillaire	104
Pressions	105
Contrôle des régions à décharger	106
Impératifs	106
Préparations hors bouche	107
Mise en bouche	107
Repérage des zones de surpression	108
Nouveau contrôle	108
Conclusion de ce temps	108
Joint postérieur	108
Généralités	108
Position de travail	109
Contrôle de l'extension de la cuvette sur le voile	110
Aménagement de la compression	110
Construction du joint	111
Modelage du rouleau de résine	111
Joint périphérique	114
Généralités	114
Réalisation	114
Mise en bouche	115
Terminaison et contrôle	115
Contrôle de la sustentation et de la rétention de la cuvette du porte-empreinte	115
Position de la langue	115
Contrôle du joint postérieur	116
Contrôle du joint périphérique et de la stabilité	117
Contrôle de la non compression au niveau des zones de Schroeder	118
Réalisation	118
Empreinte de la zone médiane	119
Principe	119
Repérage de la quantité de pâte	120
Préparation de la face muqueuse de la cuvette	120
Empreinte	120
Ablation des excès	121
Empreinte terminale	121
Principe	121
Phase préparatoire	122
Empreinte	123
Finition des bords	124
Traitement de l'empreinte	125
Préparations sur la maquette en cas de zones rétentives	125
Empreinte mandibulaire	126
Généralités	126
Position optimum	127
Matériaux et matériels	127

Events	127
Pressions	128
Contrôle de la non compression des zones muqueuses minces	128
Décompression des trigones	129
Empreinte terminale	129
Surfaces déchargées de la prothèse	129
Surfaces de support hors occlusion (bande de fibromuqueuse cicatricielle)	130
Traitement de l'empreinte	131
Appendice	131
Contrôle de la coïncidence des surfaces occlusales	131
Modification de la face vestibulaire de la piézographie	132
Surplombs horizontaux	132
Modification de la face vestibulaire de la piézographie	133
Comment savoir s'il faut faire cette modification	134
Modification	134
Conclusion	135

2. Montage des moulages en articulateur et enregistrements des rapports intermaxillaires — 137

Généralités	137
Matériel	137
Préparations	138
Les gorges dans les socles des moulages	138
Maquettes piézographiques et semipiézographiques	138
Taraudage	139
Montage suivant l'axe charnière	140
Principe	140
Repérage des émergences de l'axe charnière	141
Réglage de l'arc de transfert	141
Montage de la fourchette sur la semipiézographie	141
Préréglage de l'arc	142
Réglage en bouche	142
Manipulations hors bouche	143
Montage du moulage maxillaire sur l'articulateur	143
Phase préparatoire sur l'articulateur	143
Phase préparatoire sur l'arc transfert	144
Mise en coïncidence des axes charnières de l'édenté et de l'articulateur	145
Union du moulage à l'articulateur	145
Taille de la double base	145
Contrôle d'un bon montage	146
Clés de duplication	146
Enregistrement de la relation de base	147
Généralités	147
Matériel	148

Phase préparatoire	148
Contrôle de l'emplacement de la cire	149
Enregistrement	150
Ablation des excès de cire	151
Contrôle de l'équilibre de pression (Marguel Bonnet)	152
Contrôle de l'identité de fermeture antéro-postérieure	152
Contrôle de stabilité de la maquette maxillaire	152
Contrôle divers	153
Montage du moulage mandibulaire en articulateur	153
Généralités	153
Essais	153
Phase préparatoire : la mise en articulateur	154
Mise en place du plâtre sur le moulage mandibulaire	155
Fermeture de l'articulation	155
Ablation des excès après durcissement	155
Contrôle de la précision du montage en articulateur	155
Contrôle de la précision de l'enregistrement en bouche	156
Généralités	156
Réalisation en bouche	156
Contrôle de l'enregistrement	157
Conclusion du contrôle	157
Mise en condition articulaire	157
Généralités	157
Réalisation	157
Conclusion de cette mise en condition	158
Evaluation des pentes condyliennes	158
Généralités	158
Temps préparatoire hors bouche	159
Mise en condition de l'édenté	159
Répétition de l'enregistrement	159
Enregistrement	160
Réglage de l'orientation des boîtiers condyliens	161
Evaluation de l'angle condylien	163
Détermination des angles pour le montage au laboratoire	164
Réglage du plateau incisif	164
Angle dans le plan sagittal	164
Angles dans le plan frontal	165
Dimension verticale	165
Conclusion	166

PARTIE III. — LA FABRICATION DES PROTHÈSES ET LEUR DÉLIVRANCE À L'ÉDENTÉ 169

1. Généralités sur le montage des prothèses 171
Généralités 171
Buts du montage 171
Choix du montage 171
Généralités sur le Montage Non Engrené Cuspidé Équilibré (MNECE) .. 171
Ce qui est assuré par une occlusion non engrenée, cuspidée, équilibrée .. 172
Impératifs du MNECE 173

2. Le montage antérieur 175
Choix des éléments antérieurs 175
Matériau 175
Teinte 175
Volume et forme 175
Préparations pour le montage : l'utilisation des enregistrements et leur adaptation 176
Point de départ : la relation de charnière 176
Relation utilisée pour le montage 177
Montage des éléments maxillaires 177
Mode de mise en place 177
Emplacements et orientation des éléments 178
Articulation des éléments « centrale et latérale » 179
Articulation de l'élément « canines » 179
Montage des éléments mandibulaires 180
Mode et mise en place 180
Orientation frontale 181
Retouche de la face vestibulaire de la canine 181
Articulation des éléments « centrale et latérale » 181
Articulation de l'élément « canine » 182

3. Le contrôle de la dimension verticale des maquettes 185
Généralités 185
Rappel 185
Ce qui doit être contrôlé 186
Conditions nécessaires minimum 187
Mise en forme de la plaque palatine 187
Généralités 187
Principe du modelage 188
Phonèmes 188
Palatographie 188
Détails de pratique 189
    Palatogramme 189
    Modifications de la plaque palatine 189

Contrôle de la dimension verticale des maquettes	189
Rappel	189
Comment définir la DV optimum des maquettes	190
Procédé de contrôle intrabuccal	191
Contrôle de la DV des maquettes	192
Lecture de l'ohmmètre. Conclusion	193
4. Animation	195
Caractéristiques	195
Le vieillissement	196
5. Le montage postérieur	197
Matériaux et matériel de montage	197
Eléments préfabriqués	199
Détermination dans le sens sagittal de la surface à couvrir	200
Aspect de l'articulateur avant le montage postérieur	202
Mise en place des éléments mastiquants P	203
Mise en place de l'élément mastiquant M1	203
Mise en place de la partie céramique des éléments m1, p2, p1	204
Mise en forme des éléments sélectionnés	204
Contrôle de la piézographicité de la maquette mandibulaire et du montage	205
Réglage des faces occlusales des facettes de porcelaine	207
Modelage en cire de la partie interne des éléments mandibulaires latéraux	208
Modelage des éléments équilibrants mandibulaires postérieurs m2	209
Eléments maxillaires de remplissage M2	211
Modelage des éléments équilibrants antérieurs	211
Contrôle phonétique terminal	212
Transformation en résine dentine des éléments équilibrants en cire	212
6. La transformation en résine	215
Mise en moufle et bourrage	215
Polymérisation	216
7. L'équilibration immédiate	217
Généralités	217
Préparations à l'équilibration immédiate	217
Démouflage	217
Contrôle de la planéité des éléments porcelaine maxillaires M1, P2, P1	218
Remise en articulateur	219
Réglage de l'articulateur pour l'équilibration immédiate	220
Elimination des interférences extra-occlusales en propulsion	221
Réglage du cuspide vestibulo-distal de M1	222

    Equilibration
        Contrôle de l'occlusion en charnière 223
        Equilibration de la propulsion-rétropulsion 224
            Point de départ 225
            Equilibration 225
            Répartition des contacts antérieurs 226
            Préparation à la phase suivante 227
        Equilibration de la latéralité 227
            Côté gauche 227
            Point de départ 228
            Equilibration 228
            Préparation à la phase suivante 229
            Côté droit 229
        Deuxième contrôle de l'occlusion de charnière 230
    Compléments de l'équilibration immédiate 230
        Finitions de m2 230
            Buts 230
            Réalisation 231
        Activation des groupes M1, P2, P1 231
            Buts 231
            Phase préparatoire. Réalisation 233
        Derniers contrôles 233

8. La finition des prothèses 237
    Libération des prothèses des moulages 237
    Remise en ordre des surfaces polies 237
    Polissage 237
    Contrôle des surfaces muqueuses. Sablage des surfaces muqueuses 238

9. La délivrance des prothèses 239
    Ordonnance de pose 239
        Ordonnance-type 239
            Généralités 239
            Instructions pour l'usage des prothèses 240
            Conseils diététiques 241

10. Les mises au point médiates 243
    Surfaces muqueuses 243
        Quand ? Comment ? 243
    Au niveau occlusal 243

Bibliographie 245
    Liste des abréviations des revues 245
    Bibliographie de la Partie I 246
    Bibliographie de la Partie II 248
    Bibliographie de la Partie III 250

Glossaire des abréviations 255

Partie I

GÉNÉRALITÉS
ET
PRÉ-ENREGISTREMENTS

Chapitre 1

Examens préliminaires. Indications

Examens préprothétiques

Avant l'appareillage, un dossier est établi où sont consignées :
- les doléances de l'édenté à l'encontre de l'ancien appareillage et ses espérances vis-à-vis du nouvel appareillage ;
- les pathologies de l'édenté : *sur le plan général,* ces pathologies sont mises en lumière par un questionnaire et par des analyses ; *sur le plan local,* ces pathologies sont mises en lumière par l'inspection et la palpation (muqueuses, ATM), les colorations et les frottis (muqueuses), les radiographies (rétroalvéolaires, panoramiques, téléradiographies, tomographies).

Ces examens préliminaires seront complétés par les observations faites au cours des divers temps cliniques de l'appareillage. Ces observations, impossibles à recueillir au début de l'appareillage, permettront de modifier ou d'infléchir la technique de base en fonction des connaissances cliniques de l'opérateur, pour arriver aux meilleurs résultats pour l'appareillage de l'édenté.

Indications

La technique piézographique est une technique de réhabilitation des édentations gérontologiques.
- Son indication majeure sera les édentations totales bimaxillaires à résorptions osseuses importantes donnant des reliefs mandibulaires de niveau III (crêtes faibles ou plates) ou de niveau IV (crêtes négatives). Le niveau indiqué étant toujours le niveau le plus faible, car il est variable suivant les régions d'un maxillaire.

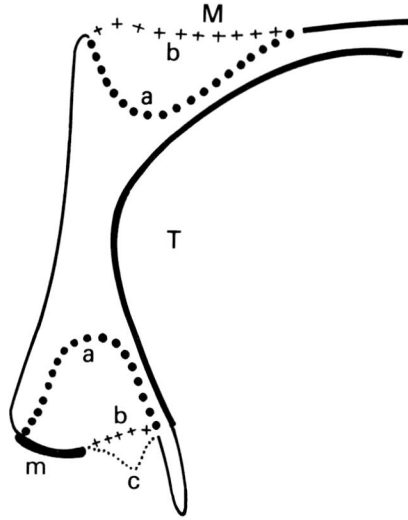

Figure 3. *Les niveaux de relief de l'édenté.*
a) reliefs importants jeunes : niveaux I et II
b) reliefs nuls : niveau III ⎱ reliefs gérontologiques
c) reliefs négatifs : niveau IV ⎰
M : maxillaire; m : mandibule; T : langue
(coupe dans la région molaire).

Il est évident que les édentations totales mandibulaires unimaxillaires de même niveau sont aussi de son ressort.

● Elle peut être utilisée pour l'appareillage des édentations bimaxillaires à reliefs mandibulaires de niveau II ou I, si la langue est très volumineuse, ou si l'édenté est resté très longtemps sans appareillage.

● C'est un procédé de choix pour l'appareillage des édentés totaux atteints de paralysie faciale.

● Elle peut être utilisée avec quelques modifications pour l'appareillage des édentations mixtes, totales au maxillaire et partielles de classe I à la mandibule quand il existe des réflexes nauséeux gênants.

La technique piézographique est un instrument remarquable :
— pour obtenir d'emblée l'espace prothétique maximum tolérable sans une mise en condition longue et fastidieuse;
— pour mettre en condition les ATM avant l'enregistrement des rapports intermaxillaires;
— pour faire avaliser par l'édenté et son entourage l'aspect esthétique cutané des futures prothèses;
— pour faire comprendre à l'édenté le confort et l'adaptation aux futures prothèses en lui confiant les maquettes piézographiques en résine.

Il est bien évident que la technique piézographique ne doit s'utiliser qu'après une mise en état des muqueuses de sustentation : 1. les pathologies seront traitées médicalement; 2. les grosses hyperplasies seront soumises à un traitement chirurgical; 3. les petites hyperplasies et les inflammations seront traitées par une mise en condition avec une résine retard qui utilisera comme support les anciennes prothèses ou à défaut les piézographies.

Espace prothétique

Généralités

La prothèse conventionnelle ne tient compte que d'un espace prothétique empirique dont les repères n'ont jamais été contrôlés scientifiquement.

Cette imprévision est tolérable pour les édentations jeunes (niveaux I et II), elle ne l'est jamais pour les formes gérontologiques (niveaux III et IV). Ces formes nécessitent des définitions réelles, définitions qui ne peuvent être fournies que par le moulage de l'espace prothétique : moulage qui a nom piézographie.

L'espace prothétique à enregistrer se situe entre 2 volumes extrêmes : la position d'exposition linguale et l'espace neutre.

Position d'exposition linguale

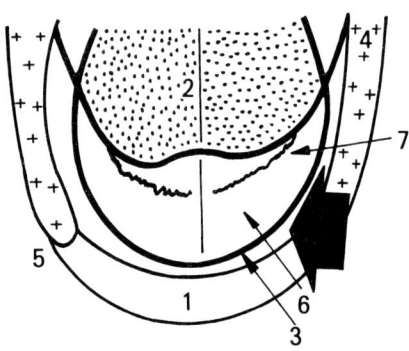

Figure 4. *Position d'exposition linguale.*
Le volume antérieur de la cavité buccale est maximum quand la langue est rétropulsée (2) formant l'isthme pharyngien et découvrant le plancher (6). Les buccinateurs sont contractés et tirent la lèvre (1) et la mandibule est un peu abaissée.
3. Crête; 4. joue (coupée); 5. sangle buccinato-labiale; 7. crête de coq (canal de Warthon).

Espace neutre

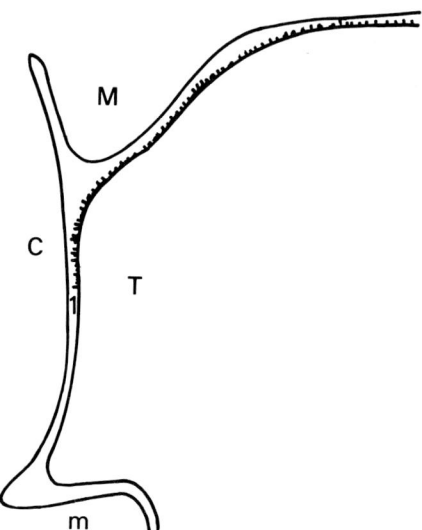

Figure 5. L'espace neutre (1) est virtuel quand il n'y a pas d'interposition d'un matériau d'empreinte. Il y a collapsus de la langue (T) et de la sangle buccinato-labiale (C) (coupe dans la région molaire).

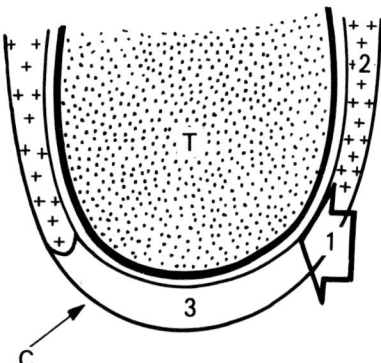

Figure 6. Ce collapsus est entraîné par la dépression de la déglutition. A noter que la langue T occupe toute la cavité buccale.

C. Sangle buccinato-labiale; 3. lèvre; 2. joue; 1. espace neutre virtuel.

Comme ces espaces virtuels donnent des espaces inutilisables, il faut en prendre d'autres.

Espace de déglutition

L'espace de déglutition pourrait être utilisé, mais les élévateurs (Q) ont tendance à rapprocher les maxillaires (M). L'élévation de la mandibule n'est arrêtée que par l'interposition de la langue (T) dont le fort dynamisme chasse vers C une pâte confinée par la fermeture de l'orifice buccal, ce qui refoule la sangle buccinato-labiale (C) et déplace l'espace prothétique vers le vestibule.

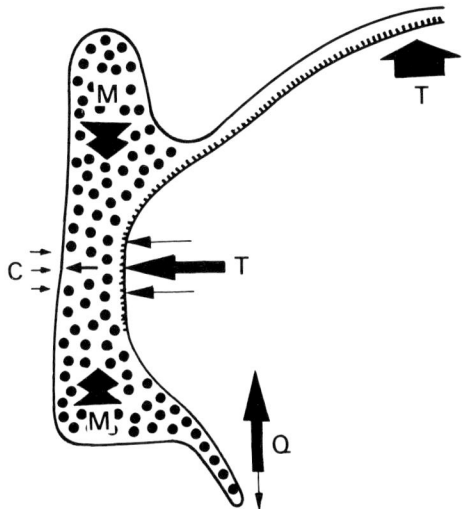

Figure 7. *Espace prothétique de déglutition.*

Système prothétique de Lott et Levine

Pour compenser cet inconvénient, Lott et Levine ont introduit un système prothétique (R) qui bloque l'élévation (Q). Ils évitent ainsi l'écrasement de la DV et améliorent le résultat, l'espace prothétique peut être surdimensionné car il peut y avoir un excès de pâte en bouche par l'orifice buccal fermé.

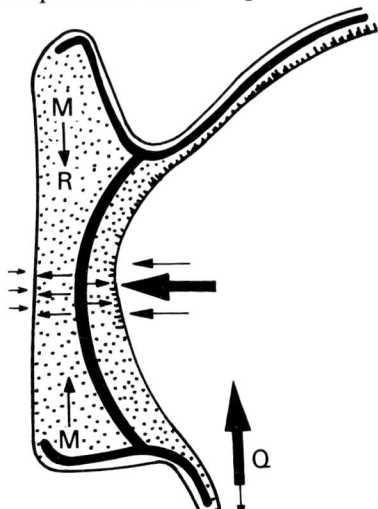

Figure 8. *Espace prothétique de Lott et Levine.*

Espace prothétique de repos

Au repos, la dimension verticale est bloquée par l'équilibre élévateurs/abaisseurs (Q), l'espace est volumineux et peu fiable. Il peut y avoir plusieurs piézographies. Le faible tonus des organes au repos ne peut compenser les petites variations de viscosités de la pâte qui sont amplifiées par l'excès de quantité de pâte maintenu par l'occlusion labiale.

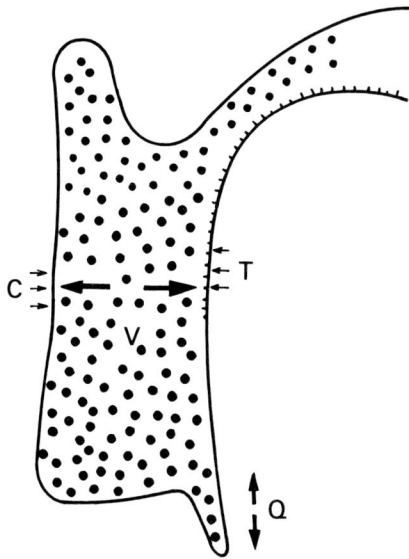

Figure 9. *Espace prothétique de repos.*

Espace prothétique de phonation

La phonation évite les inconvénients des piézographies précédentes.

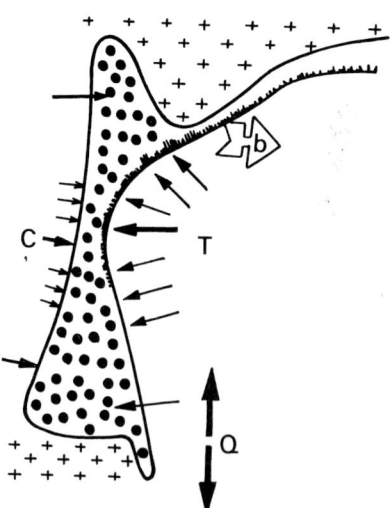

Figure 10. *Espace prothétique de phonation.*

Dans la piézographie en phonation, la pression est faible et normale du côté buccinato-labial (C). Du côté lingual, la pression s'atténue avec l'expansion de la langue (T) jusqu'à devenir équivalente à la pression vestibulaire. La piézographie ne sera pas surdimensionnée car l'excès de pâte peut s'échapper par l'inocclusion labiale (b). L'antagonisme actif des élévateurs et abaisseurs (Q) donnera à la piézographie une hauteur compatible avec une bonne reconstitution faciale.

Pour des phonèmes identiques, bien articulés, la dynamique musculaire est relativement constante, et donne des résultats superposables.

En résumé

Si l'on place sur un même diagramme l'espace neutre et les espaces prothétiques essentiels, dans la région molaire, on note une remarquable diversité.

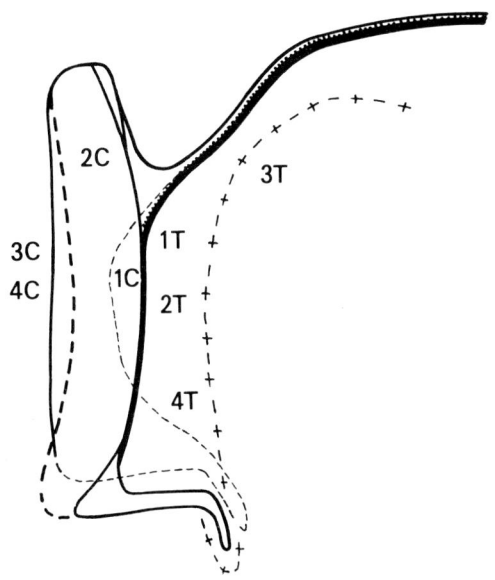

Figure 11. *Emplacements des piézographies en fonction de l'espace neutre.*
1. Espace neutre; 2. piézographie phonétique; 3. piézographie de repos; 4. piézographie en déglutition; C. murs externes; T. murs internes.

Si, sur un autre diagramme, on trace l'espace neutre et l'espace dentaire, là encore on notera un décalage qui explique les positions différentes des partisans du concept piézographique et du concept de l'imitation de la nature.

Quelle que soit la position choisie, le volume moulé est aussi fonction de la fluidité du matériau de moulage, ce qui est rappelé par le triangle piézographique.

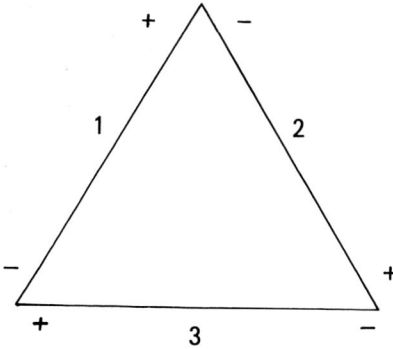

Figure 12. *Le triangle piézographique.*
1. Dynamique des organes périprothétiques; 2. volume de la piézographie; 3. indice de fluidité de la pâte.

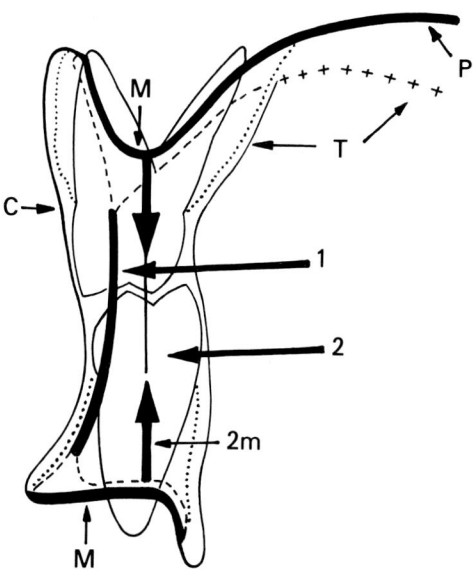

Figure 13. L'espace neutre ne coïncide d'ailleurs pas avec l'espace dentaire (2) ni surtout avec sa médiane (2m).

C : joue; M : crêtes édentées; T : langue; P : palais.

Animation périprothétique

L'espace prothétique n'étant pas statique, ses changements de forme proviennent des organes qui l'animent. Ces organes sont extérieurement la sangle buccinato-labiale et intérieurement la langue.

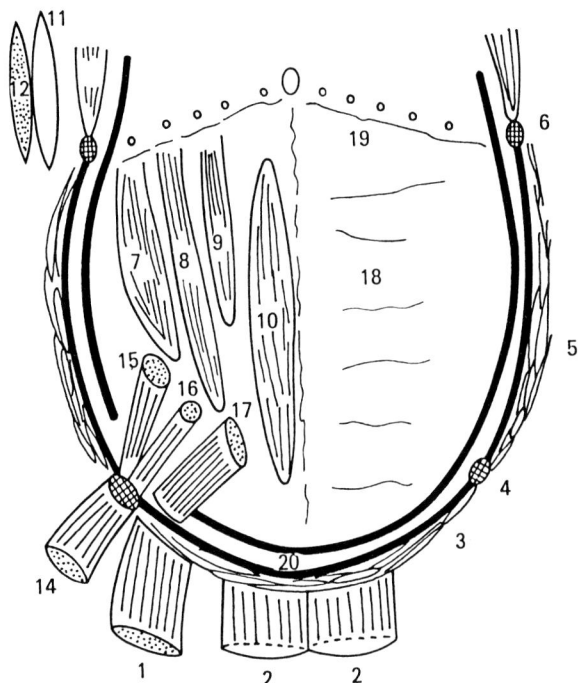

Figure 14. *La musculature périprothétique.*

Externe : 1. carré du menton; 2. houppes; 3. orbiculaire; 4. modiolus; 5. buccinateur; 6. ligament ptérygo-maxillaire; 14. triangulaire; 15. grand zygomatique; 16. canin; 17. releveur profond lèvre sup.; 13. constricteur supérieur du pharynx.

Linguale : (19) : 7. styloglosse; 8. hyoglosse; 9. lingual profond; 10. génioglosse; 18. lingual supérieur.

Divers : 11. branche montante; 12. masséter; 20. espace prothétique.

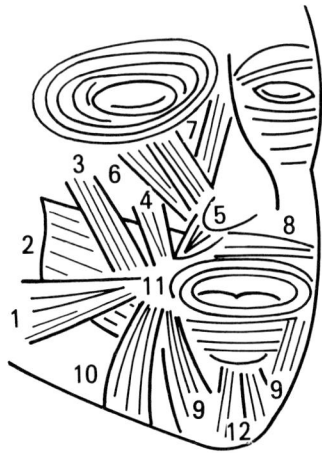

Figure 15. *Sangle buccinato-labiale (Swenson) vue de profil.*

1. Risorius; 2. buccinateur; 3. grand zygomatique; 4. canin; 5. releveur profond de la lèvre sup.; 6. petit zygomatique; 7. releveur superficiel; 8. orbiculaire; 9. carré du menton; 10. triangulaire; 11. modiolus; 12. houppes.

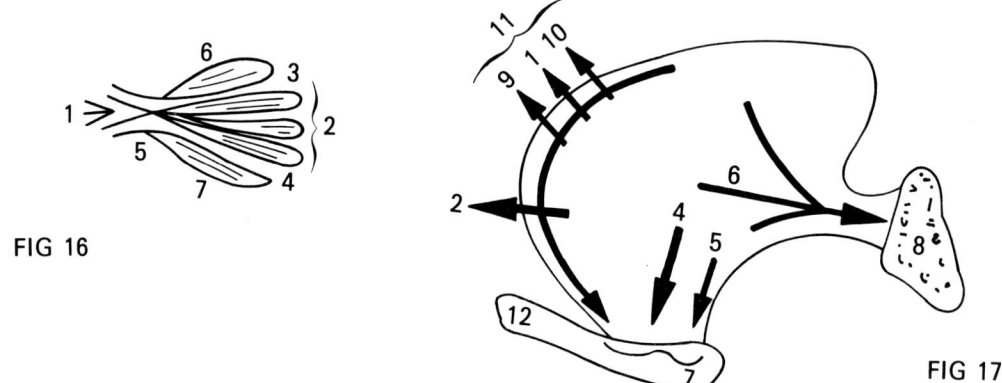

Figure 16. *Le buccinateur (Lott et Levine).*

1. Orbiculaire; 2. ventres médians (insertion sur le ligament ptérygo-maxillaire; 3. ventre supérieur (insertion poche d'Eisenring); 4. ventre inférieur (insertion poche de Fish); 5. modiolus; 6. maxillaire; 7. mandibule.

Figure 17. *La dynamique linguale (Olivier).*

11. Rétraction-élévation : 9. styloglosse; 1. amygdaloglosse; 10. palatoglosse.

2. Rétraction simple (constricteur sup. du pharynx-faisceau lingual); 6. protraction : génioglosse.

7. Rétraction-abaissement : 4. hyoglosse; 5. lingual inf.; 3. lingual sup.

8. Mandibule : 12. os hyoïde.

Les muscles qui animent ces organes au cours de leurs fonctions vont entraîner des changements de formes qui seront la source de pressions horizontales qui s'exerceront sur les prothèses placées dans l'espace prothétique.

Ces pressions engendreront des forces horizontales. Ces forces sont rarement symétriques à gauche et à droite, ou simultanées externes-internes.

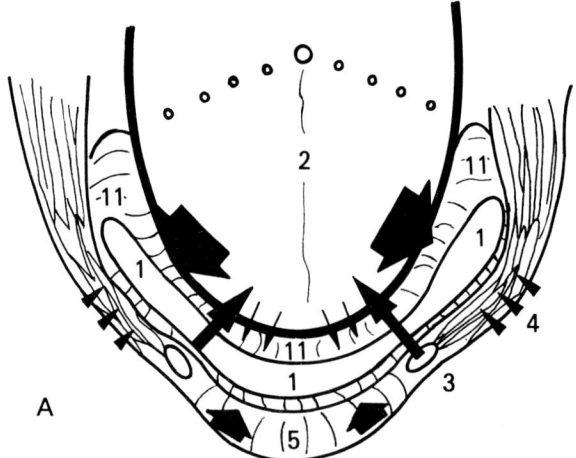

Figure 18.

A. Vue occlusale.

1. Niveau occlusal de la piézographie; 2. langue; 3. modiolus; 4. buccinateur; 5. lèvre inférieure; 6. poche d'Eisenring; 7. poche de Fish; 8. espace prothétique; 9. espace sub-lingual; 10. lèvre supérieure; 11. piézographie dans l'espace prothétique.

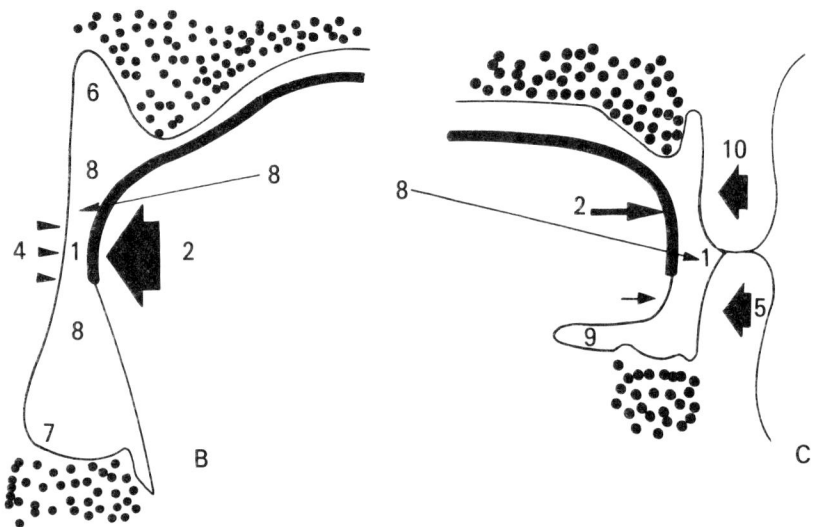

Figure 19. *Les forces musculaires horizontales s'exerçant sur l'espace prothétique.*
B. coupe frontale molaire; C. coupe sagittale antérieure. (voir figure 18).

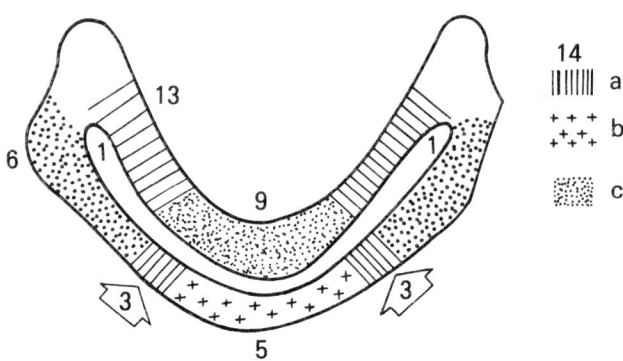

Figure 20. *Répartition des pressions horizontales pouvant s'exercer sur les surfaces polies de la piézographie donc d'une prothèse mandibulaire.*
3. Zones des modioli; 5. zone labiale; 6. zone de la poche de Fish; 9. zone du croissant sublingual; 13. zone du volet alvéolo-lingual; 14. intensité des pressions : a. fortes; b. moyennes; c. faibles.

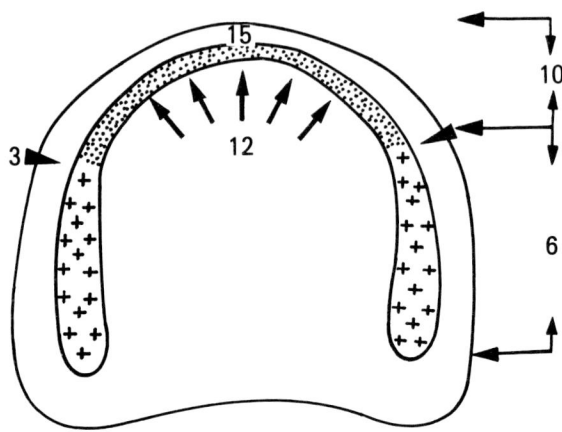

Figure 21. *Les forces horizontales sur une semipiézographie.*
3. Force des modioli; 6. région de la poche d'Eisenring et de l'apophyse molaire (zone assez inerte); 10. forces labiales; 12. forces linguales, zone phonétique d'expansion linguale, la langue ne doit jamais franchir en phonation le mur vestibulaire de la semipiézographie; 15.

Pour que les appareils soient stables pendant les phases d'inocclusion, il faut que la résultante des forces horizontales instantanées soit inférieure à la résultante rétentive globale instantanée.

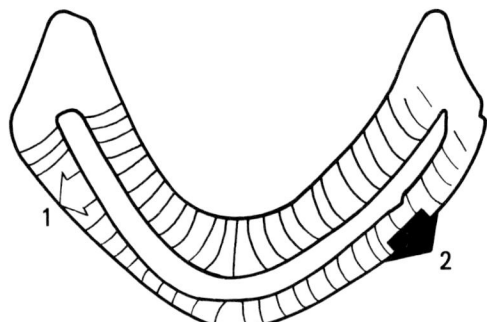

Figure 22. La résultante des forces horizontales instantanées (1) doit toujours être inférieure à la résultante rétentive instantanée (2).

Comme à la mandibule la résultante rétentive est faible, il faut accroître l'écart, en augmentant d'une part la quantité de contact muqueux (ce qui augmente la rétention) et en réduisant, d'autre part, les forces horizontales, d'où l'importance considérable de la piézographie.

Au maxillaire, bien que l'écart entre les forces horizontales et les forces rétentives soit presque toujours en faveur de celles-ci, la semipiézographie tient son importance au fait qu'elle donne à la langue toute la place dont elle a besoin, ce qui évite son refoulement, faisant disparaître la gêne et la fatigue qui rendent le port des prothèses intolérable.

Examens préliminaires. Indications

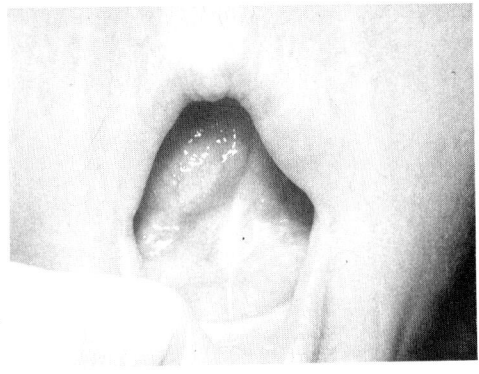

I. La position linguale d'exposition.

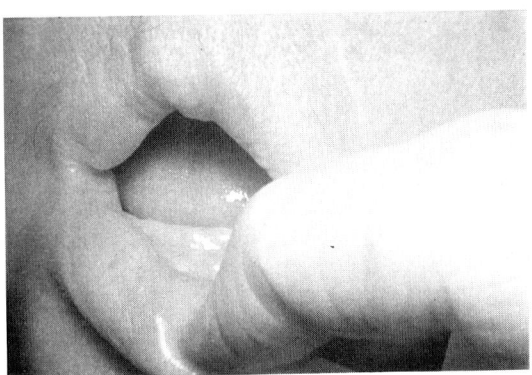

II. L'espace neutre : la langue, le relief de la crête, la joue.

Chapitre 2

Les pré-empreintes

Le premier acte de la technique piézographique est le repérage des surfaces nécessaires à la rétention et à l'appui des futures prothèses gériatriques. Ce repérage est obtenu par des pré-empreintes (empreintes primaires).

Ces pré-empreintes fourniront d'abord les limites fonctionnelles, c'est leur premier objectif, accessoirement elles donneront l'anatomie des surfaces d'appui, anatomie qui sera précisée par l'empreinte terminale. Les pré-empreintes sont donc essentiellement anatomo-fonctionnelles.

Pour satisfaire cet objectif, les bords sont modelés par sections. La fonction choisie pour le modelage de chaque section est celle qui donne le meilleur résultat. Dans certains cas, ou pour certaines parties, la fonction, si elle est insuffisante, est remplacée par une manipulation du tissu intéressé de l'édenté, par l'opérateur (dans ce cas, l'entraînement clinique est particulièrement important).

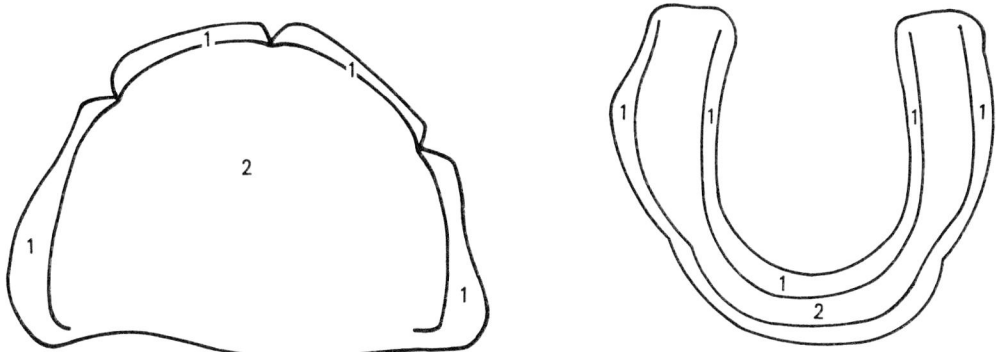

Figure 23. La pré-empreinte fournit d'abord les limites fonctionnelles de la future empreinte (1), accessoirement, elle donne une idée de l'anatomie des surfaces d'appui (2).

Ce qui doit être moulé

Au maxillaire

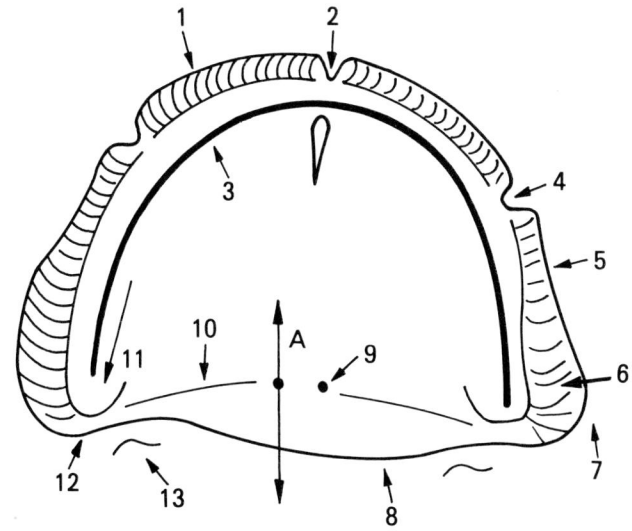

Figure 24.
1. Sillon labial; 2. frein médian; 3. crête; 4. frein latéral; 5. apophyse malaire; 6. poche d'Eisenring (largeur maximum compatible avec le coroné); 7. zone d'action du coroné; 8. extension vélaire; 9. fossette palatine; 10. ligne du Ah !; 11. tubérosité; 12. sillon ptérygo-maxillaire; 13. crochet de la ptérygoïde. A. coupe (voir figure 25).

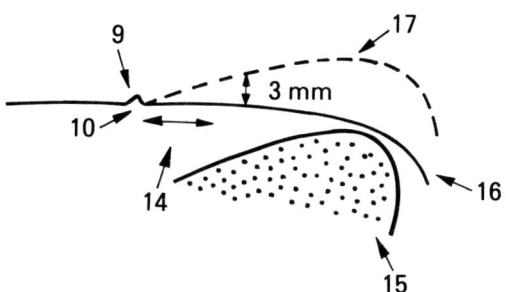

Figure 25. *Le joint postérieur* (coupe suivant A).
9. Fossette palatine; 10. ligne du Ah ! (après cette ligne, le voile se gonfle quand l'édenté souffle par son nez bouché); 14. extension vélaire (cette extension est variable, elle dépend de l'endroit où le voile se lève de 3 mm pendant l'émission d'un Ah ! long et continu); 16. voile baissé qui isole la cavité buccale avec la langue levée et rétropulsée (15); 17. voile levé du Ah ! clair (fosses nasales fermées).

Les pré-empreintes

À la mandibule

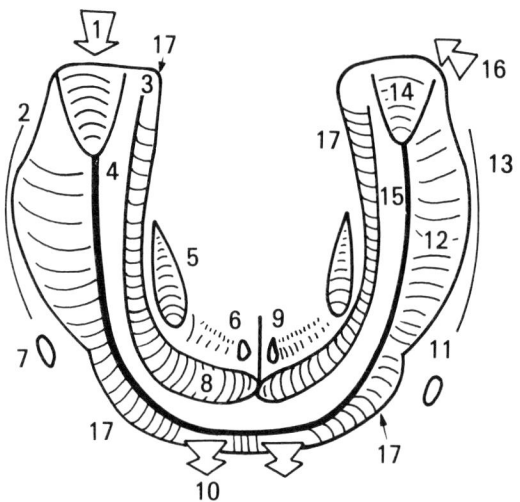

Figure 26. *Ce qui doit être moulé à la mandibule.*

1. Tendon du temporal; 2. échancrure massétérine; 3. ligament ptérygo-maxillaire; 4. ligne mylohyoïdienne; 5. glande sublinguale; 6. canal de Warthon; 7. trou mentonnier; 8. croissant sublingual; 9. frein de la langue; 10. houppe du menton; 11. frein buccinateur; 12. poche de Fish; 13. ligne oblique externe; 14. trigone; 15. crête résiduelle; 16. buccinateur (ventre médian); 17. cette ligne correspond aux contours de l'empreinte.

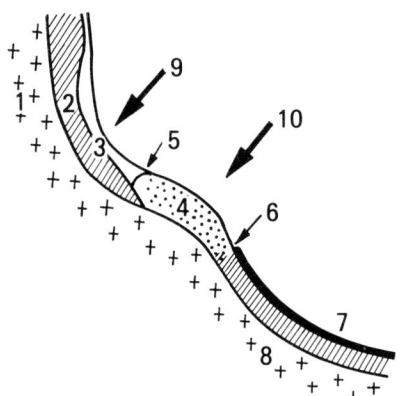

Figure 27. *La limite postérieure de l'empreinte mandibulaire (coupe sagittale au niveau du trigone) (Schreinemaker).*

1. Bord antérieur de la branche montante; 2. tendon du temporal; 3. ventre médian du buccinateur; 4. trigone; 5. limite postérieure de l'empreinte; 6. sommet du trigone; 7. fibromuqueuse; 8. crête osseuse; 9. partie concave à ne pas recouvrir; 10. partie convexe à recouvrir.

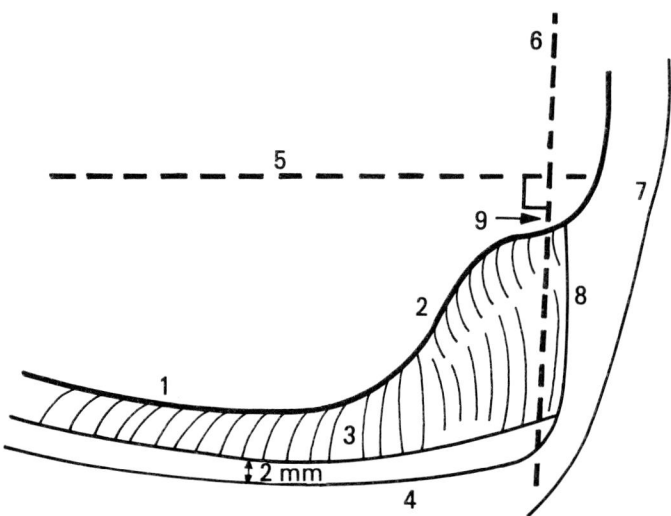

Figure 28. *Le volet alvéolo-lingual postérieur : son extension.*
1. Sommet de la crête; 2. sommet du trigone; 3. ligne mylohyoïdienne; 4. extension minimum du volet sous la ligne 3 : elle se palpe avec la pulpe de l'index qui touche le volet et la ligne 3 (Schreinemaker); 5. plan d'occlusion futur; 6. perpendiculaire à 5; 7. repli du pilier antérieur de l'amygdale; 8. limite postérieure par 9 (joint limite de l'extension sur le trigone) et parallèle à 6.

Pré-empreinte mandibulaire

Caractéristiques

Cette pré-empreinte est fonctionnelle, elle recouvre l'intégralité de la surface de base de la future prothèse. Prise sans porte-empreintes, elle est réalisée en plusieurs temps. Ces temps sont au minimum 6, quant au nombre maximum, il est variable. Pour faire cette pré-empreinte, il faut entre 1 heure et 1 heure 30 min.

Position de l'édenté

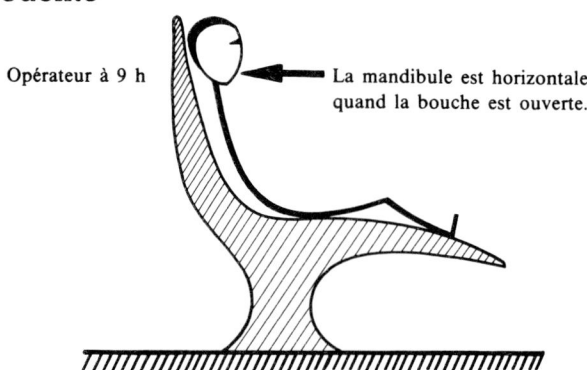

Figure 29.

Logistique

Matériaux

Les thiokols

- Permlastic H.B. (Kerr).
- Néoplex Regular : 1. pour les ajouts, utiliser au stade non collant après une polymérisation de 1 à 2 min suivant la dureté désirée; il peut être mis en place sur le thiokol durci bien séché, au stade collant (environ 1 min); 2. pour corriger certains petits manques des bords au stade collant après une polymérisation d'1/2 à 1 min suivant la température (températures optima : 21 à 24 °C.).
- Néoplex fluide à la seringue : pour la couverte terminale.

Hydrocolloïde irréversible (Zelgan, de Trey) pour les dosages de thiokol.

Formule anticollante pour thiokol, liquide de Zerbato.

Cette formule évite aux thiokols de coller aux doigts, et aux cires de coller au plâtre :

acide benzoïque	2	g
camphre	0,80	g
alcool à 60°	360	g
glycérine	262	g
éventuellement, parfum	Q.S.	

Fil de fer de diamètre 10/10ᵉ de mm : 15 cm.

Matériel spécial

1. Ciseaux; 2. pinces coupantes; 3. balance; 4. fraises à résine à utiliser à vitesse lente sans pression pour retoucher certains bords de thiokol; 5. seringues plastique de 10 ml (figure 30).

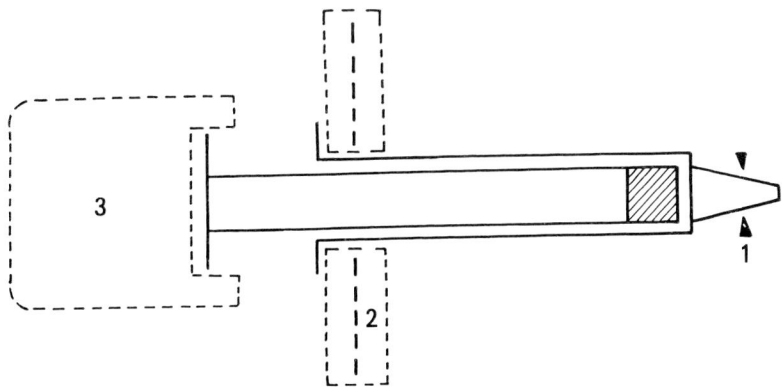

Figure 30. *Seringue de 10 ml en plastique et les transformations à y apporter.*
1. Section partielle de l'embout pour en porter le diamètre à 20/10ᵉ de mm; 2. oreilles amovibles en acrylique renforcées par un fil de métal; 3. tête amovible en acrylique facilitant la poussée sur le piston.

Quantités de pâte à utiliser

Pour la phase 1

Une pré-empreinte sans porte-empreinte, en Zelgan, sert à mesurer la quantité de pâte nécessaire :
1. préparation du Zelgan par pesage : 10 ml d'eau/4 g de poudre ;
2. remplissage d'une seringue de 10 ml ;
3. injection de la pâte sur la crête de trigone à trigone ;
4. fermeture de la bouche et repos ;
5. après durcissement et hors bouche, on ne conserve qu'une couche de 4 mm d'épaisseur du côté muqueuse. Cette bande est pesée (1,3 g d'alginate = 1 ml) ce qui donne la quantité de thiokol (Permlastic H.B. 1 ml de base pour 1/4 ml de catalyseur).

Pour les ajouts

Néoplex H.B. : 1/2 cm de base (1/4 de ml) pour 1/2 cm de catalyseur.

Pour la couverte

Néoplex L.B. (sgringe) : le 1/3 de la longueur totale de l'empreinte : base = catalyseur.

Les temps sur l'édenté

Phase 1. *Surface en avant des trigones*

La seringue est chargée rapidement après un malaxage de 30 sec. La pâte est déposée à l'aide de la seringue sur la surface ad hoc, puis répartie avec les doigts humectés de liquide de Zerbato. La langue, qui était relevée pour dégager cette région pendant la mise en place de la pâte, est rabattue rapidement (il faut veiller à ce qu'elle ne se glisse pas sous la pâte) et la phonation démarrée pour en assurer le modelage et particulièrement celui du croissant sublingual.

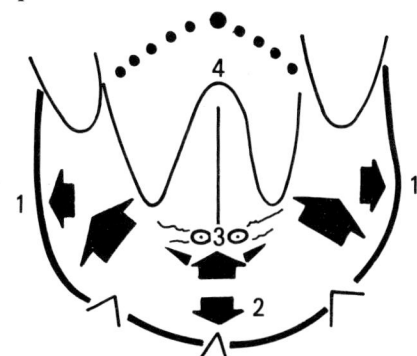

Figure 31. *Phase 1.* Les flèches indiquent le sens de dépôt de la pâte à la seringue, puis la répartition avec les doigts.
1. Vers la poche de Fish ; 2. vers le vestibule ; 3. vers le croissant sublingual ; 4. langue relevée (en position d'exposition du plancher).

Les pré-empreintes

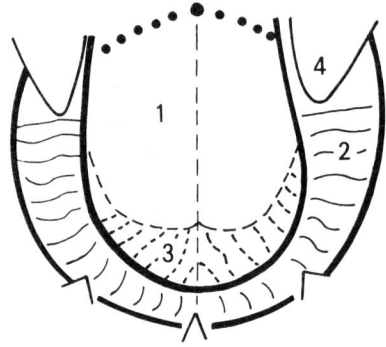

Figure 32. *Phase 1.* La langue (1) est rabattue sur la pâte (3).
2. Pâte; 3. pâte sur le croissant sublingual; 4. trigone.

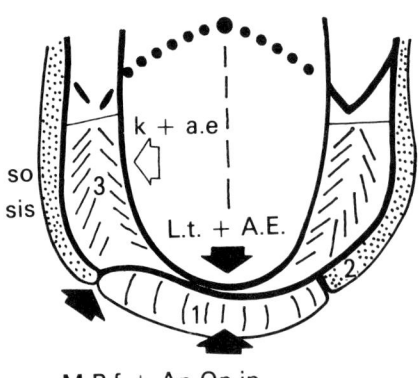

Figure 33. *Phase 1.* ***Les phonèmes modelantes.*** Les majuscules donnent les phonèmes les plus efficaces.
1. Lèvre; 2. joue; 3. la pâte recouverte par la joue et la langue.

Phase 2. *Mise en place d'un petit manche (phase facultative)*

L'élasticité du moulage de la phase 1 facilite l'introduction en bouche et la mise en place. Si ce premier moulage est un peu mince, il est possible d'en augmenter la résistance par un apport de pâte sur la surface externe du moulage. Cet apport sera complété par la mise en place d'un petit manche.

L'épaississement est obtenu par un dépôt de pâte à la seringue, la forme est contrôlée par les phonèmes de la phase 1.

Pour le manche : 1 cm de thiokol est malaxé, une partie est collée à 1 min et le reste mis en place à 3 min et formé en un petit manche. L'empreinte replacée en bouche, ce petit manche est orienté par la phonation de « De » ou de « Te » et de « Me ».

Généralités et pré-enregistrements

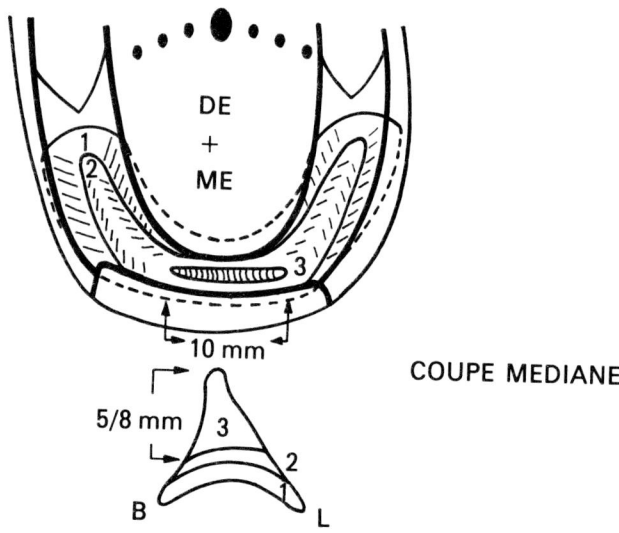

Figure 34. *Phase 2. Mise en place d'un petit manche et épaississement.*
1. Empreinte de la phase 1; 2. épaississement; 3. petit manche.

Phases 3 et 3 bis. *Extensions vestibulaires massétérines et sur les trigones*

Chaque côté est construit séparément.

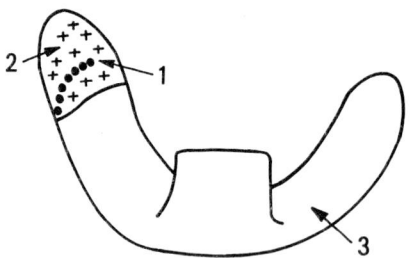

Figure 35.
1. Extrémité de l'empreinte; 2. ajout; 3. empreinte après la phase 2.

La pâte est collée à l'extrémité de l'empreinte (phase 2) au stade de polymérisation, 1 min. Elle est ensuite modelée en une extension légèrement concave avec les doigts humectés de liquide de Zerbato. Elle est mise en bouche entre 1 et 2 min et maintenue en place par 2 doigts de la main opposée au côté à mouler. La bouche est presque fermée.

L'opérateur, avec l'index de l'autre main, contrôle (côté à mouler) que la pâte recouvre bien le trigone (s'il n'en est pas ainsi, le doigt peut encore étendre la pâte sur le trigone). Le pouce et l'index de cette main saisissent la joue de l'édenté, la déplient, la rabattent, ce qui modèle le bord qui devient très net. Ce modelage est un modelage manuel.

L'autre côté sera fait ensuite de la même façon.

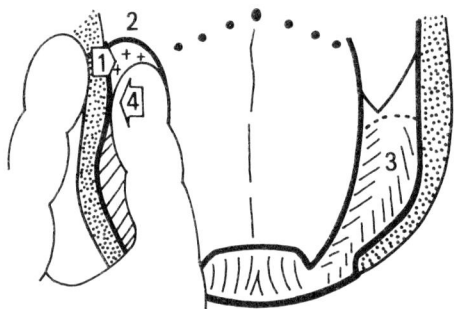

Figure 36. *Modelage de l'extension distale (la bouche est presque fermée).*
1. Sens de la pression de l'index sur la joue; 2. extension massétérine; 3. 1er stade de l'empreinte; 4. sens de la contre-pression du pouce.

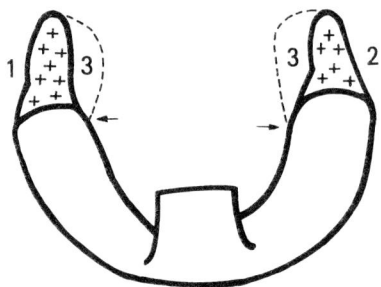

Figure 37. 1. Phase 3. A la fin de la phase 3 bis (2) il manque les 2 volets alvéolo-linguaux (3).

Phases 4 et 4 bis. *Les volets alvéolo-linguaux postérieurs*

Là encore, il faut modeler les 2 côtés séparément. La pâte est collée à la face interne postérieure de l'empreinte après les phases 3 au stade de polymérisation. Cette mise en place s'arrête en avant au niveau du pôle postérieur de la glande sublinguale.

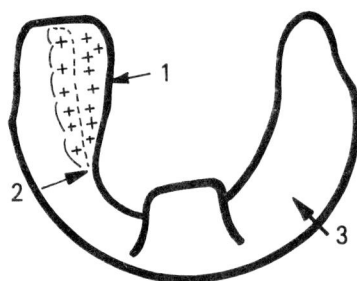

Figure 38.
1. Ajout postéro-interne; 2. pôle postérieur de la glande sublinguale; 3. empreinte aux stades 3 et 3 bis.

Le prémodelage se fait avec les doigts humectés de liquide de Zerbato. Ce prémodelage donne à l'ajout la forme d'un volet alvéolo-lingual.

La mise en bouche se fait entre 2 et 3 min. Si la langue est grosse et volumineuse, il faut retarder la mise en bouche de 15 à 30 sec, ce qui augmente la viscosité de la pâte.

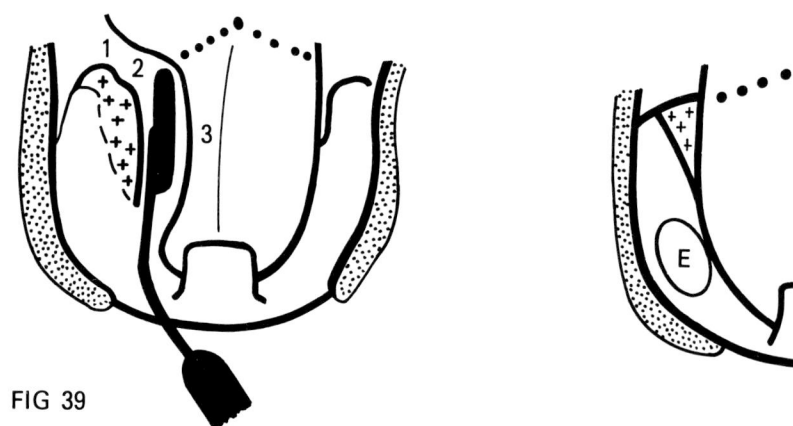

FIG 39   FIG 40

Figure 39. Pour la mise en place de l'ajout interne (1) la langue (3) est repoussée avec un miroir (2). (Parfois, il faut pousser la pâte avec un doigt dans le sillon pendant que la langue est maintenue).

Figure 40. Pour ce modelage, l'empreinte est maintenue en bouche par 2 doigts placés en E.

Le miroir est retiré avec précaution, ce qui va permettre le modelage fonctionnel, l'empreinte étant maintenue en bouche.

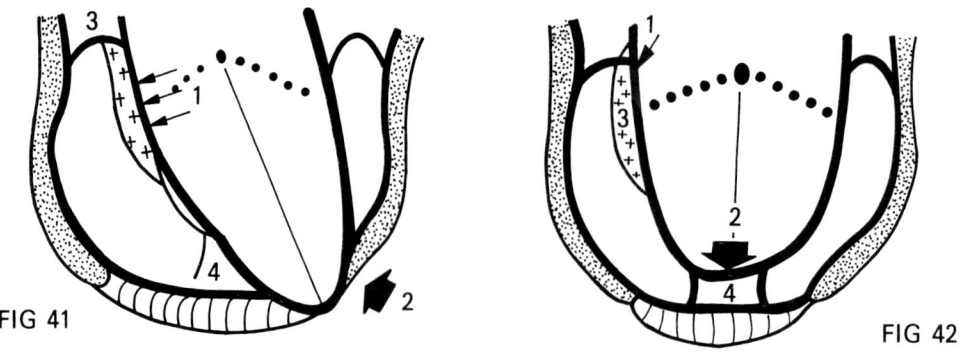

FIG 41   FIG 42

Figure 41. Modelage de la partie inférieure (1) du volet latéral interne (3) par protraction linguale du côté opposé (2) jusqu'à la commissure, bouche légèrement entr'ouverte. 4. manche qui doit être assez court pour ne pas gêner le mouvement.

Figure 42. Modelage de la partie postérieure (1) du volet latéral interne (3) par protraction linguale médiane (2) sur le manche du porte-empreinte (4), la bouche légèrement entr'ouverte.

Le deuxième volet est réalisé de la même façon. Il faut faire attention de ne pas replier le 1er volet sous l'empreinte au moment de la mise en bouche.

Quand la langue est puissante, il peut être nécessaire de faire le volet en 2 ou 3 fois. Dans certains cas même, il faut couper ce qui a été fait et recommencer le temps.

Phase 5. *Volet labial*

Cette phase est inutile pour les crêtes antérieures de niveau IV, elle est facultative pour les niveaux III, elle est nécessaire pour les niveaux I et II.

Un petit volet est déposé dans la région labiale sur la face externe de l'empreinte entre les freins latéraux (consistance 1 min à 1 min 30 sec).

L'empreinte est rapidement portée en bouche, la lèvre est éversée et le volet est étendu dans le vestibule par un doigt mouillé avec le liquide de Zerbato. La lèvre est rabattue et le volet est modelé par une phonation, courte et légère, pour éviter un balayage intégral.

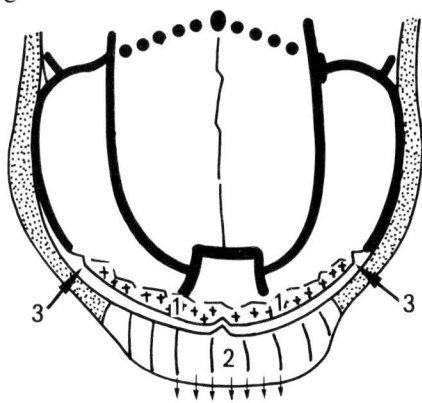

Figure 43. Modelage du volet labial (1) par phonation du Me ou du Mo après une mise en place facilitée par l'éversion labiale (2). (3).

Phase 6. *Couverte*

Une couche de thiokol fluide va unifier les imperfections des diverses phases. Cette couche est mise en place quand la pré-empreinte recouvre tout ce qui est nécessaire et prévu.

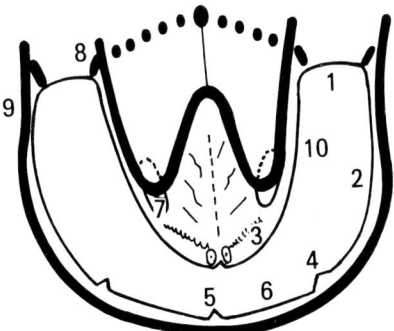

Figure 44. La pré-empreinte terminale en bouche avec les bonnes extensions (rappel) (phase 5). 1. Trigone; 2. poche de Fish; 3. canal de Warthon; 4. frein buccinateur; 5. frein labial; 6. zone de la houppe; 7. glande sublinguale; 8. pilier antérieur de l'amygdale; 9. zone massétérine; 10. volet alvéolo-lingual postérieur.

La couche de thiokol fluide ne doit pas avoir plus de 2 mm d'épaisseur. Elle est déposée sur la face muqueuse de la pré-empreinte après la phase 5. L'empreinte préparée est déposée en bouche en veillant à ne pas replier les volets linguaux sous l'empreinte. Après mise en place, elle est maintenue par 2 doigts d'une main avec une assez forte pression (la mise en place du thiokol fluide est facilitée par l'emploi d'une seringue).

Pour éviter les surextensions, l'autre main tire vigoureusement les joues et les lèvres vers l'intérieur et vers le haut. La langue est ensuite protractée le plus loin possible, en avant, à gauche et à droite.

Ces manœuvres sont à répéter jusqu'au durcissement complet du thiokol.

Phase 7. *Pose du fil de renfort*

Ce fil rendra l'empreinte manipulable au laboratoire. Le manche étant supprimé avec des ciseaux, le fil de renfort de 15/10e de mm est modelé pour couvrir le sommet de l'extrados de l'empreinte, à l'exception des trigones.

Après séchage de l'extrados, le fil est posé à l'endroit prévu et couvert de thiokol au stade 1 min.

L'empreinte est alors portée en bouche, bien mise sur son siège, pour éviter une déformation possible. Elle y reste jusqu'au durcissement complet.

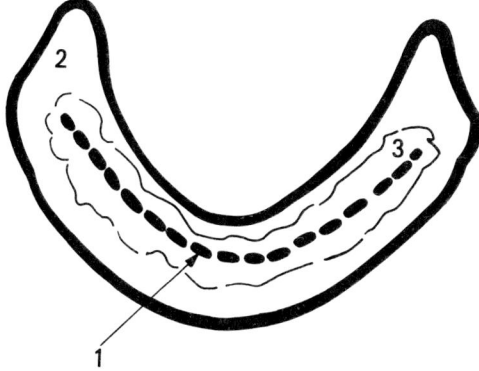

Figure 45. Le fil de renfort (1) placé sur l'extrados de l'empreinte (2) est couvert d'une couche de thiokol (3).

Phase 8. *Délimitation de la surface utile*

La pré-empreinte est dégraissée avec un alcool sulfoné, puis elle est lavée et séchée. La ligne de plus grand contour est dessinée avec un marqueur indélébile (Pélikan Markana 33, Staedler lumocolor 318, etc.). Cette ligne placée par le praticien, servira de repère au laboratoire pour coller son coffrage.

Les pré-empreintes

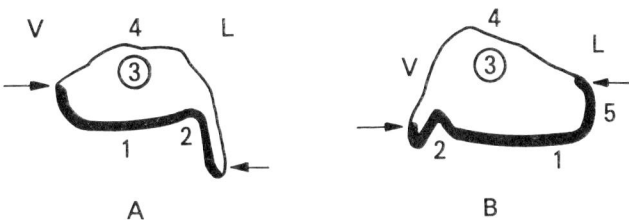

Figure 46. *Délimitation de la surface utile.*
A. Coupe : région poche de Fish.
B. Coupe : région antérieure paramédiane.
→ indique la ligne de plus grand contour où sera placé le coffrage.
1. Surface utile ; 2. crête ; 3. renfort ; 4. extrados ; 5. joint sublingual.

Résumé des diverses phases de la pré-empreinte mandibulaire.

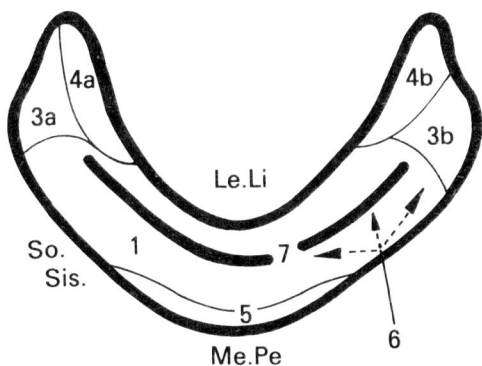

Figure 47. *La pré-empreinte mandibulaire est anatomo-fonctionnelle.*
Elle est construite par section. Les numéros indiquent l'ordre de succession des séquences.
3a et b. Régions massétérines : modelage manuel ;
4a et b. Volets linguaux postérieurs : protraction et latérotraction linguale modérée ;
7. Fil de fer de renfort pour le laboratoire ; 6. couverte fluide unificatrice ; 5. volet labial ; 2. manche (non porté ici) ; 1. partie fondamentale déposée à la seringue.

Traitement de l'empreinte au laboratoire

Construction du coffrage

Figure 48. a. *Mise en place du bourrelet interne*
  a. bâton de cire à coffrage
  b. collage à la cire

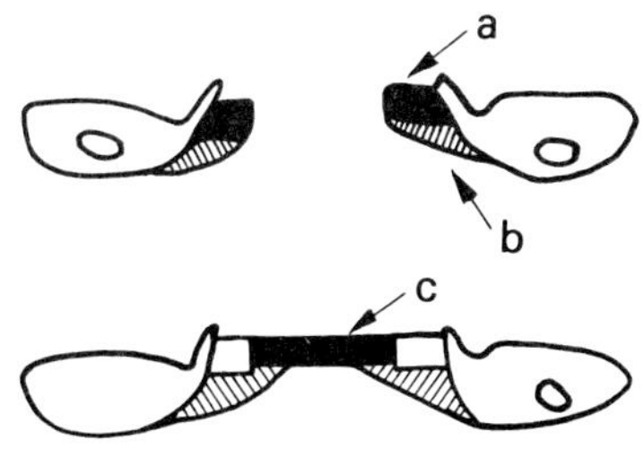

b. *Mise en place de la feuille de cire médiane*
  c. feuille de cire à coffrage

Généralités et pré-enregistrements

c. *Mise en place du bourrelet externe*

d. *Mise en place du coffrage*

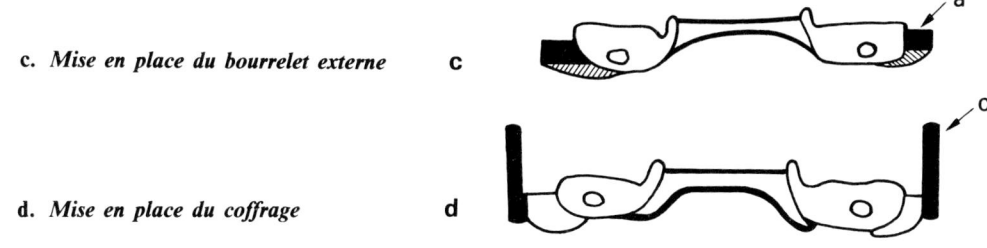

Coulée du plâtre

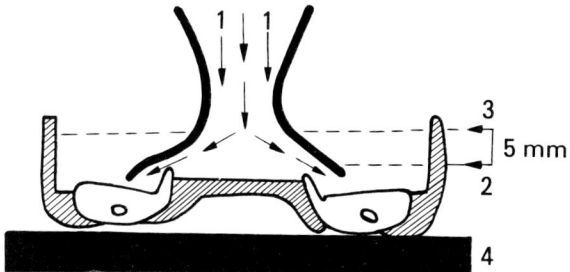

Figure 49. L'empreinte et le coffrage sont passés très légèrement au microfilm (Kerr) avant la coulée du plâtre dur (1). La quantité de plâtre (3) est de 5 mm au-dessus de la partie la plus haute de l'empreinte (2). Plateau de vibreur (4).

Utilisation du moulage

Le moulage peu épais issu de l'empreinte servira à construire une base en résine mince. Ce sera le soubassement de la piézographie. Son épaisseur est de

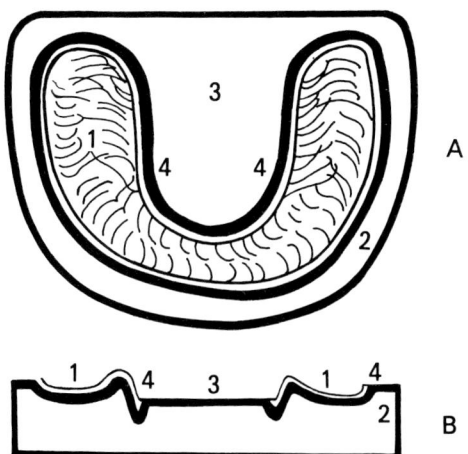

Figure 50. *La base en résine mince (1) sur son moulage (3).* Elle ne dépasse pas les contours (4) dessinés sur la figure 49. Elle est mince : 15/10e de mm maximum.
A. Vue occlusale; B. coupe dans la région molaire; 2. trottoir du moulage : il permet de conserver la surface utile de l'empreinte.

10/10e de mm. Elle est en résine transparente thermopolymérisée. Pour avoir une épaisseur correcte, il faut appliquer sur le moulage une feuille de cire calibrée de 15/10e de mm. La polymérisation sera faite directement sur le moulage.

Contrôle de la base en bouche

La base qui vient du laboratoire est contrôlée pour sa stabilité en phonation, ce qui revient à contrôler son extension optimum. Elle doit être stable en phonation multiphonèmes, surtout pour les sifflantes et pour le « L ».

S'il n'en est pas ainsi, les manques ou excès sont localisés avec un silicone fluide à prise accélérée (doublement ou triplement de la quantité de catalyseur liquide pour du Xantoprène Bleu). Il faut 2 à 3 ml de Xantoprène en couche mince sur la base.

Les excès sont supprimés, les manques sont refaits en Duralay Rouge à consistance caoutchouteuse bien localisable (il est facile d'éliminer les surépaisseurs sur la base). Le Duralay est modelé par la fonction ad hoc.

Quand la base est correcte, l'édenté doit être confortable, et non gêné, aussi bien au repos qu'en multifonctions.

La dernière couche de silicone sera laissée pour faire la piézographie.

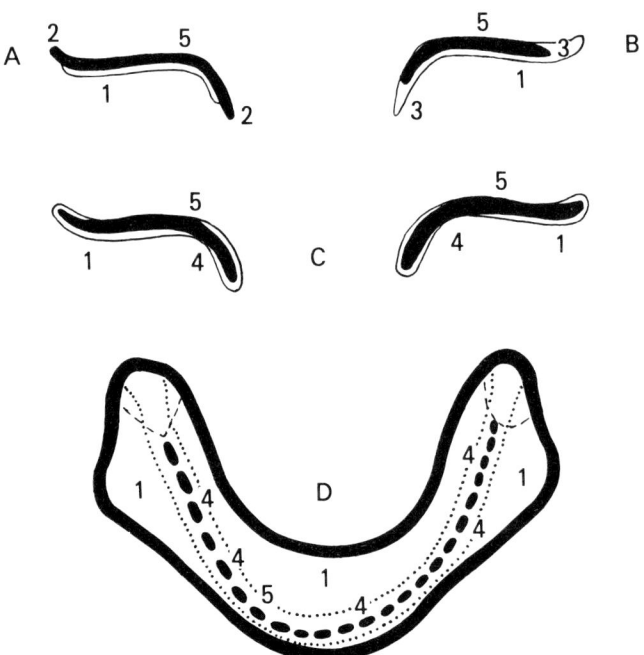

Figure 51. *Contrôle de l'adaptation de la base en résine transparente au moyen d'un silicone fluide.*

A,B,C, Coupes de la base au niveau des poches de Fish; D. aspect d'une base adaptée avec la couche de silicone visible en transparence.

1. Couche de silicone; 2. bords trop longs sans silicone; 3. bords trop courts languette de silicone; 4. zone d'appui (fibromuqueuse épaisse) = absence de silicone; 5. ligne de crête.

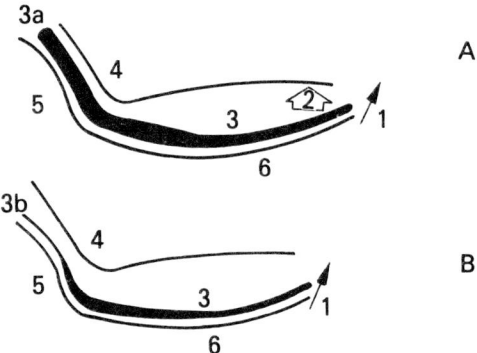

Figure 52. Si au cours de la phonation de sifflantes (sis) la base (3) se lève dans sa partie antérieure (2), elle est trop épaisse (3a) dans sa partie recouvrant le trigone (5). La tubérosité (4) au cours de l'élévation/propulsion (1) de la mandibule (6) percute l'extension trigonale de la base mandibulaire. L'amincissement de la base (3b) dans cette région fait disparaître le mouvement (2) antérieur de la base.

A. Extension trigonale trop épaisse; B. rectification de l'extension trigonale (coupe sagittale passant par le milieu du trigone mandibulaire.).

Pré-empreinte maxillaire

Généralités

Cette pré-empreinte est fonctionnelle et légèrement compressive. Son support est un mini porte-empreinte de série. Dérivée de la technique de Fripp, elle est construite par section.

Comme à la mandibule, le soin qui est apporté à sa réalisation permet de gagner beaucoup de temps sur la mise en place du porte-empreinte individuel. Sa réalisation nécessite entre 1 h et 1 h 30 de travail.

Position de l'édenté

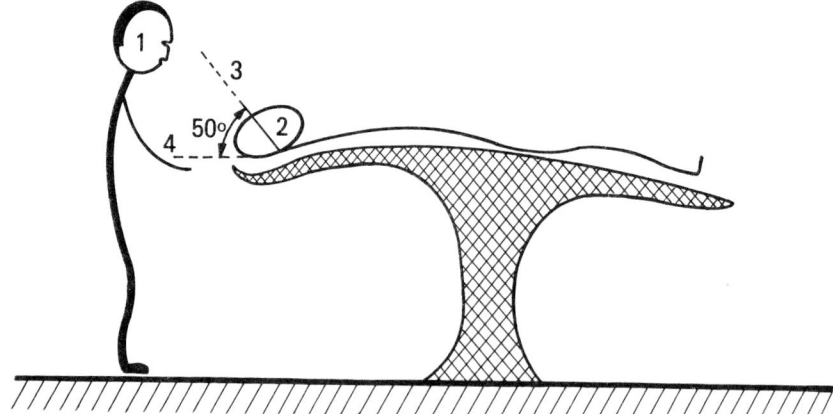

Figure 53. L'opérateur est à midi (1); l'édenté en décubitus dorsal (2). Sa tête est orientée pour que l'axe du palais (3) fasse un angle de 50° avec l'horizontal (4) (réduction du réflexe nauséeux par fermeture du détroit amygdalien, vision directe de l'opérateur).

Matériel

Mini porte-empreintes

Ce jeu de mini porte-empreintes provient de porte-empreintes du commerce qui ont été modifiés au laboratoire (les porte-empreintes en maillechort sont les plus commodes à modifier).

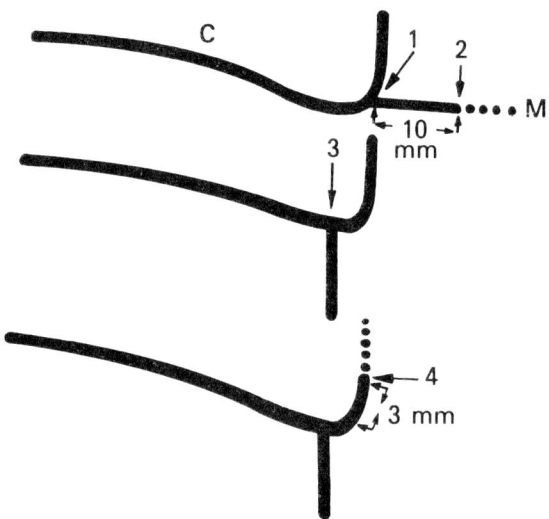

Figure 54. Au laboratoire, le manche M est dessoudé (1) puis coupé en 2. Il est ressoudé en 3, sur l'extrados du sommet (c) de la cuvette; le bord est ensuite coupé (4) tout autour de la cuvette pour ne pas dépasser 3 mm. Il est aussi poli.

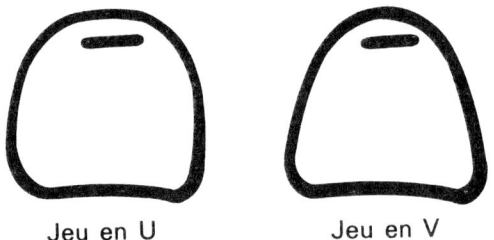

Figure 55. *Il faut 2 jeux de formes.*
  3 tailles par jeu : grand, moyen, petit.

Cisailles et pinces universelles

Elles permettront la mise en forme complémentaire du porte-empreinte. Les bords doivent toujours être mousses. Des meulettes sont également nécessaires.

Matériel complémentaire

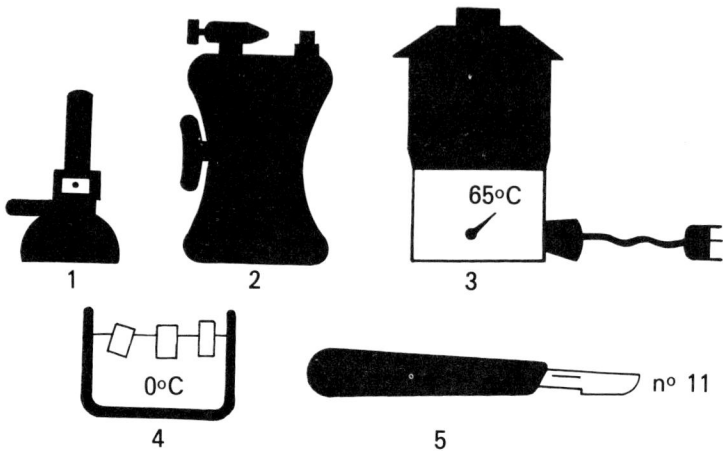

Figure 56.
1. Bunsen; 2. torche de Hanau; 3. bouilloire à thermostat, précise; 4. bac à glace; 5. scalpel (bistouri) à lames interchangeables; un marqueur (non dessiné).

Matériaux

Un alginate (Zelgan, de Trey)

Pour sa préparation l'alginate est pesé : 0,35 g poudre pour 1 ml d'eau, le malaxage se fait dans des godets (voir Piézographie).

La composition

- Les types (pâte de Kerr en bâton, brune ou verte) :
  — pâte verte en bâtons (t° de plasticité théorique : 52 °C);
  — pâte brune en bâtons (t° de plasticité théorique : 55 °C).

- Modes d'emploi :
  — Pâte brune : le bâton est chauffé sur la flamme du Bunsen jusqu'à sa brillance et une bonne fluidité (la pâte ne doit pas bouillir). Elle est appliquée sur la partie du porte-empreinte qui a été choisie et préalablement chauffée sur le Bunsen pour faciliter le collage. Elle est ensuite modelée à la forme désirée avec 2 doigts mouillés à l'eau. La partie prémodelée est réchauffée à la torche jusqu'à la brillance, un petit mouvement de poignet la maintenant à la position choisie. Elle est trempée 1 sec dans le bain à 65 °C, puis le porte-empreinte ainsi préparé est porté en bouche. A la sortie de la bouche, elle est trempée dans l'eau glacée. Elle se régularise facilement au scalpel.

  — Pâte verte : elle est appliquée sur la pâte brune bien glacée, pour corriger des manques ou des sous-extensions. Plus fluide que la pâte brune, qui reste encore assez rigide quand elle est molle, elle est mise à sa bonne plasticité avec la torche et sa surface est tempérée 1 sec dans le bain thermostatique à 65 °C. Les apports de pâte verte sont fondus aux parties déjà corrigées à la torche. Elle se durcit dans l'eau glacée.

Empreinte

Phase 1. *Choix et adaptation du porte-empreinte*

Le porte-empreinte est choisi pour qu'il englobe complètement le sommet de la crête et le dépasse de 2 à 5 mm suivant les cas. Il ne devra jamais s'étendre sur la muqueuse (son ajustage à la cisaille peut être envisagé dans certains cas). Son ajustage à la pince est impératif, les bords doivent s'écarter de la fibro-muqueuse de 1 mm. Si postérieurement il est un peu court, il peut être prolongé à la pâte brune.

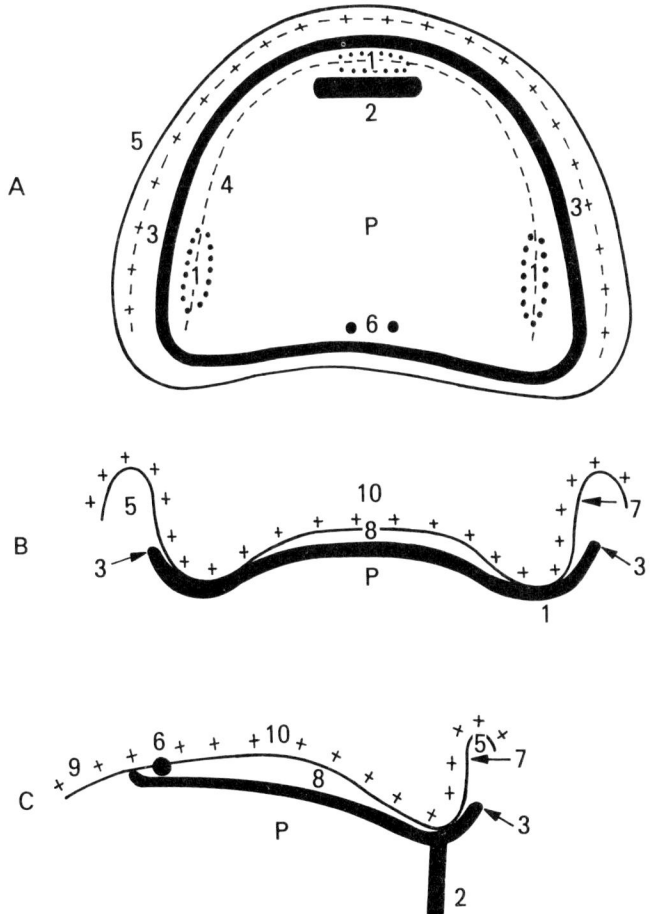

Figure 57. *Le mini porte-empreinte P.*
A. Vue occlusale; B. coupe frontale (poches d'Eisenring); C. coupe sagittale.
1. Zones de contact du porte-empreinte avec la crête; 2. manche du porte-empreinte court et déplacé; 3. bords courts du porte-empreinte; 4. sommet de la crête; 5. fond du vestibule; 6. fossettes palatines; 7. jonction fibromuqueuse-muqueuse; 8. espacement sans importance au niveau de la voûte; 9. voile; 10. surface à mouler.

Phases 2 et 2 bis. *Poches d'Eisenring*

Le porte-empreinte, dont le bord a été couvert de pâte brune ramollie et légèrement tempérée en surface, est mis en place, la mâchoire légèrement abaissée, la joue écartée au miroir.

L'édenté est alors prié de joindre les lèvres (l'opérateur maintenant le porte-empreinte par un doigt appuyé sur la partie médiane) puis de faire une ou deux latéralités pour modeler la poche avec le coroné. Il faut éviter un mouvement d'abaissement de la mandibule, mouvement qui limite le déplacement latéral du coroné.

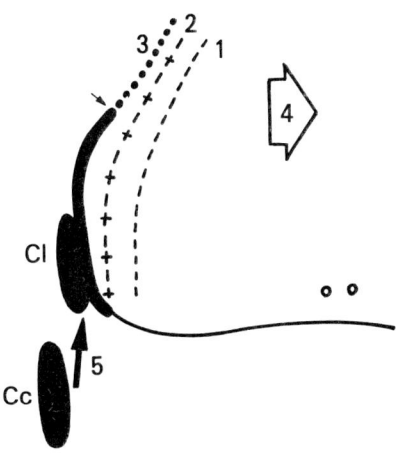

Figure 58. *La poche d'Eisenring.*
1. Sommet de la crête; 2. fond de la poche; 3. région malaire; 4. mouvement de latéralité mandibulaire; Cc : coroné en relation centrée; Cl : coroné en latéralité; 5. déplacement du coroné.

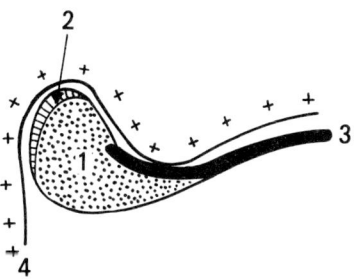

Figure 59. *Le modelage fonctionnel de la poche d'Eisenring.*
1. Pâte de Kerr brune; 2. si nécessaire, marginage léger à la pâte verte; 3. porte-empreinte; 4. joue. (Quand cela est possible, un bord épais assure un très bon joint.)

Cette poche doit avoir le volume maximum compatible avec une fonction moyenne (Hervé) ce qui est le gage d'un bon joint.

Les pré-empreintes

Phases 3 et 3 bis. *Volets malaires*

Le modelage de ce volet permet d'accroître la sustentation dans les édentations de niveau III.

Le modelage de la pâte se réalise en tirant légèrement la joue en dehors et vers le bord basilaire de la mandibule.

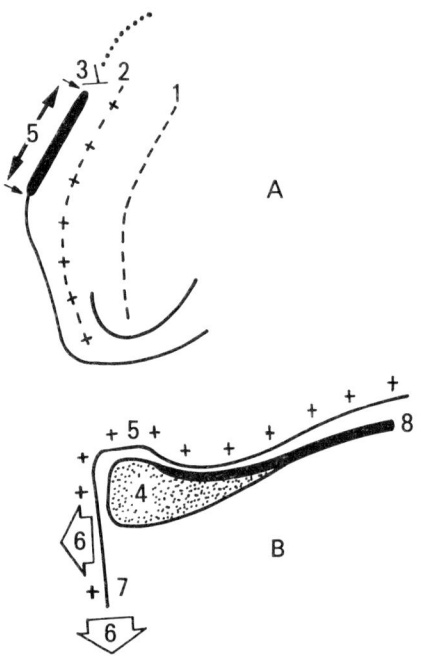

Figure 60. *Phase 3.*

A. Occlusal; B. coupe.
1. Sommet de la crête; 2. fond du vestibule; 3. frein latéral (buccinateur); 4. pâte brune; 5. apophyse malaire du maxillaire; 6. tractions légères à exercer sur la joue (7); 8. porte-empreinte.

Phases 4 et 4 bis. *Volets des freins latéraux buccinateurs*

Cette courte zone est faite séparément car la traction de la joue vers le bord basilaire de la mandibule doit être complétée par un mouvement de cette joue vers l'avant et vers l'arrière.

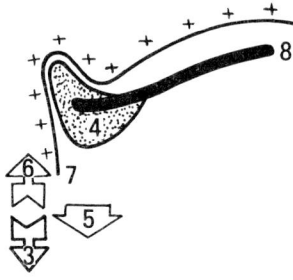

Figure 61. *Phase 4 (frein latéral).*

4. Pâte brune; 7. joue; 8. porte-empreinte; 5. traction sur la joue vers le bas; 6. déplacement mésial; 3. déplacement distal de la joue.

Phases 5 et 5 bis. *Volets labiaux*

Même technique que pour la phase 4 mais la traction vers la mandibule n'est pas complétée par un mouvement horizontal.

Phase 6. *Frein médian*

Même technique que pour la phase 4, les tractions sont un peu plus vigoureuses.

Phase 7. *Contrôle (phase facultative)*

L'empreinte de la totalité des volets est trempée 30 sec dans le bain à 65 °C. Elle est replacée en bouche et les divers mouvements manuels ou fonctionnels sont refaits.

Phase 8. *Extension vélaire*

(voir Pré-empreinte, page 18).
Ce moulage se fait d'abord à la pâte brune, il est complété à la pâte verte si des bulles apparaissent hors de la base. Le voile doit être en position basse (il faut éviter de recouvrir les crochets des ptérygoïdes).

Phases 9 et 9 bis. *Sillons ptérygo-maxillaires*

Ces petites zones rétro-tubérositaires sont faites l'une après l'autre à la pâte verte.

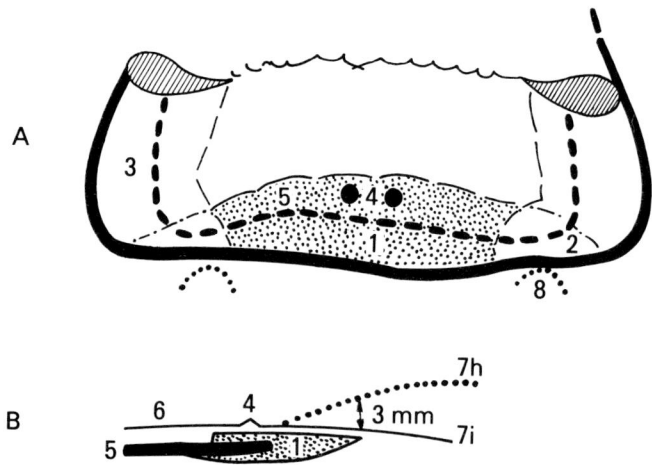

Figure 62. *L'extension postérieure.*
A. Vue muqueuse; B. coupe paramédiane.
1. Extension vélaire en pâte brune; 2. extension ptérygo-maxillaire en pâte verte; 3. poche d'Eisenring en pâte brune; 4. fossettes palatines; 5. bord postérieur du porte-empreinte; 6. palais dur; 7i. voile en position basse (fermeture de l'isthme buccopharyngé); 7h. voile haut (Ah !); 8. crochet de la ptérygoïde.

Phase 10. *Appui médian*

Cet appui s'étend de chaque côté de la ligne médiane sur 4 à 7 mm, sans recouvrir les zones de Schroeder. Dans le sens antéropostérieur, il va du joint postérieur (phase 8) à la partie antérieure de la bunoïde.

Une quantité suffisante de composition brune est placée sur la ligne médiane et montée en un mur triangulaire avec 2 doigts. Un complément de ramollissement à la torche est suivi d'une régularisation de la température dans le bain.

L'empreinte est remise en bouche et maintenue en place par une forte pression médiane de l'index.

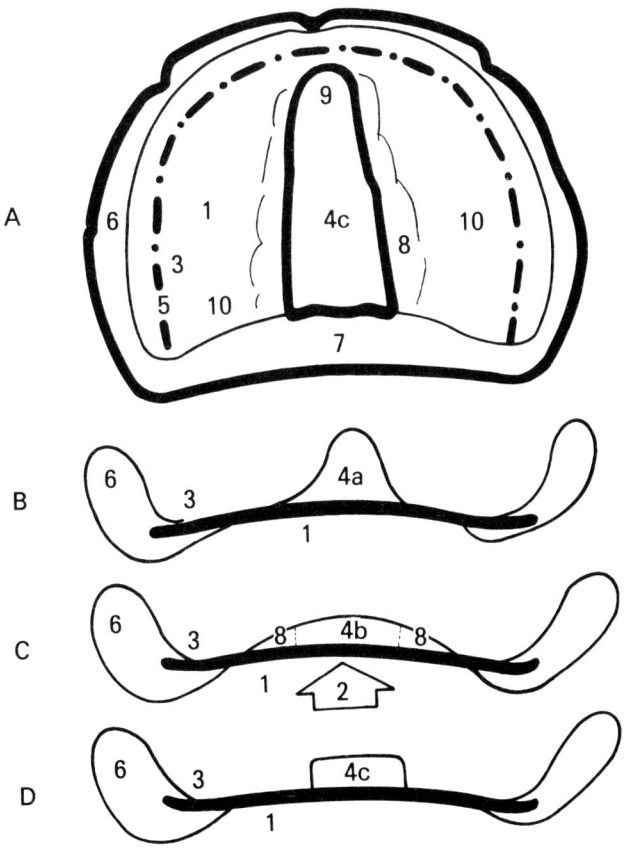

Figure 63. *La région médiane.*

A. Face muqueuse; B. coupe frontale avant modelage de la partie médiane; C. après modelage; D. après section des excès.

1. Cuvette du porte-empreinte; 2. emplacement où s'exerce la pression sur la partie médiane; 3. appui en certains points de la crête; 4. pâte brune : a. avant, b. modelage, c. après; 5. ligne de crête; 6. volet périphérique; 7. joint postérieur; 8. excès à supprimer; 9. région de la bunoïde; 10. zones de Schroeder.

Les excès latéraux seront coupés au scalpel après durcissement.

Phase 11. *Contrôle des joints*

La cuvette du porte-empreinte munie du joint périphérique, replacée en bouche, sauf si le voile est en position basse, doit tenir en phonation de tous les phonèmes, et même du Ah ! aigu.

Il en est de même pour la succion et pour les mimiques ne gonflant pas les joues. S'il y a excès, le porte-empreinte tombe. Dans ce cas, il faut localiser la partie en excès, la chauffer à la torche, en modérer sa température superficielle dans le bain à 65 ºC et remodeler en bouche.

Aucune bulle ne doit sortir du joint après une bonne mise en place. L'apparition de bulles signe une fuite qui sera corrigée à la pâte verte. Si la salive est rare, il est possible d'obtenir des bulles en cas de fuite en mettant dans les régions de Schroeder, non encore enregistrées, quelques gouttes d'une solution d'eau et de mouillant (teepol).

Au cours des contrôles, il faut veiller à éliminer la pression de la langue à l'arrière du porte-empreinte, pression qui peut fausser le test. Ce comportement est fréquent chez les anciens appareillés.

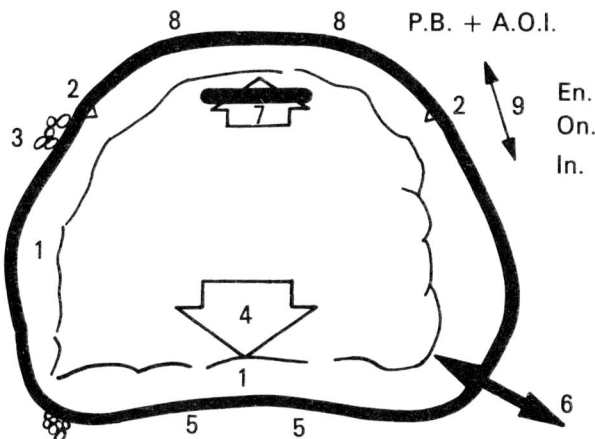

Figure 64. *Contrôle de la qualité du joint périphérique de la cuvette du porte-empreinte.*
5. Le voile étant bas, le Ah ! fait tomber la cuvette ; 4. la langue ne doit pas être appliquée en cet endroit, ce qui fausserait le test ; 2. freins latéraux ; 3. bulles : joint incomplet à corriger. — Les tests : 6. latéralité mandibulaire : un excès : le porte-empreinte tombe ; 7. traction verticale sur le manche ; 8. succion-mimique-phonation : P.B + A.O.I. ; 9. phonation : voyelles composées : En-On-In.

Phase 12. *Empreinte des zones de Schroeder et des parties non moulées à la composition*

3 ml de silicone fluide (Xantoprène bleu + catalyseur liquide) sont préparés et placés dans une seringue, ce qui permet de les déposer dans la cuvette du porte-empreinte au niveau des zones de Schroeder. Le porte-empreinte chargé est mis en place comme sur le schéma. Une faible pression est exercée sur la zone des crêtes jusqu'au durcissement. Après désinsertion et contrôle du silicone, on doit constater qu'il y a un léger débordement sur la composition médiane. Deux ou trois essais permettent d'obtenir le bon résultat grâce à la seringue qui

permet de déposer la quantité de silicone ad hoc. Les excès médians de silicone sont coupés au scalpel et ôtés.

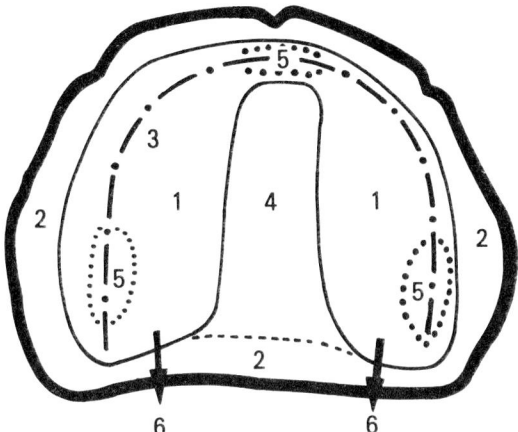

Figure 65. *La face muqueuse du porte-empreinte avant la mise en place du silicone fluide (phase 12).*

1. Régions où le porte-empreinte est à nu et où sera déposé le silicone; 2. joint périphérique à la composition; 3. ligne de crête; 4. partie médiane en composition; 5. zones où le porte-empreinte prend appui sur la fibromuqueuse et le sommet de la crête; 6. évents en V de 5 mm creusés dans le joint posté (ils réduisent la pression sur les zones de Schroeder).

Quand l'empreinte est terminée, la ligne de plus grand contour est tracée au marqueur sur la face externe du volet périphérique. Cette ligne délimite la surface utile de l'empreinte. Elle servira de repère au laboratoire pour la mise en place du coffrage.

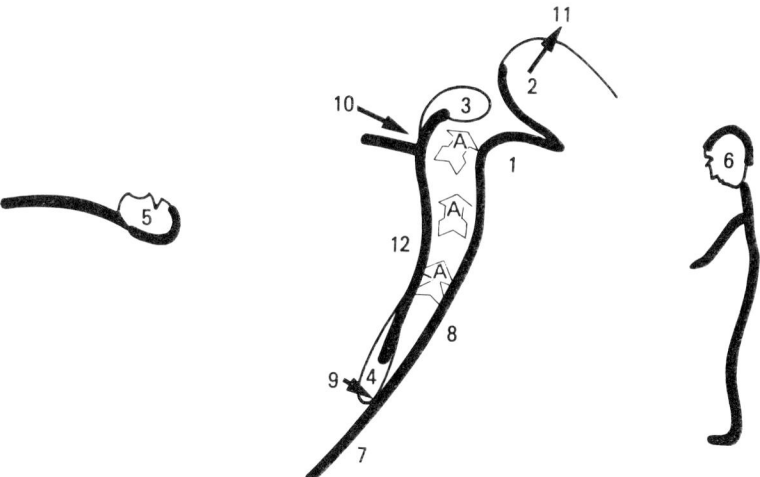

Figure 66. *La mise en place du porte-empreinte chargé de silicone fluide.*

1. Crête; 2. lèvre; 3. ourlage en composition antérieur; 4. extension vélaire; 5. tête de l'édenté en décubitus; 6. opérateur à 12 h; 7. voile; 8. palais-50° avec l'horizontale; 9. axe de rotation du porte-empreinte pour sa mise en place; 10. le porte-empreinte (12) est rabattu suivant la flèche; 11. direction de l'extrusion de l'excès de silicone possible. A.

Généralités et pré-enregistrements

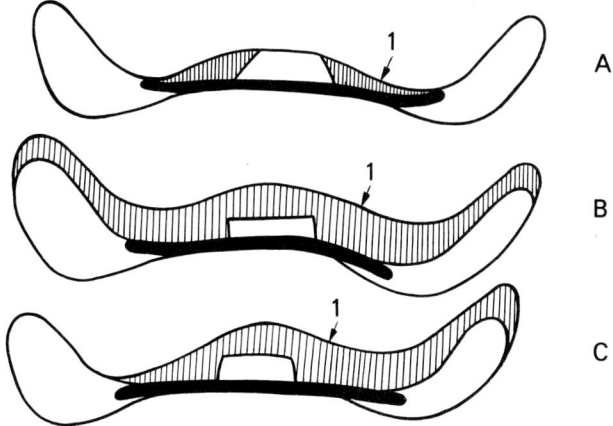

Figure 67. *Aspect du porte-empreinte (coupe) après le complément de silicone.*

A. Quantité correcte; B. excès de silicone; C. excès de silicone dans le porte-empreinte excentré; 1. couche de silicone.

Résumé

Ce résumé rappelle les diverses phases de la pré-empreinte maxillaire.

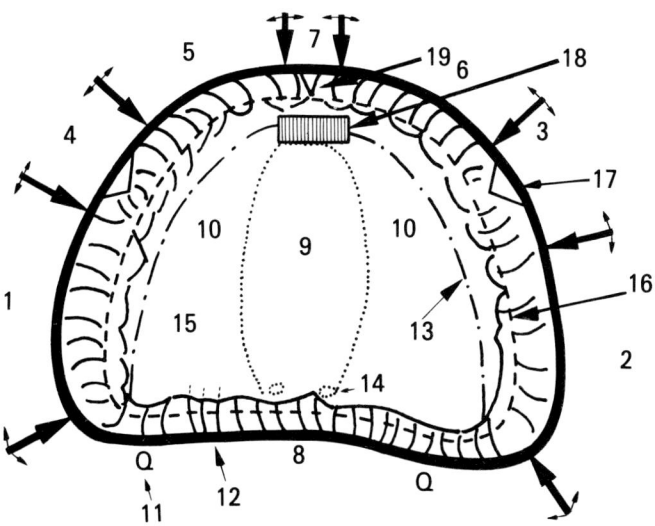

Figure 68.

1.2. Poches d'Eisenring : modelage par latéralité mandibulaire; 3.4.5.6.7. modelage par traction manuelle; 8. extension vélaire; 9. raphé : modelage sous pression vigoureuse; 10. zone de remplissage : pas de pression; 12. évents; 11. crochet de la ptérygoïde; 13. ligne de crête; 14. fossette palatine; 15. zone de Schroeder; 16. bord du porte-empreinte court; 17. frein latéral; 18. manche du porte-empreinte; 19. frein labial.

Les pré-empreintes

Traitement au laboratoire

Un coffrage en cire est mis en place au niveau de la ligne de plus grand contour. Le moulage est ensuite coulé en plâtre dur. Sur ce moulage est construite une plaque base en résine thermodurcissante transparente d'une épaisseur voisine de 15/10e de mm.

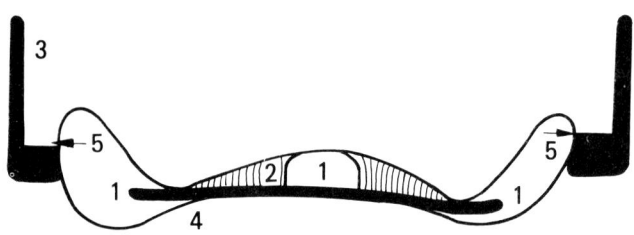

Figure 69. *Mise en place du coffrage sur la ligne de plus grand contour externe.*
1. Composition; 2. silicone; 3. coffrage en cire; 4. cuvette du porte-empreinte de série; 5. ligne de plus grand contour.

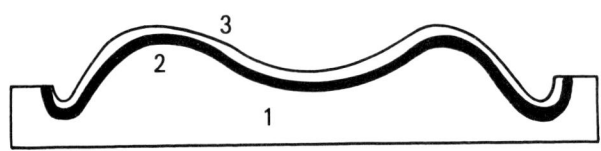

Figure 70. *La base mince (15/10e de mm) en résine transparente.*
1. Moulage; 2. base transparente en résine; 3. surface utile de l'empreinte (coupe du moulage dans la région molaire).

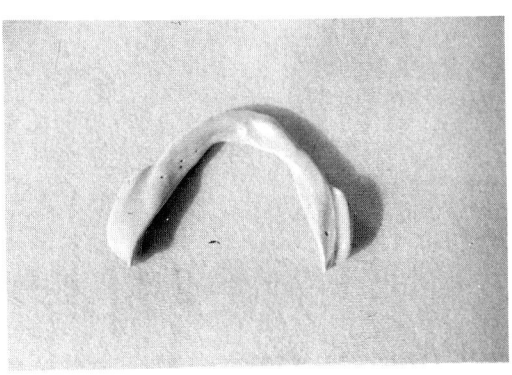

III. Pré-empreinte mandibulaire : 1er temps, Permlastic HB déposé à seringue.

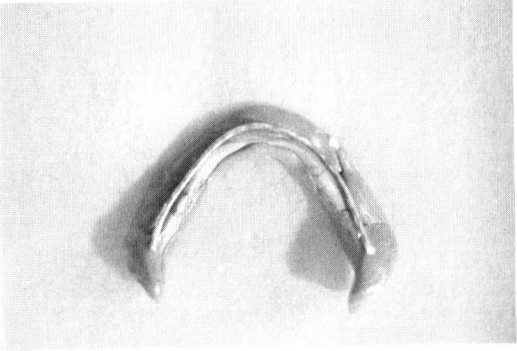

IV. Pré-empreinte mandibulaire : le fil métallique de renfort est placé sur l'extra-dos de l'empreinte avant de faire la couverte.

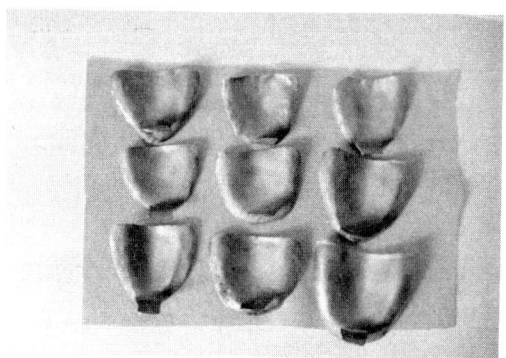

V. Un jeu de mini-porte-empreintes.

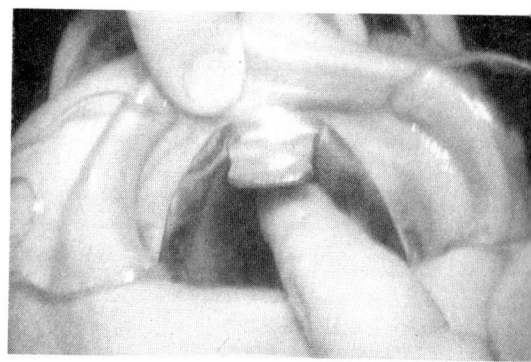

VI. Le mini-porte-empreinte dépasse de très peu le sommet du relief osseux.

Chapitre 3

La piézographie

Généralités

L'espace prothétique n'est pas une zone neutre ni un espace passif. C'est l'espace édenté où la résultante des forces horizontales développées par la langue et la sangle buccinatolabiale ne doit pas dépasser la rétention globale des prothèses.

Comme ces composantes horizontales sont plus déstabilisantes à la mandibule où la rétention de la prothèse est la plus faible, le moulage piézographique de l'espace prothétique mandibulaire sera l'élément de base des reconstructions des édentations totales gériatriques.

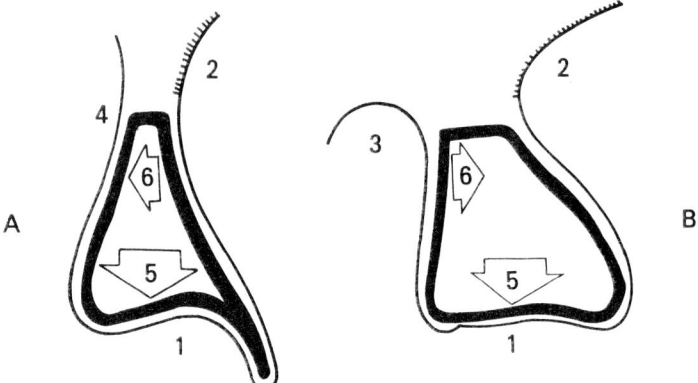

Figure 71. *Les buts de la piézographie.*

Résultante horizontale (6) < Résultante rétentive (5).

1. Mandibule; 2. langue; 3. lèvre; 4. joue; A. coupe au niveau de la poche de Fish; B. coupe région labiale.

Phonation

Généralités

La phonation est le moyen le plus pratique pour développer les forces horizontales en provenance des organes environnant les prothèses. La phonation sera donc utilisée pour le modelage des piézographies. (Thèse DSO, P. Klein, 1970.) Comme elle anime les insertions de ces organes, elle servira au modelage du joint périphérique des empreintes. Elle fait intervenir également une synergie entre les élévateurs et les abaisseurs mandibulaires, elle participera donc au réglage de la DV de l'étage inférieur de la face.

Cette facilité de l'emploi de la phonation est en rapport avec des caractéristiques qui sont inhérentes à cette activité orale, à savoir :

- un déclenchement extra-buccal, sans apprentissage des mouvements phonétiques ;
- un contrôle auditif extra-buccal indépendant des pertes de structures suites d'édentation ;
- une intensité dynamique bien contrôlée par l'opérateur ;
- l'existence de stéréotypes communs à toutes les fonctions buccales (thèse DSO, P. Klein, 1970).

N.B. — Seuls les phonèmes piézographiques seront étudiés dans ce chapitre.

Phonèmes piézographiques

Consonnes

Le S

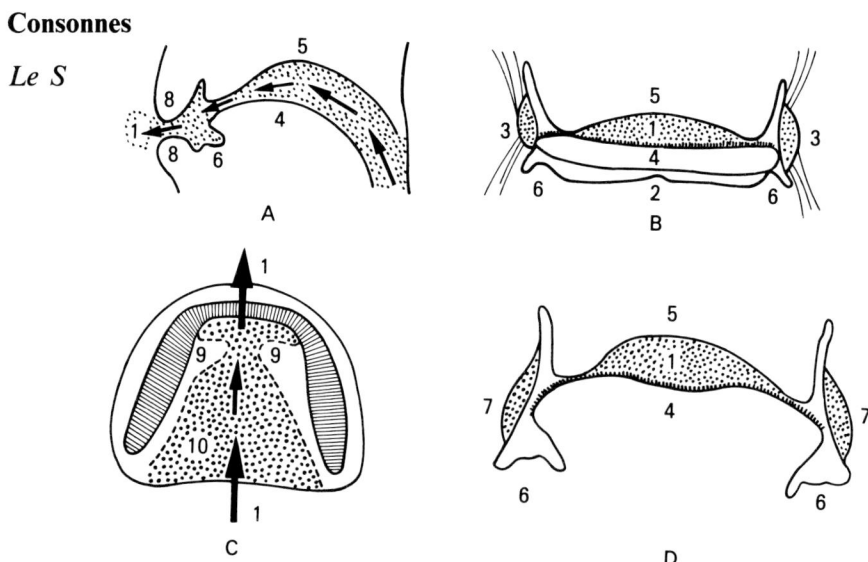

Figure 72. *L'effecteur buccal.*
A. Coupe sagittale (Armstrong); B. coupe frontale au niveau des modioli; C. palatogramme sur une maquette; D. coupe frontale au niveau du 1/3 moyen de la langue.
1. Flux d'air; 2. plancher de la bouche; 3. modioli; 4. langue; 5. maxillaire; 6. mandibule; 7. buccinateur; 8. lèvres; 9. sur le palatogramme : talc effacé (contact lingual); 10. sur le palatogramme : talc persistant (aucun contact lingual).

La piézographie

De et Te

- *Première phase :* blocage de l'air ou compression.

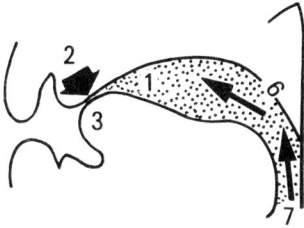

Figure 73. *Type I : pointe ou apex (coupe sagittale).* La langue appuie sur la face postérieure de la crête antérieure avec sa pointe.

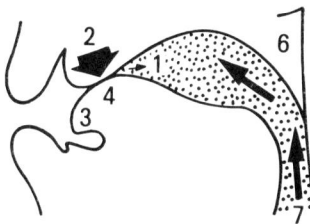

Figure 74. *Type II : dorsal (coupe sagittale).* La langue appuie sur la face postérieure de la crête antérieure avec la partie antérieure de son 1/3 moyen. Comme la pointe se rapproche de la crête mandibulaire, la piézographie sera mince dans sa partie antérieure.

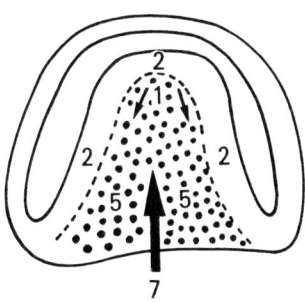

Figure 75. Palatogramme sur maquette.
1. Air bloqué; 2. zone de contact de la langue avec le palais (blocage de l'air); 3. pointe de la langue; 4. 1/3 moyen lingual : partie antérieure; 5. zone de non contact lingual (talc persistant); 6. voile abaissé; 7. air sous pression.

- *Deuxième phase :* brusque abaissement mandibulaire et lingual, produisant une explosion (peu d'intérêt en piézographie).

Ces 3 consonnes agissent essentiellement sur la langue. Elles lui donnent une expansion maximum à l'intérieur de l'arcade (sens sagittal et sens frontal) avec une forte pression sur cette arcade.

Me et Pe

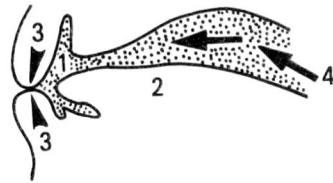

Figure 76. *Première phase : mise en pression labiale.*
1.4. Air sous pression; 2. langue; 3. contact labial.

La deuxième phase est un abaissement mandibulaire brusque, produisant une décompression explosive non utile. Ces consonnes ont une action essentiellement labiale.

Voyelles

Elles complètent l'action des consonnes en agissant aussi sur la langue et activent la sangle buccinato-labiale, ce qui engendre une force opposée à celle de la langue, créant un « effet de pince » qui modèle la pâte placée dans l'espace prothétique produisant l'effet piézographique.

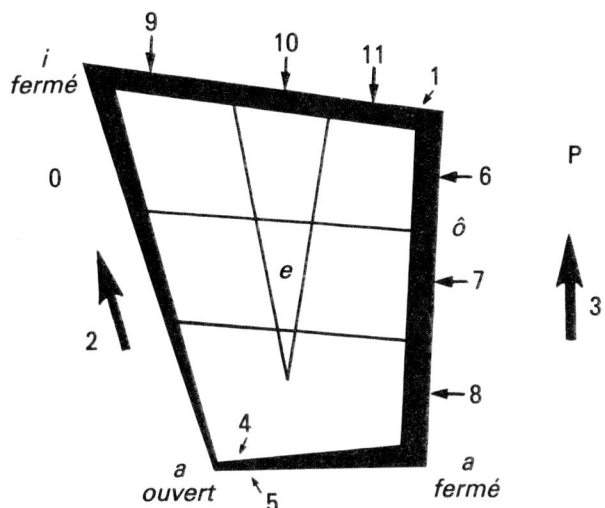

Figure 77. *Diagramme sagittal de l'effecteur buccal avec les positions des organes l'activant.*

Trait périphérique : ▬ volume de l'effecteur buccal réduit,
— volume maximum { effecteur buccal
                     colonne d'air

O. Orifice buccal; P. pharynx; 1. palais; 4. langue; 5. mandibule; 2. élévation de la mandibule; 3. élévation de la langue; 6. position haute; 7. position de repos; 8. position basse; 9. 1/3 antérieur; 10. 1/3 moyen; 11. 1/3 postérieur.

Phonation des voyelles et orifice buccal

Les voyelles, en activant la musculature, dynamisent la région labiale.

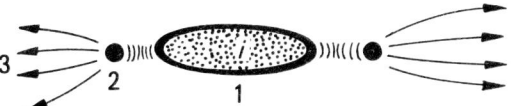

Figure 78. Pour la phonation du *i*, les buccinateurs (3) se contractent et tirent les modioli (2) en arrière. L'orifice buccal prend la forme d'une fente horizontale.

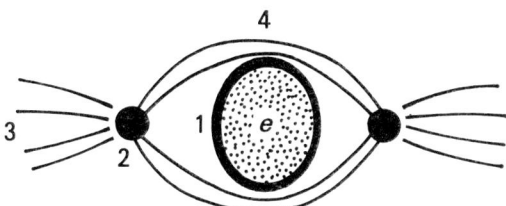

Figure 79. Pour la phonation du *e*, la musculature peu active laisse à l'orifice buccal une forme *ovalaire*.

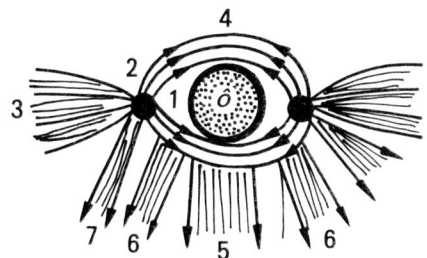

Figure 80. Pour la phonation du *ô*, la dynamique labiale atteint son maximum : l'orifice buccal devient *petit* et *rond*.

1. Orifice buccal; 2. modiolus; 3. buccinateur; 4. orbiculaire; 5. houppes; 6. carrés; 7. triangulaire.
(Les flèches indiquent l'activité des muscles.)

Groupement des phonèmes pour la piézographie

Modelage du mur piézographique (modelage de base)

La séquence type SiS.SiS.So.Te.Te.Pe.Pe. est répétée jusqu'à ce que la pâte ne soit plus modifiable par la phonation.

Pour augmenter l'efficacité modelante, le E peut être remplacé par le I ou le O.

Le Me donne un modelage moins vigoureux que le Pe.

Le choix entre le De et le Te se fait avant la piézographie. La position de la langue est analysée au cours de la phonation de ces phonèmes en éversant légèrement une des 2 lèvres. Le phonème retenu est celui où la langue vient se placer le plus près de la surface édentée mandibulaire.

Couverte externe

Séquence type : SiS.SiS.So.Pe.Pe.

Couverte interne

Séquence type : SiS.SiS.Te.Te.

Divers

L'intensité doit être assez forte pour entraîner une bonne activité de la musculature de l'édenté. L'opérateur doit se placer vis-à-vis de l'édenté assis et émettre les phonèmes à l'intensité correcte, l'édenté répétant la phonation de l'opérateur.

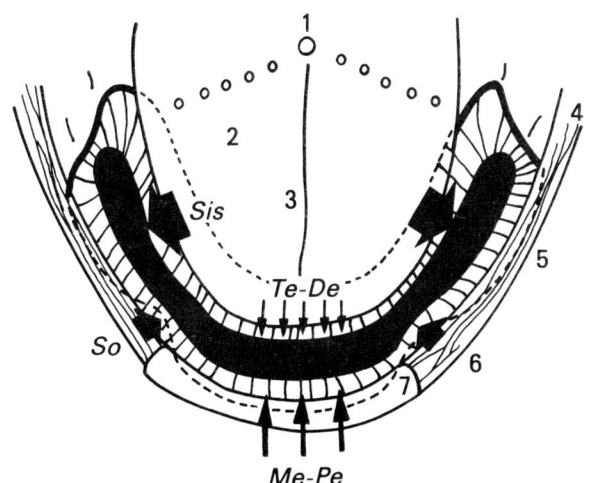

Figure 81. *Les phonèmes modelantes de la piézographie.*
1. Langue; 2. son 1/3 moyen; 3. sa pointe; 4. joue (coupée); 5. poche de Fish; 6. modiolus; 7. lèvre.

Matériel

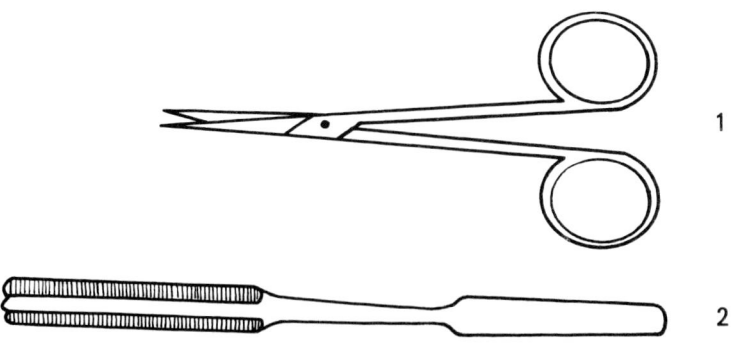

Figure 82.
1 : paire de ciseaux droits; 2. spatule à ciment (Derby, spt 1).

La piézographie

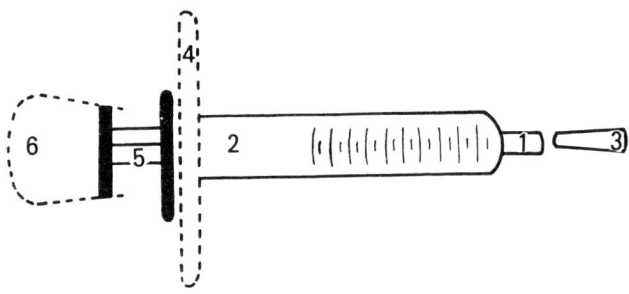

Figure 83.
Seringues en plastique hypodermiques jetables de 10 ml.
1. Embout dont la lumière est élargie à 20/10e de mm; 2. corps de la seringue; 3. bouchon de bois servant à boucher l'embout quand le corps de la seringue sert au malaxage; 5. piston; 4. oreilles mobiles en acryl faites par le laboratoire; 6. prolongateur mobile de piston (ces 2 derniers accessoires facilitent l'usage de la seringue en bouche).

Les seringues sont à triple usage : 1. dosage volumétrique de la résine piézographique, 2. malaxage de la résine, 3. mise en place de la résine dans l'espace prothétique. Il faut environ 6 seringues de ce type.

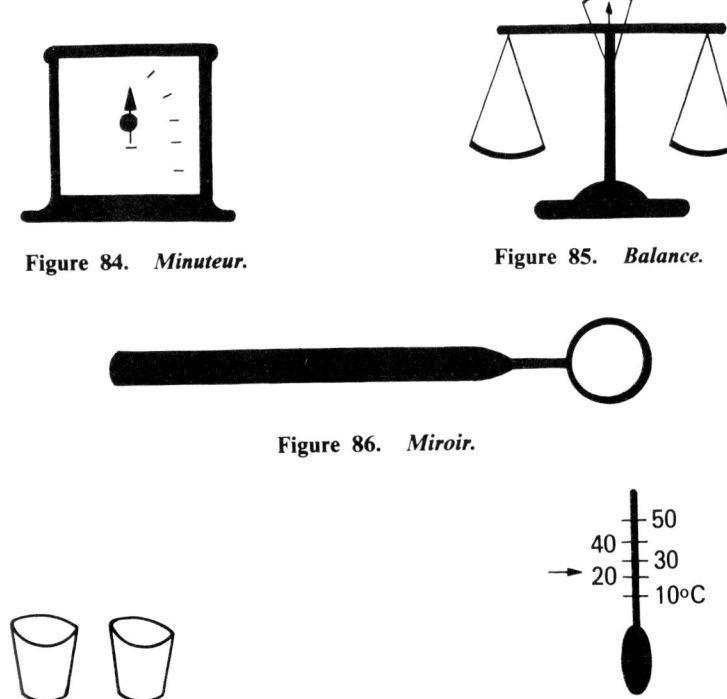

Figure 84. *Minuteur.*

Figure 85. *Balance.*

Figure 86. *Miroir.*

Figure 87. *Godets plastique (type Fitt/Kerr).*

Figure 88. *Thermomètre (température d'ambiance).*

Matériaux

1. Un alginate : type Zelgan (Trey).
2. Une résine non durcissante : Fitt (Kerr).
3. Une huile : lubrifiant (Microméga); elle est utilisée pour empêcher la résine de coller (mains, peau, miroir, etc.).
4. La base en résine transparente, issue de la pré-empreinte et contrôlée en bouche pour sa stabilité en phonation.

Modes d'emploi

Alginate

Caractéristiques

Il est utilisé pour déterminer la quantité optimum de résine pour la piézographie. Accessoirement, il sert à entraîner l'édenté et l'opérateur.

Sa préparation nécessite un thermomètre et le minuteur. Si l'alginate, l'eau et le matériel sont réfrigérés à 10 °C, la prise est retardée et l'opérateur a plus de temps pour les manipulations.

Dosage

Les proportions (consistance normale) doivent être rigoureuses; elle nécessitent la balance pour la poudre et la seringue (en ml) pour l'eau :

$$0{,}40 \text{ g de poudre}/1 \text{ ml d'eau}$$

Quantité

Suivant la taille de la mandibule, il faut entre 4 et 8 ml d'eau.

Protocole opératoire

— Malaxage à la spatule à ciment, dans un godet à cause de la petite quantité,
— chargement de la seringue et contrôle de la quantité,
— mise en place sur la base qui est en bouche,
— fermeture de la bouche et phonation,
— après durcissement et élimination des excès, recherche du volume de pâte nécessaire par pesée de l'alginate moulé dans la piézographie

$$1 \text{ ml} = 1{,}3 \text{ g d'alginate durci}$$

Résine piézographique

Caractéristiques

— Très faible agressivité pour les tissus de l'édenté,
— possibilité de 2 consistances,
— durée de la période de modelage non excessive,
— bonne adhésion à la base,
— facilité de travail au cabinet (soustraction aux ciseaux ou à la spatule chauffée au rouge sombre),
— mise en moufle simple au laboratoire.

Dosage (volumétrique)

— Consistance épaisse : mur primitif
                    poudre 2 ml/1 ml liquide
— consistance fluide : couvertes de renforcement
                    poudre 2 ml/1,5 ml liquide
(Ne pas utiliser les doseurs fournis par le fabricant.)

Quantité

— Comme dans la piézographie à l'alginate, augmentée de 0,5 ml,
— le volume préparé est donné par la quantité de poudre mesurée (le liquide n'influence que peu sur le volume).

Préparations diverses

Avant mise en place en bouche de la résine sur la base :
- huiler le miroir et les lèvres de l'édenté,
- s'assurer que la base en résine a été contrôlée pour son extension et sa stabilité (voir Pré-empreinte, page 31).

Consistance (voir Dosage, page 53)

- Pour le mur primitif, la pâte qui sort de la seringue doit être assez fluide pour que les traces de l'embout disparaissent d'elles-mêmes après extrusion sur la base.
- Pour les couvertes, grande fluidité.

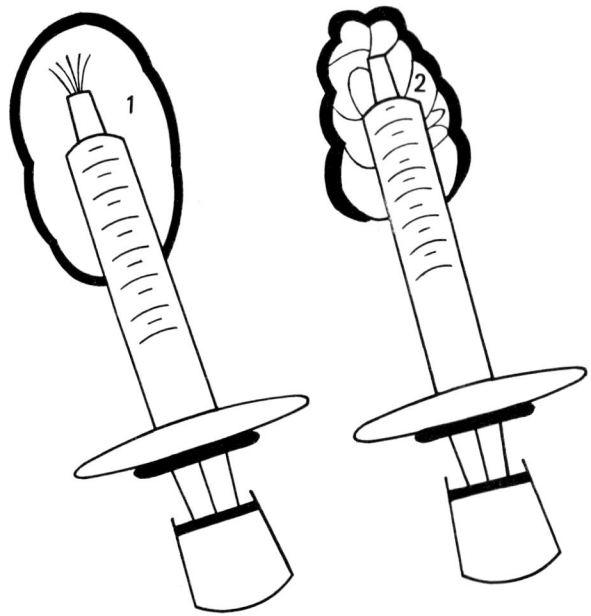

Figure 89. *En 1.* La consistance de la pâte extrusée est bonne (la pâte s'étale).
En 2. Consistance trop épaisse (la pâte extrusée garde la trace de l'embout de la seringue).

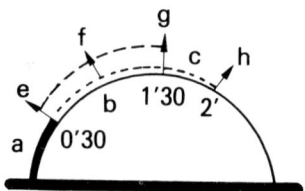

Figure 90. *Chronographie de la piézographie à 21 °C.*
a. Malaxage dans la seringue; b. Mur piézographique (proportions, voir page 53); e.f. maturation dans la seringue; f. début dépôt sur la base; g. début de phonation; c. Couvertes; e.f. maturation dans la seringue; f. début dépôt en bouche; h. phonation.

Manipulations avant la mise en place

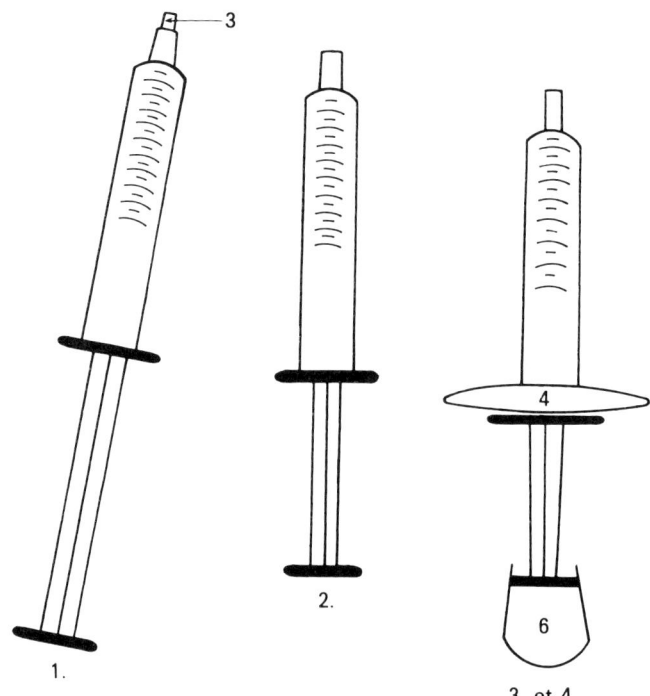

Figure 91.
1. *Insertion du piston* (3. bouchon); **2.** *Purgeage;* **3.** *Mise en place de 6 et 4;* **4.** *Contrôle de la dose.*

Transport de la piézographie

La résine se déformant sous l'action d'une pression faible et continue, la piézographie est stockée et transportée dans un pot plein d'eau en évitant dans la mesure du possible qu'elle touche les bords.

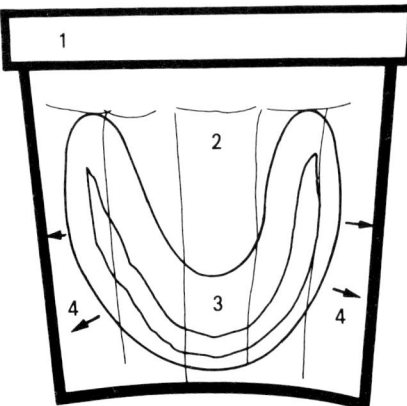

Figure 92. Pour le transport, la piézographie est placée dans un pot plein d'eau (type pot de confiture de 500 g, en verre).
1. Bouchon étanche; 2. eau; 3. piézographie; 4. la piézographie n'appuie pas sur les parois.

Postulat

La piézographie est construite *sans* prothèse ou maquette au maxillaire. Cette absence évite une stimulation parasite des propriocepteurs, stimulation qui risque de fausser les résultats. (Il peut être nécessaire de revoir le mur vestibulaire de la piézographie après construction de la semipiézographie maxillaire [Blondin, thèse 1987]). (voir page 132).

Position de l'édenté

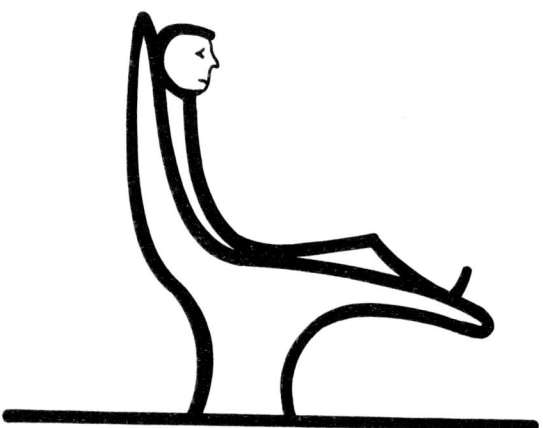

Figure 93. L'opérateur est à 9 h pour la mise en place de la pâte piézographique, à 6 h pour le modelage phonétique.

Temps buccaux de la piézographie

Généralités

Le mur piézographique, base de la piézographie, se fait en 1 temps. Il est précédé d'un dosage de la quantité de pâte nécessaire et complété par une limitation de sa hauteur, ainsi que par des couvertes qui en atténuent la rigueur du relief.

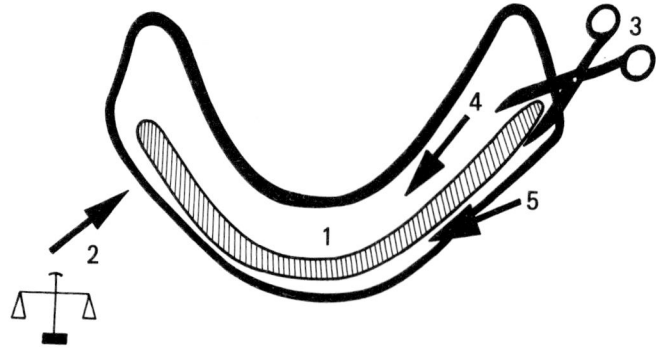

Figure 94. *L'unité de base :* 1. le mur piézographique. *Le temps amont :* 2. dosage de la quantité de pâte. *Les temps aval :* 3. découpage des excès verticaux à 2 mm au-dessus du futur plan d'occlusion; 4. couverte interne; 5. couverte externe.

Dosage de la quantité de pâte

- La base issue de la pré-empreinte (voir chap. 2, page 37) est placée en bouche.

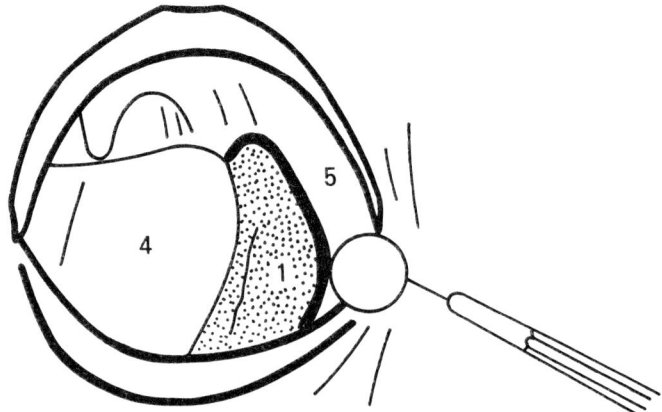

Figure 95. 1. La base en bouche; 4. langue; 5. sangle buccinato-labiale.

- Suivant la taille de la cavité buccale, un alginate est préparé à partir de 6 à 8 ml d'eau (voir page 52).
- L'alginate est placé dans une seringue, ce qui permet de le déposer facilement sur la base en bouche entre la langue et la sangle buccinato-labiale.

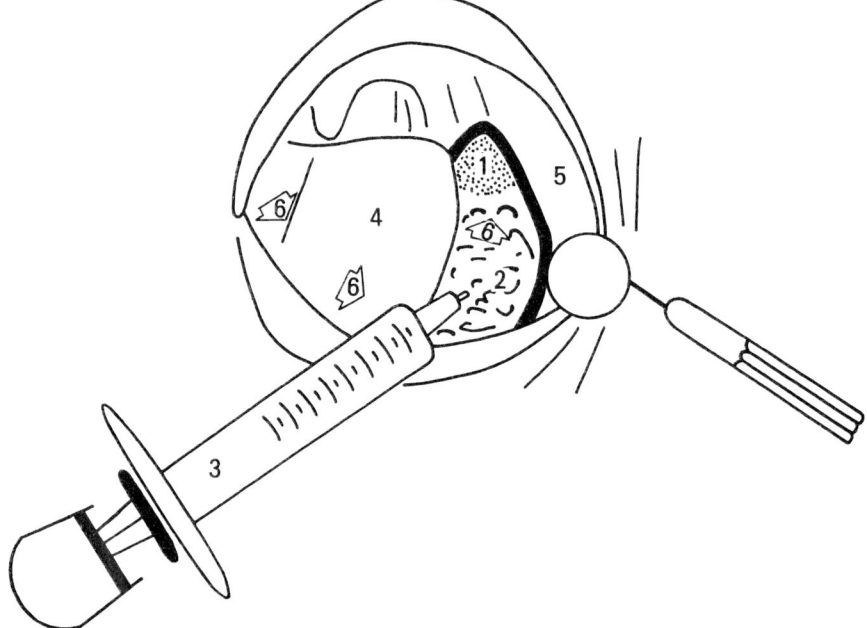

Figure 96. 1. La base; 2. l'alginate déposé entre la langue (4) et la sangle buccinato-labiale (5) sur toute la base; 3. la seringue chargée d'alginate; 6. sens de l'extrusion de la pâte sur la base.

• Quand tout le contenu de la seringue est réparti sur la base, l'édenté est prié de fermer la bouche. Il est mis en phonation à l'imitation de l'opérateur (voir page 49) en veillant à ce qu'il ne glisse pas la langue sous la base.

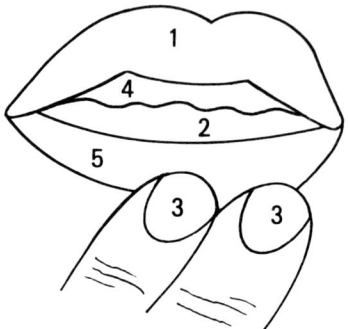

Figure 97. La bouche est fermée pour permettre la phonation. Des doigts (3) éversent la lèvre inférieure (5) pour montrer l'alginate (2) formant un mur piézographique sous l'action conjuguée de la langue (4) et de la sangle buccinato-labiale (5 et 1).

• Après durcissement (environ 4 min après le début du malaxage), la base et le mur piézographique en alginate sont sortis de la bouche et les excès sont coupés aux ciseaux.

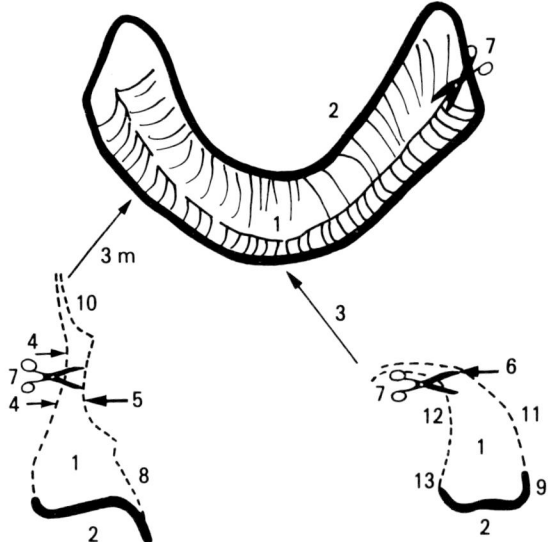

Figure 98. Le mur piézographique en alginate (1) sur sa base (2) et les coupes vestibulo-linguales (3).
4. Limites du ventre médian du buccinateur; 5. limite entre la zone papillée et la zone de muqueuse lisse ventrale de la langue; 6. bord libre de la lèvre mandibulaire; 7. niveau de coupe des excès; 8. empreinte de la glande sublinguale; 9. arrondi correspondant aux apophyses géni supérieures; 10. empreinte du vestibule maxillaire en regard de la tubérosité.
(N.B. — Sur la coupe 3 m, on note que l'espace prothétique maxillaire est la prolongation de l'espace prothétique mandibulaire molaire).
11. Zone d'activité de la pointe de la langue; 12. zone d'activité de l'orbiculaire; 13. zone d'activité des muscles de la houppe.

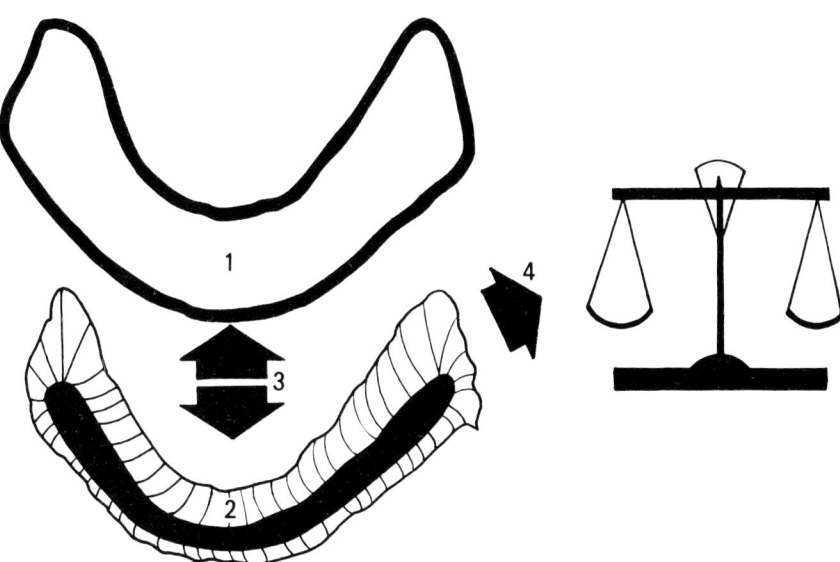

Figure 99. 6. La base (1) et le mur d'alginate (2) dont les excès de hauteur ont été coupés sont détachés (3). Le mur est ensuite pesé (4), ce qui donne le volume de pâte nécessaire.

Préparations prépiézographiques

Lubrification

Elle évitera à la pâte de coller au cours de sa mise en bouche et de son modelage.

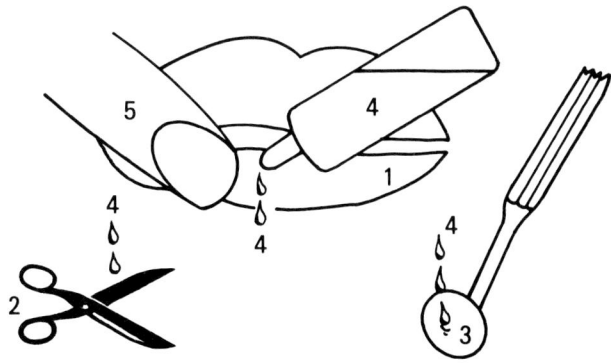

Figure 100. La lubrification intéresse l'orifice labial (1), les ciseaux (2) et le miroir (3). 4. Huile; 5. doigt étalant l'huile sur les lèvres.

Préparation de la pâte

Elle se fait suivant le protocole décrit page 53. Sa quantité est définie aux pages 57 et 58. Elle est augmentée d'1/2 ml pour les pertes.

Piézographie

Phase 1. *Construction du mur piézographique*

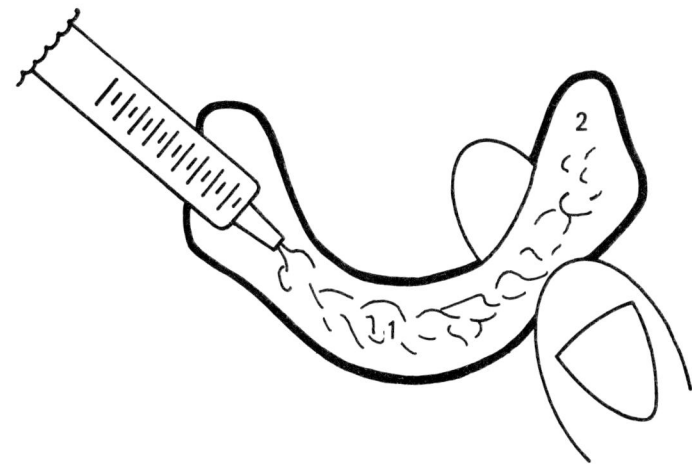

Figure 101. Mise en place d'une couche de pâte sur la base et consistance fluide, environ 1 ml de pâte est réparti (1) sur la base sèche (2) hors bouche. La base munie de cette couche est rapidement mise en bouche. Le reste du contenu de la seringue est alors extrusé sur la base entre la langue et la sangle buccinato-labiale.

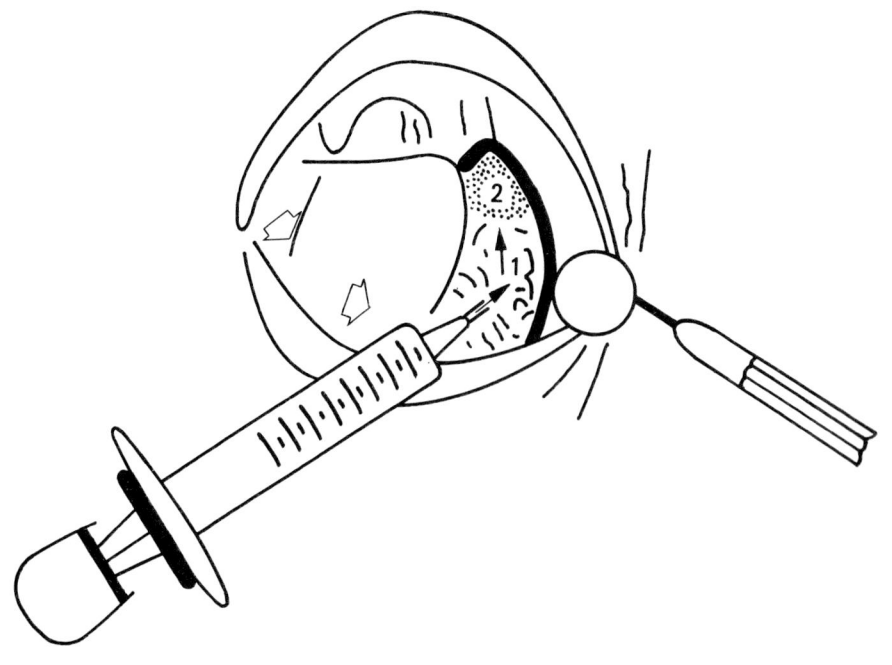

Figure 102. L'extrusion du reste de la pâte (1) se fait sur la base (2) qui est replacée en bouche avec la première couche.

Figure 103. Quand l'extrusion de la pâte est terminée sur la base en bouche, l'édenté est prié de fermer la bouche en évitant de glisser la langue sous la base et de mobiliser alors sa langue et sa sangle buccinato-labiale.

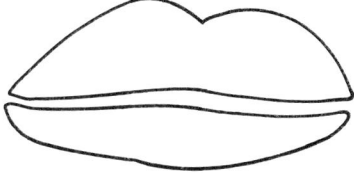

● Cette mobilisation est le résultat de la phonation de phonèmes très bien articulés et répétés à la suite de l'opérateur (voir pages 46 à 50). Le modelage nécessite quelques minutes (si la quantité de pâte a été mise en excès, il faut couper ces excès en bouche avec des ciseaux huilés).

● Quand la pâte n'est plus modifiable par la phonation, elle est maintenue en bouche 2 ou 3 minutes pour un complément de durcissement. Mais attention, il faut éviter que le moulage ne soit écrasé par des déglutitions intempestives.

● La phase 1 est terminée. Il ne reste plus qu'à couper les excès verticaux. Cette section se fait suivant la figure 104 et hors bouche.

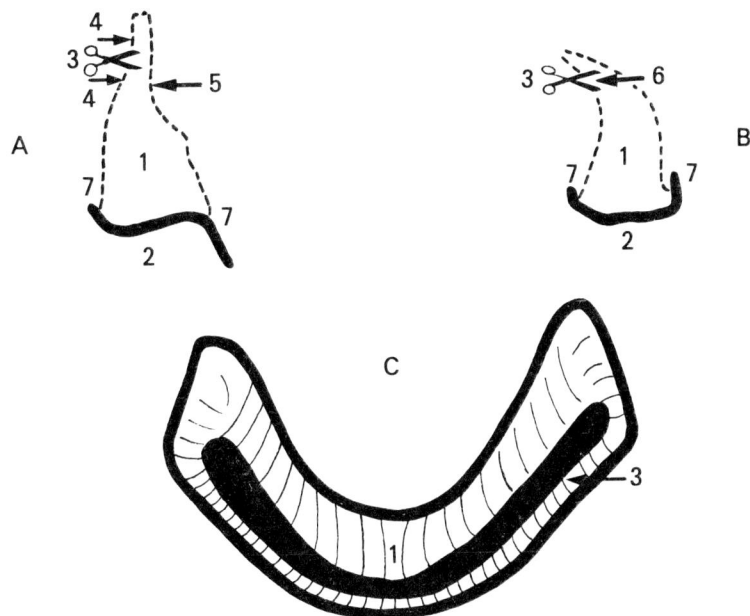

Figure 104. *Section aux ciseaux (3) des excès verticaux.*
A. Coupe dans la région molaire (poche de Fish); B. coupe sagittale dans la région labiale médiane; C. vue occlusale du mur piézographique après la coupe.
1. Mur piézographique; 2. base; 3. niveau des coupes; 4. limites du ventre médian du buccinateur; 5. limite entre les muqueuses papillées et lisses du 1/3 moyen de la langue; 6. bord libre de la lèvre inférieure; 7. manques qui seront complétés par les couvertes.

Phase 2. *Couverte vestibulaire*

● La couverte atténuera certains reliefs excessifs du mur piézographique, tout en donnant un meilleur soutien aux tissus mous (c'est très important en prothèse gériatrique, où il faut atténuer certains effets disgracieux de l'âge, tout en conservant une bonne tenue de la prothèse à rétention médiocre).

● Le mur piézographique est replacé en bouche et la pâte de la couverte est déposée à la seringue sur la face vestibulaire du mur piézographique.

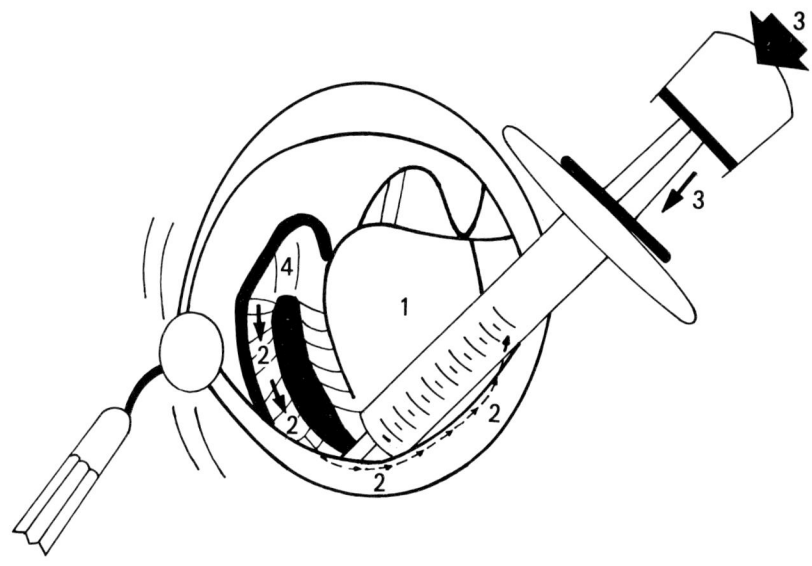

Figure 105.
1. Langue; 2. dépôt de la couverte vestibulaire et sens du dépôt; 3. injection de la pâte; 4. base et mur piézographique.

● La pâte a une consistance fluide (voir page 53), sa quantité est limitée (environ 2 à 3 ml), sa manipulation répond à la chronométrie décrite page 54, fig. 90.

Figure 106. La bouche est refermée et l'édenté est prié de phoner à la suite de l'opérateur. 1. Lèvre éversée laissant apercevoir la couverte sur le mur piézographique. 2. Pour les phonèmes, voir pages 46 à 50.

● Après durcissement, s'il existe de petits excès verticaux, ils sont coupés aux ciseaux. Exceptionnellement, il peut être nécessaire de placer une deuxième couverte externe.

Phase 3. *Couverte interne*

Cette couverte ne sert qu'à atténuer certains reliefs négatifs excessifs ainsi qu'à combler les manques. Elle est relativement peu épaisse et se dépose à la seringue comme la couverte externe, mais cette fois en écartant la langue. La quantité nécessaire est de l'ordre de 2 à 3 ml.

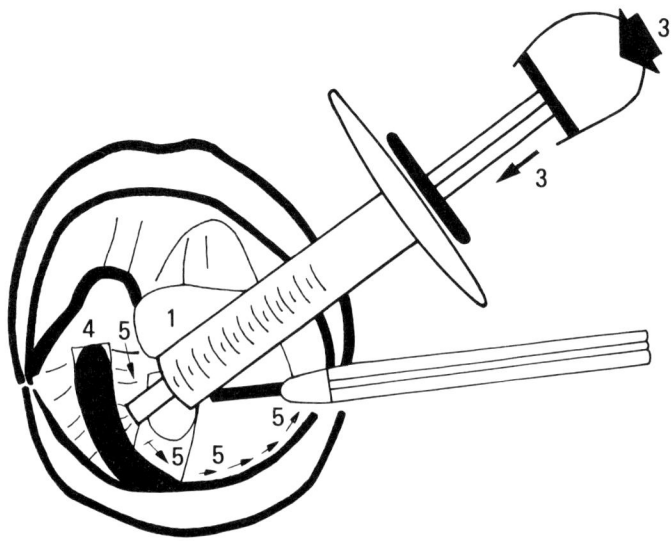

Figure 107. La pâte est déposée à la face interne du mur piézographique (4) suivant le sens des flèches (5).
1. Langue; 3. injection de la pâte.

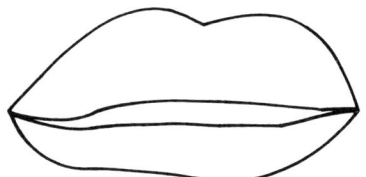

Figure 108. La pâte sera laminée et modelée par la phonation, voir page 50.

Laboratoire

La piézographie, après mise en place de la couverte, est achevée. Les excès sont éliminés.

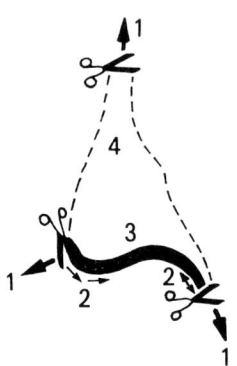

Figure 109. *Elimination des excès avant mise en moufle.*
1. Excès coupés aux ciseaux; 2. excès sous la base grattés à la spatule; 3. base; 4. pâte à piézographie.

Le laboratoire est chargé de transformer cette pâte en maquette dure et stable. Il y a donc : 1. mise en moufle; 2. élimination de la piézographie sur sa base; 3. bourrage du moule en résine thermodurcissante, transparente; 4. polymérisation lente à chaud; 5. grattage et polissage après démouflage.

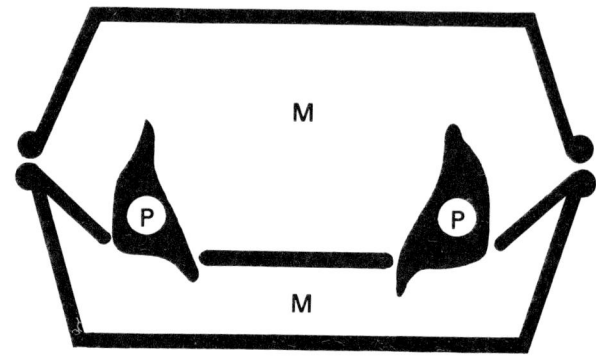

Figure 110. *Le moufle (M) et la maquette piézographique (P).*

La maquette terminée revient au cabinet où elle est conservée toujours à sec.

Mise en forme de la face muqueuse de la piézographie

La mise en forme a pour but :
— de supprimer les saillies de polymérisation (bullettes, etc.);
— de prévoir les surfaces à décharger (surfaces qui ne fournissent un appui qu'après compression presque totale de la fibromuqueuse);
— de vérifier la bonne extension des bords.

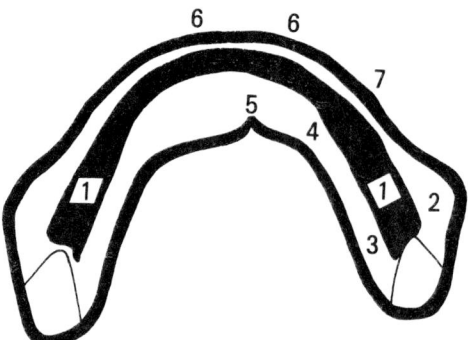

Figure 111. *Face muqueuse de la piézographie.* Les principaux emplacements à décharger quand les surfaces d'appui primaire (fibromuqueuse 1.) sont comprimées par une pression manuelle occlusale.
2. Poche de Fish; 3. ligne mylohyoïdienne; 4. emplacement taurus mandibularis; 5. apophyses géni; 6. région des éminences mentonnières; 7. emplacement du trou mentonnier.

Un silicone fluide (Xantoprène bleu [Bayer]) dont la prise a été accélérée (1 goutte de catalyseur liquide par 1/2 ml de pâte) est le moyen qui permet d'étudier la face muqueuse et de l'adapter. Avec le silicone, l'opérateur réalise une série d'empreintes d'essai, où chaque empreinte est suivie d'une rectification (soustraction par meulage après marquage de l'emplacement à rectifier au crayon 4B à travers le silicone, addition pour un bord insuffisant au Duralay rouge).

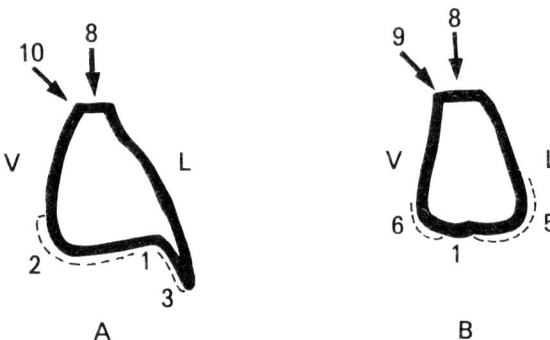

Figure 112. *Contrôle de la réalité des décharges pendant des pressions occlusales manuelles.*
1. Fibromuqueuse; 2. poche de Fish; 3. ligne MH; 5. apophyses géni; 6. éminences mentonnières; 8. pressions verticales; 9. pressions obliques vestibulo-linguales; 10. pressions obliques vestibulo-linguales latérales alternatives gauches et droites.
A. Coupe au niveau de la poche de Fish; B. coupe sagittale médiane; V. vestibule; L. côté lingual.
trait pointillé : couche de silicone indiquant la décharge.

Les empreintes d'essai sont réalisées avec plusieurs paramètres qui comprennent :
• des pressions occlusales qui renseignent sur les surfaces à décharger;

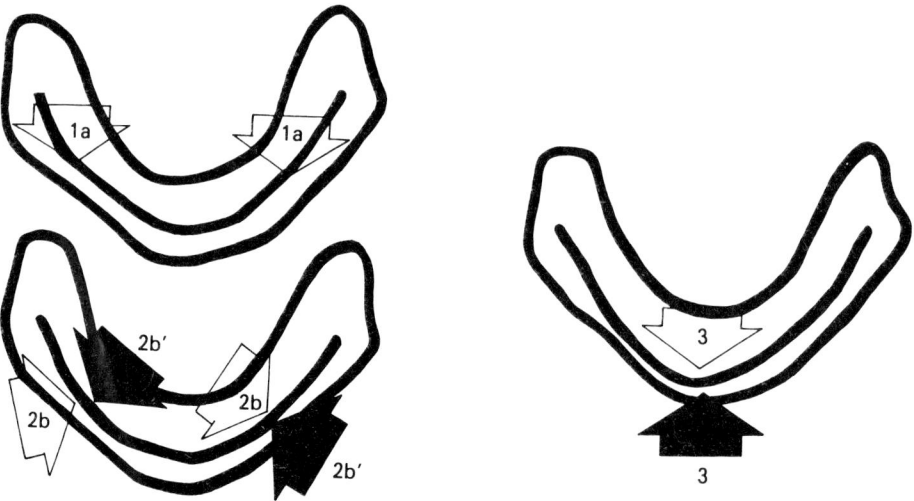

Figure 113. *Les pressions occlusales pour les empreintes d'essai.*
1a. Pressions verticales bilatérales; 2b. pressions obliques bilatérales alternatives; 3. pressions obliques antérieures alternatives.

• des mouvements fonctionnels (phonation, déglutition, etc.) qui renseignent sur l'extension des bords;

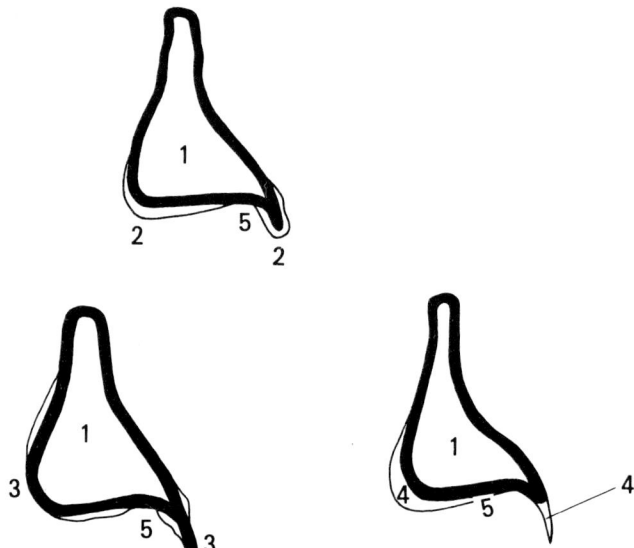

Figure 114. *Contrôle de l'extension des bords de la piézographie (1).*
2. Couche de silicone mince opaque : extension normale; 3. couche transparente ou inexistante : surextension (à meuler); 4. couche opaque épaisse souple : sous-extension (adjonction de résine rouge); 5. couche transparente recouvrant la surface de la fibromuqueuse.

N.B. : une zone de pression est couverte d'un film mince qui la rend transparente et laisse voir la base; une zone sans pression est couverte d'un film opaque laissant percevoir, au cours d'une percussion avec l'extrémité d'un manche de miroir, la présence de la base.

• une zone sous-étendue est couverte d'une couche épaisse, dont l'épaisseur peut être contrôlée avec une pointe de sonde, ce qui donne l'indication de ce qui manque.

Réglage de la surface occlusale de la piézographie

Généralités

Cette surface plane est particulièrement importante car elle doit coïncider avec la surface occlusale de la prothèse terminée. Elle coïncide avec le plan qui passe par la ligne où se joignent la muqueuse dorsale papillée et la muqueuse ventrale lisse du 1/3 moyen de la langue mise au repos.

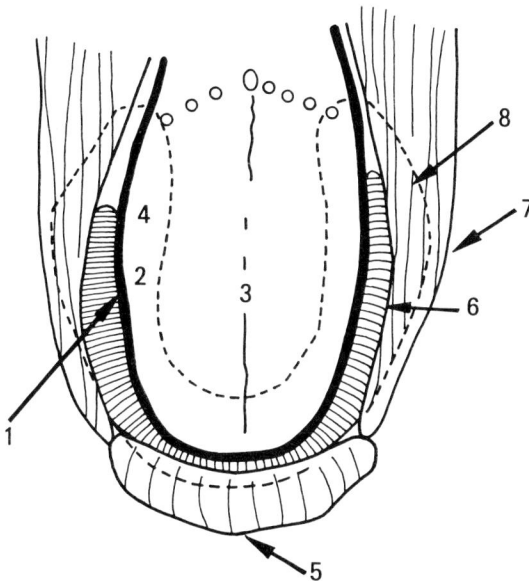

Figure 115. *Les rapports du plan d'occlusion et de la langue.*

1. La ligne de jonction entre les muqueuses dorsales et ventrales du 1/3 moyen de la langue (2) est sous le plus grand contour de la langue (4); 3. langue au repos; 5. lèvre; 6. plan occlusal (légèrement recouvert par la langue); 7. joue; 8. base de la piézographie.

Réalisation pratique

● Une ligne est tracée sur le 1/3 moyen de la langue, légèrement humide, à la jonction des 2 muqueuses. Le trait est fait au moyen d'un crayon fuchsine ou d'un crayon d'aniline. Pour ce traçage, la langue est tenue protractée par l'opérateur avec une compresse.

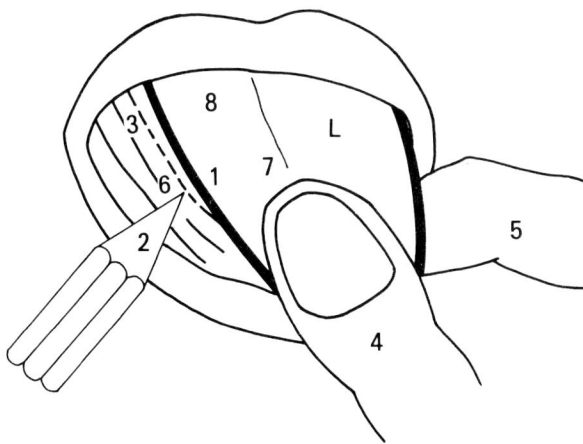

Figure 116. Sur la langue (L), maintenue hors de la cavité buccale par le pouce (4) et l'index (5) de l'opérateur, est marquée au crayon d'aniline (2) la ligne séparant (3) les muqueuses lisses (6) sous-linguales et papillées dorsales (7) du 1/3 moyen (8).

Généralités et pré-enregistrements

- Ce trait est visible à travers la piézographie en résine transparente non encore réglée et encore un peu haute.

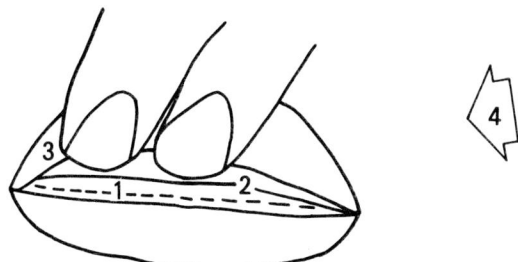

Figure 117. *Contrôle en bouche du niveau du plan de montage (1) par rapport à la langue au repos.*
2. Langue au repos; 3. lèvre supérieure légèrement éversée (il est facile de voir la ligne tracée au crayon d'aniline sur le 1/3 moyen de la langue, à travers une maquette trop haute en résine transparente grâce à un éclairage horizontal puissant (4).

- Un contre-trait est tracé sur la face externe de la piézographie au marqueur (Staedler lumocolor n° 317). Il servira de repère au meulage qui amènera le plan de montage à environ 2 mm de son niveau normal.

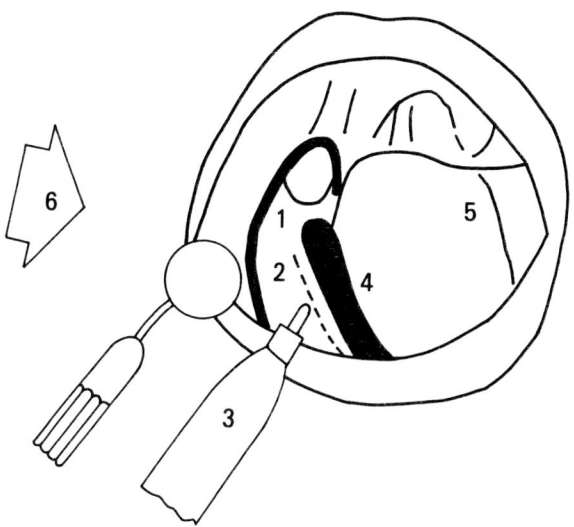

Figure 118. Piézographie en résine transparente (1) dont la surface occlusale (4) est encore trop haute par rapport à la langue au repos (5). Sur la face externe de la piézographie est marquée la réplique (2) de la ligne de séparation des muqueuses linguales au marqueur (3), visible à travers la piézographie grâce à un bon éclairage (6).

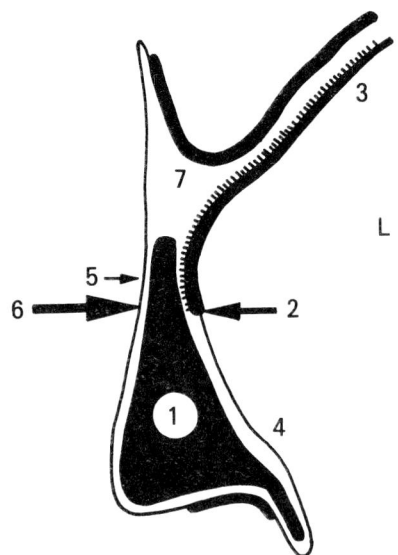

Figure 119. *Pour le réglage du plan de montage (coupe au niveau de la poche de Fish).*
1. Maquette piézographique ; 2. ligne marquée au crayon d'aniline à la jonction des muqueuses papillées (3) et lisses (4); L. langue au repos position obtenue par la phonation du « E » ou du « SE » ; 5. meulage d'approche à la pointe à résine en carbure ; 6. finition manuelle par frottement sur un papier abrasif «waterproof»(*) ; 7. aucune maquette sur le maxillaire.

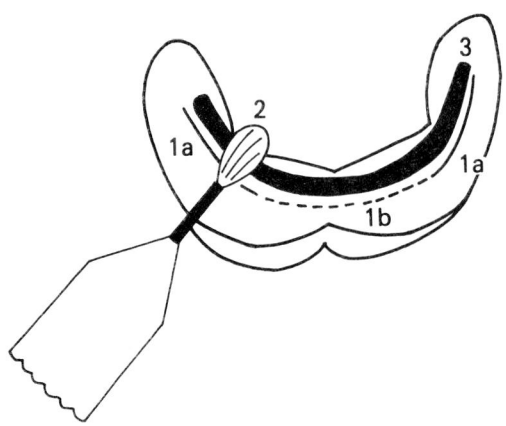

Figure 120. Première mise en forme de la surface occlusale (3). L'approche se fait à la fraise carbure (2) jusqu'à 2 mm de la ligne de jonction des muqueuses du 1/3 moyen lingual dessinée vestibulairement à travers la maquette en résine transparente (1a, 1b) (1b. raccord entre les 2 lignes latérales).

(*) Papier abrasif « waterproof » d'abord gros grain (160) pour la mise en forme, puis papier grain fin (400) pour le finissage.

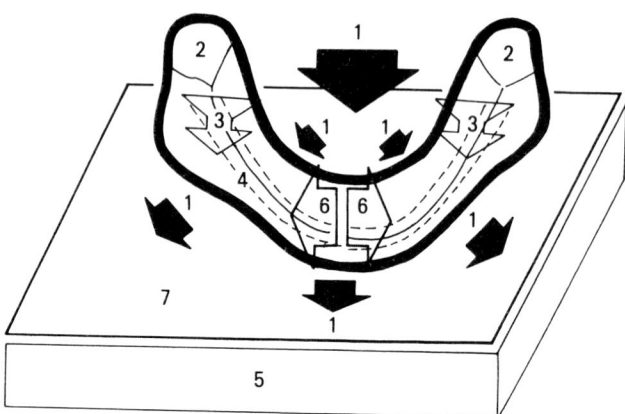

Figure 121. La mise à plat du plan d'occlusion sur la maquette piézographique s'obtient en frottant la surface occlusale de la piézographie (4) sur du papier abrasif (7) résistant à l'eau. En appuyant (3) plus ou moins d'un côté sur la face muqueuse de la piézographie, au cours du frottement horizontal (6), il est possible d'en modifier l'orientation, donc le réglage. Le papier abrasif (7) est mouillé en abondance avec de l'eau (1). Il repose sur un bloc de verre épais (5), ce qui permet de mettre hors le papier abrasif (7) les extensions trigonales (2) de la piézographie, elles restent ainsi intactes.

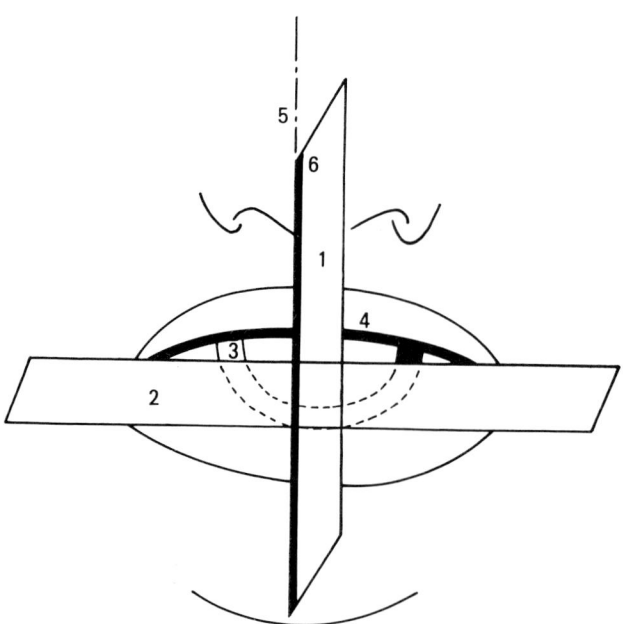

Figure 122. Le contrôle du plan dans le sens frontal se fait avec 2 réglettes. L'une (2) est appliquée à plat sur la surface du plan occlusal (3). Elle doit être parallèle au bord libre de la lèvre supérieure au repos (4). Elle est perpendiculaire à une deuxième réglette (1) dont une des arêtes (6) est mise en coïncidence avec l'axe sagittal médian de l'étage inférieur de la face (5).

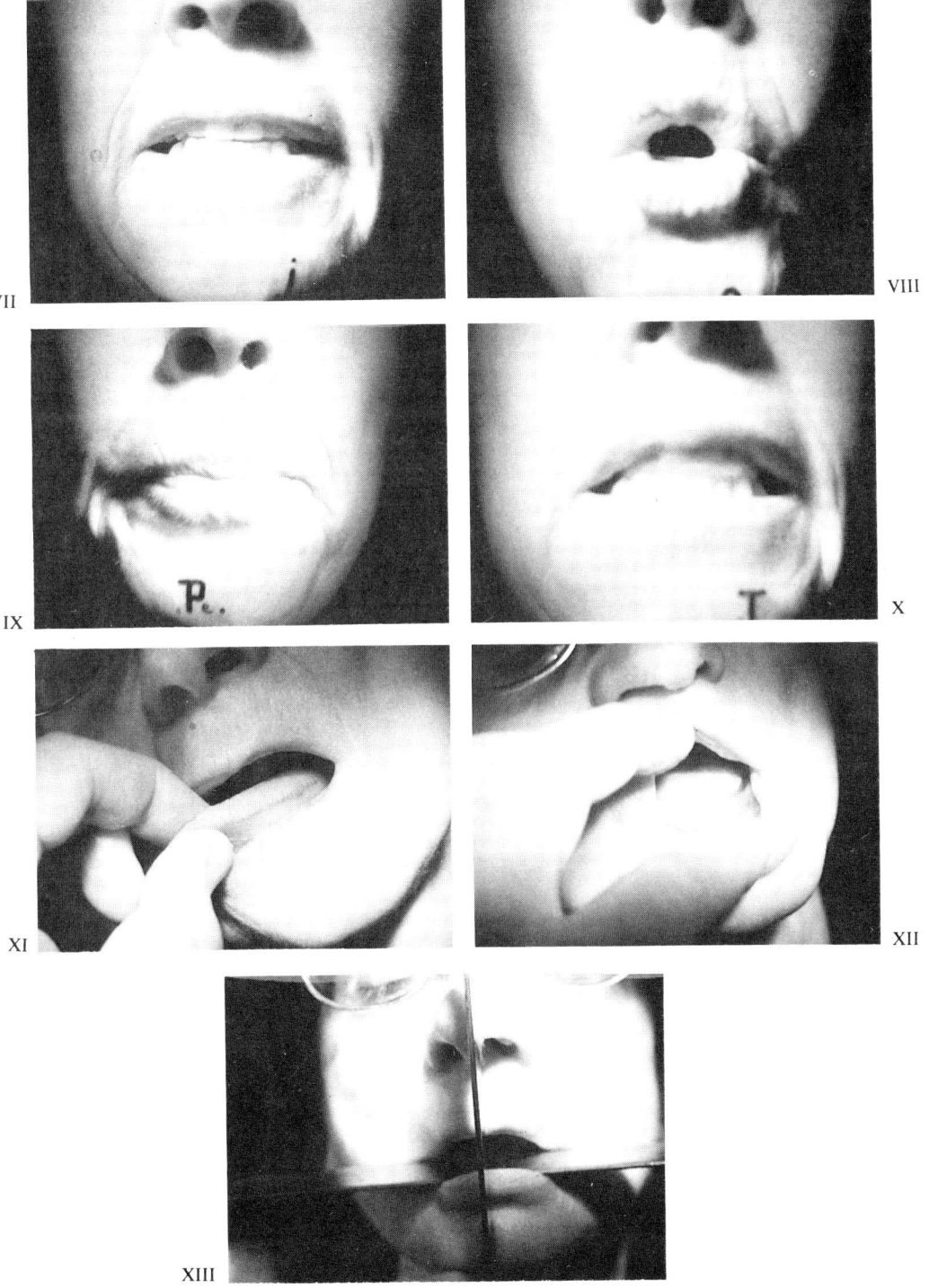

VII. Voyelle « i » : Les modioli et les sillons naso-géniens.
VIII. Voyelle « o » : les orbiculaires.
IX. Consonne « p » : la première phase pré-explosive.
X. Consonne « t » : formée avec la pointe de la langue appliquée sur la face linguale des dents mandibulaires.
XI. La jonction entre les 2 muqueuses linguales qui permet la situation du plan d'occlusion.
XII. La langue et le plan d'occlusion : la hauteur de la maquette mandibulaire.
XIII. Le plan d'occlusion de la maquette mandibulaire est parallèle à la lèvre maxillaire et perpendiculaire à la ligne sagittale médiane.

• Toutes ces manœuvres visent à produire une surface occlusale parfaitement plane qui coïncide dans le sens sagittal avec le plan de la langue au repos.

Dans le sens frontal, le plan sera parallèle au bord libre de la lèvre supérieure et perpendiculaire à l'axe sagittal médian de l'étage inférieur de la face.

Conclusion

La maquette piézographique est achevée. Elle est la pièce maîtresse de la reconstruction de l'édentation totale bimaxillaire gériatrique.

Non seulement la prothèse totale mandibulaire n'en sera que le double, mais elle sera aussi le porte-empreinte individuel de l'empreinte terminale mandibulaire anatomo-fonctionnelle, la base de la semipiézographie maxillaire, et l'un des éléments de la détermination des rapports intermaxillaires.

Chapitre 4

La semipiézographie

La prothèse maxillaire est le résultat d'une série de modelages fonctionnels qui, en dehors des empreintes traditionnelles, se classent en 2 grands groupes :
— le premier est la semipiézographie,
— le deuxième est réalisé après le montage des éléments dentaires sous le contrôle de la palatographie.

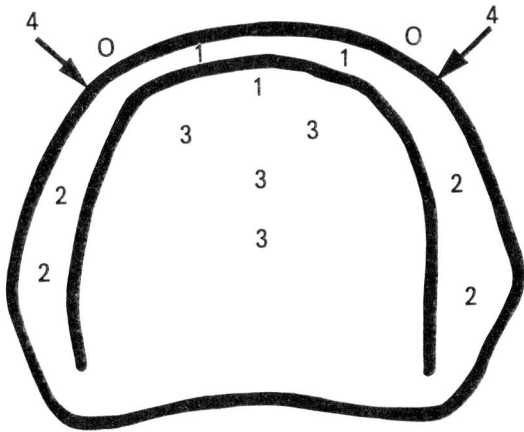

Figure 123. *La prothèse maxillaire est le résultat de modelages fonctionnels.*
1. Semipiézographie : région labiale vestibulaire et palatine ; 2. prolongation de la piézographie : région malaire et poche d'Eisenring ; 3. région palatine contrôlée par la palatographie ; 4. commissures ; O. les bosses canines sont les seules parties empiriques.

Définition

Le modelage maxillaire est semipiézographique, car seule la région labiale nécessite un temps original qui lui permet d'assurer son rôle esthétique et phonétique. Les régions jugales sont partiellement définies à partir de la piézographie.

Généralités et pré-enregistrements

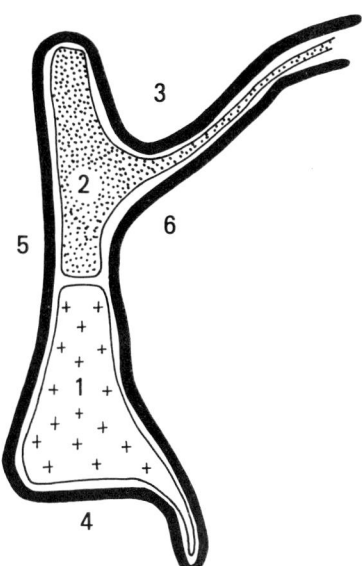

Figure 124. *Coupe frontale de l'espace prothétique (région molaire).* La semipiézographie (2) est la prolongation de la piézographie (1).
3. Maxillaire; 4. mandibule; 5. joue; 6. langue.

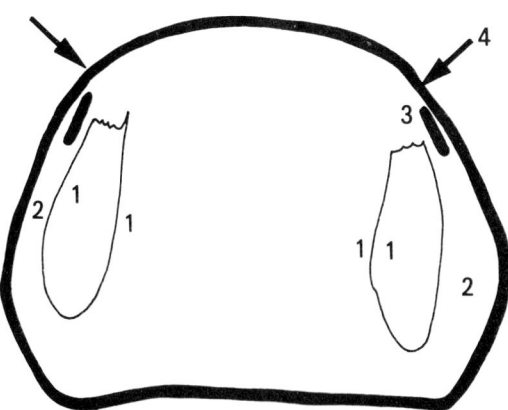

Figure 125. *L'espace prothétique (région molaire).*
1. Zones suite de la piézographie; 2. poche d'Eisenring : son modelé est original (il se retrouvera pour sa partie haute sur la prothèse); 3. modiolus : limite antérieure de régions molaires; 4. commissure.

La semipiézographie

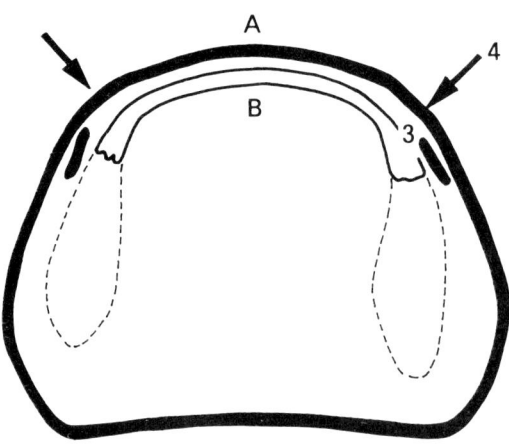

Figure 126. *La région labiale au maxillaire est réellement piézographique.*
3. Modiolus; 4. commissure.
A. Modelage par la dynamique labiale; B. modelage par la dynamique linguale.

Dynamique modelante

La dynamique modelante pour la semipiézographie, sauf au niveau des poches d'Eisenring, est essentiellement phonétique. Les phonèmes sont les mêmes que ceux de la piézographie (voir pages 46 à 49).

Pour les poches d'Eisenring, c'est la latéralité mandibulaire qui produit un massage par les coronés.

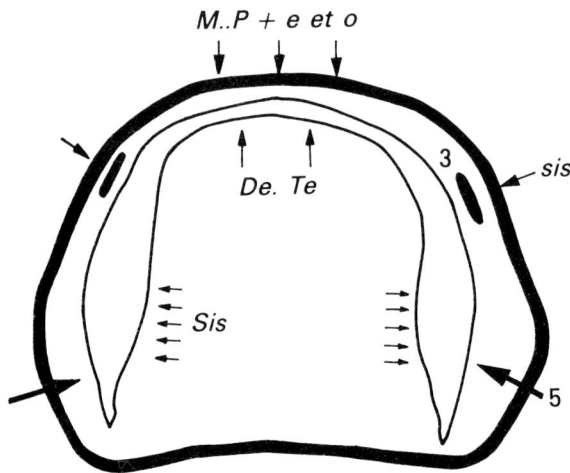

Figure 127. *La dynamique modelante de la semipiézographie.*
M. Bilabiales; D. linguo post-dentales; I. dynamique du modiolus (3); S. sifflantes linguo-palatales; 5. latéralité mandibulaire (coroné).

Matériel

Il faut le même matériel que pour la piézographie (voir pages 50 et 51).

Matériaux

Ils se répartissent en 2 groupes :

Eléments de base

- Une base maxillaire mince, de préférence en résine thermodurcissante transparente. Cette base doit être stable au cours de la phonation.
- La piézographie parfaitement terminée avec sa surface occlusale bien orientée, plane et lisse.

Matériaux

- La colle à Permlastic (Kerr), qui empêche la résine piézographique de coller sur la résine autogoniste,
- un alginate (type Zelgan),
- une résine autopolymérisante (Duralay),
- la résine à piézographie (Fitt, Kerr),
- une huile qui facilite les manipulations de la résine à piézographie,
- du trichloréthylène.

Modes d'emploi

Se reporter à Piézographie (voir pages 52 et 53).
Il faut noter cependant que :

L'alginate

- sert à déterminer la quantité de résine qu'il faudra préparer pour les régions postérieures et pour la partie labiale externe,
- sa consistance est légèrement plus dense que la normale : 10 % de poudre en plus que pour la consistance standard,

- la quantité d'eau nécessaire est de 8 à 12 ml,
- se prémodèle avec des doigts humectés d'eau,
- 1,3 g d'alginate correspondent à 1 ml de résine à piézographie.

La résine autopolymérisante (type Duralay)

- sert à construire les colonnes de DV,
- la quantité de monomère est de l'ordre de X à XV gouttes,
- la consistance utilisable est celle du stade précaoutchouteux (4 min à 20 ºC, 2 min 30 à 25 ºC),
- la résine encore molle en petites pyramides est collée sur la base mouillée de monomère.

La résine piézographique

Se reporter à Piézographie (voir pages 53 et 54).
- La quantité en ml est définie par un prémodelage à l'alginate, sauf pour le mur labial palatin, où une quantité moyenne de 2 ml est valable,
- sa consistance plus dense est donnée par une maturation plus longue : 4 min à 21 ºC.

N.B. : la couverte vestibulaire fluide peut se déposer à la seringue (voir page 54).

- sa préparation se fait dans un godet, sauf pour la couverte vestibulaire fluide, où la méthode à la seringue est reprise.

La colle (Permlastic)

- se place en couche mince unie sur la surface de la piézographie,
- quand la semipiézographie est terminée, elle est ôtée avec un coton imbibé de trichloréthylène, un polissage léger complète le nettoyage.

Position de l'édenté

C'est la même que pour la piézographie (voir page 56).

Postulat

Pour construire la semipiézographie, il faut que la piézographie soit en bouche. La piézographie est la base de la reconstruction de l'édentation totale.

Temps buccaux de la semipiézographie

Généralités

La semipiézographie achevant la reconstitution d'une édentation totale, plusieurs temps sont nécessaires pour atteindre ce but.

Ces temps sont :
1. Construction de l'élément de base : les colonnes de DV qui définissent la hauteur maximum de la semipiézographie.
2. Construction du mur postérieur (régions post-commissurales).
3. Construction du mur labial palatin.
4. Construction du mur labial vestibulaire.
5. Temps complémentaires : 1. couvertes, 2. prémodelage du plan occlusal.

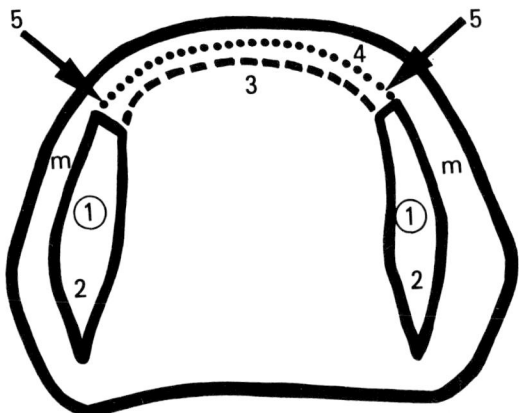

Figure 128. *Les temps principaux de la semipiézographie.*
1. Colonnes de DV; 2. mur postérieur; 3. mur labial palatin; 4. mur labial vestibulaire; m. zones modiolaires; 5. commissures au repos.

Colonnes de DV

Généralités

C'est à ce stade que se fixe la prédimension verticale de l'étage inférieur de la face. Comme la hauteur de la piézographie est déterminée par rapport à la langue au repos, le choix d'une DV pour l'étage inférieur de la face entraînera celui de la semipiézographie.

La hauteur choisie est celle qui est en rapport avec l'espace phonétique minimum (Silverman Meyer).

Les colonnes de DV en contact avec la piézographie placeront l'étage inférieur de la face en DV phonétique minimum.

Cette dimension verticale transitoire sera contrôlée après palatographie et mise en place des éléments dentaires antérieurs, puis après montage terminé des maquettes.

Emplacement et mise en place des colonnes

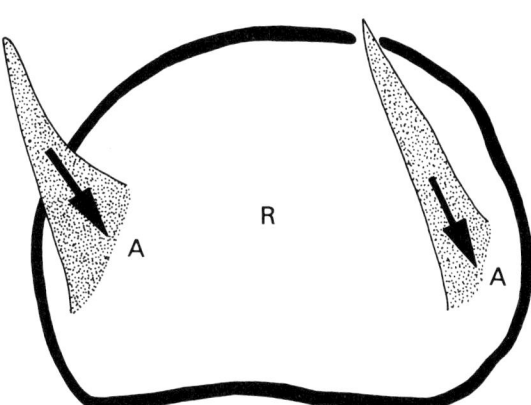

Figure 129. Deux pyramides de résine, au stade précaoutchouteux (A) sont collées avec du monomère sur la base en résine mince (R). Le centre des colonnes (flèches) se situe dans le sens antéropostérieur au voisinage du bord antérieur de l'apophyse malaire.

Dans le sens vestibulo-palatin, l'emplacement de la base de chaque colonne se détermine en bouche avec la tranche d'un miroir pendant la phonation du SIS.

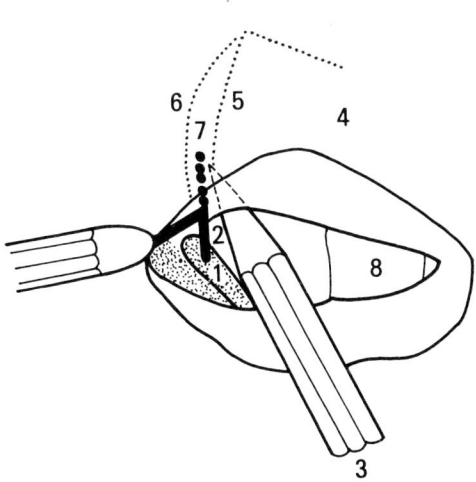

Figure 130. *Détermination de l'emplacement de la base d'une colonne de DV (entre M1 et P2).*
1. Plan occlusal de la piézographie ; 2. tranche du miroir ; 3. crayon (4B) ; 4. base maxillaire ; 5. ligne du sommet de la crête ; 6. bord vestibulaire de la plaque base ; 7. emplacement de la base de la colonne de la DV ; 8. langue.

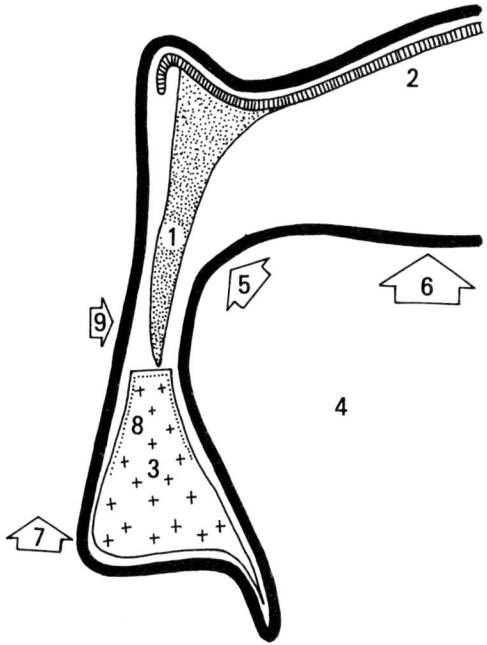

Figure 131. Au moment de la mise en place de la base munie des colonnes de DV, la bouche est ouverte de plus d'1 cm. Pour la phonation du phonème SIS, la mandibule va s'élever (7) entraînant l'élévation (6) de la langue (4) qui arrêtera l'élévation mandibulaire pour laisser un passage d'air sifflant à la DV phonétique minimum de l'étage inférieur de la face. Cette élévation de la mandibule règlera par l'intermédiaire de la piézographie (3) couverte d'isolant (8), les colonnes de DV (1) collées à la base maxillaire (2), ce qui donnera la hauteur maximum tolérable de la maquette maxillaire après durcissement.

La colonne (1), au moment de son modelage, est maintenue en place par la langue (5) et la sangle buccinato-labiale (9), qui a parfois un dynamisme un peu faible qu'il faut alors aider. La colonne (1) doit avoir 2 mm en plus de la DV phonétique supposée.

Phonèmes

Le phonème qui entraîne l'élévation mandibulaire pour la DV phonétique minimum est le SIS.

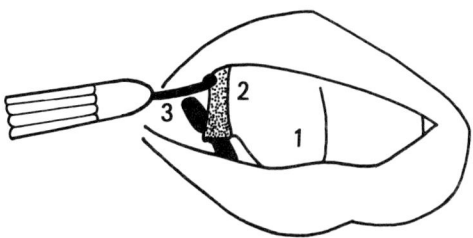

Figure 132. *Les colonnes de DV en bouche.*
1. Langue; 2. colonne; 3. plan occlusal de la piézographie.

La semipiézographie

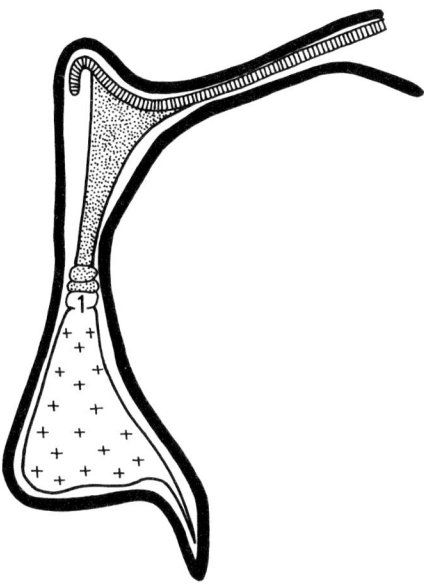

Figure 133. Après une ou deux phonations de SIS, la base maxillaire avec ses colonnes de DV est sortie de la bouche pour qu'elles durcissent sans être écrasées. La pré-DV (DV phonétique minimum) sera donnée par les colonnes (1).

Mise en forme des colonnes après réglage

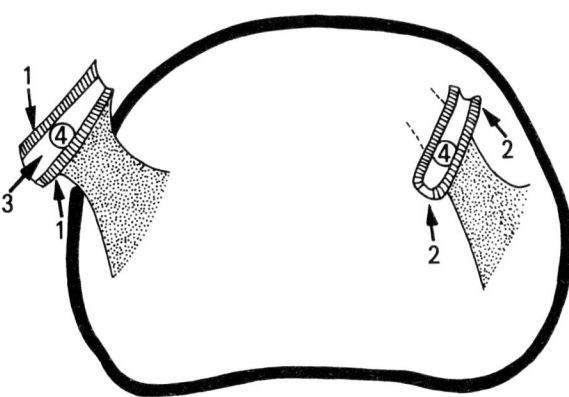

Figure 134. *Aspect des colonnes après réglage de la DV.* Les excès vestibulo-palatins (1) et antéro-postérieurs (2) sont meulés avec une pointe FG 856-025 sous spray et à vitesse moyenne. Seule sera conservée l'empreinte du plan occlusal de la piézographie (3) qui sera réduite à une surface d'environ 3 mm². (4).

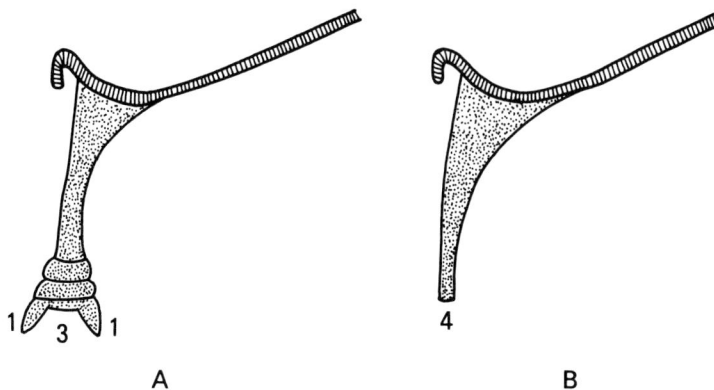

Figure 135. *Coupe frontale des colonnes de dimension verticale.*
A. Après réglage de la DV; B. après meulage.
1. Excès vestibulaires et excès linguaux : à meuler; 3. empreinte de la surface occlusale de la piézographie; 4. le sommet de la surface occlusale après mise en forme.

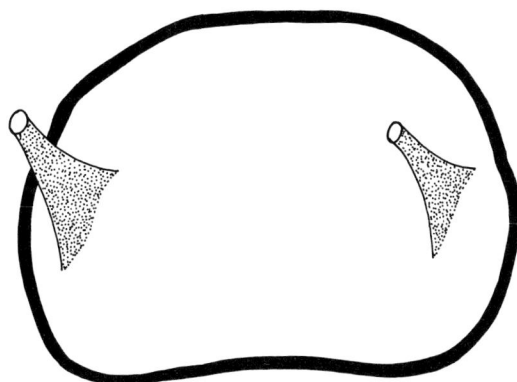

Figure 136. *Aspect terminal des colonnes de DV après mise en forme.*

Mur postérieur

Généralités

Le mur postérieur est la partie de la maquette située en arrière des commissures. La partie interne de ce mur est la prolongation du mur lingual de la piézographie. La partie externe originale donne le modelé de la surface polie des poches d'Eisenring et des régions malaires.

Le plan occlusal est la réplique du plan occlusal de la piézographie à la DV phonétique minimale dans une position antéropostérieure voisine de la relation centrée (RC). Ce préenregistrement ne servira qu'à l'enregistrement des rapports intermaxillaires.

Evaluation de la quantité de résine à utiliser

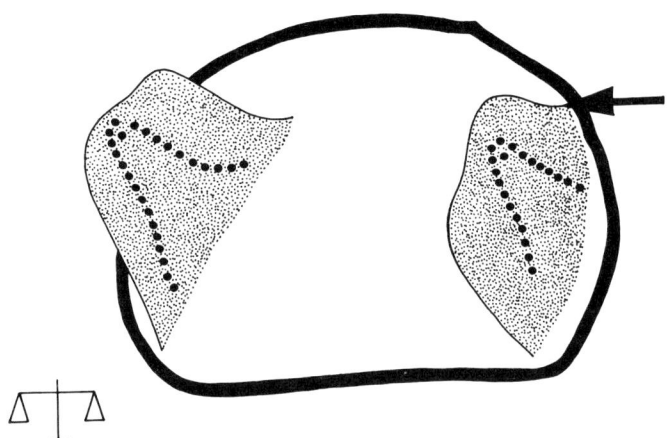

Figure 137. Un galop d'essai est fait à l'alginate. Ce galop entraîne l'édenté. L'alginate est modelé par la latéralité mandibulaire, l'occlusion et la déglutition (c'est une répétition de ce qui sera fait avec la résine piézographique) (voir figures suivantes). Après durcissement, l'alginate, dont les excès sont coupés, est pesé, ce qui donnera la quantité de poudre de résine. Cette quantité sera augmentée de 1/2 ml.

Mise en place et prémodelage de la résine piézographique

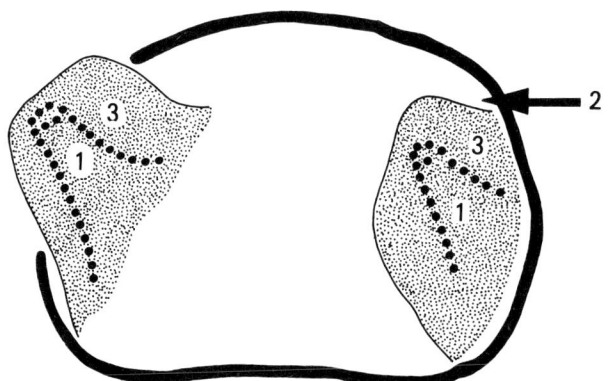

Figure 138. La résine piézographique à consistance correcte est déposée à la spatule autour des colonnes de DV (1) sans dépasser antérieurement le niveau des commissures (2).
Résine piézographique (3).

Généralités et pré-enregistrements

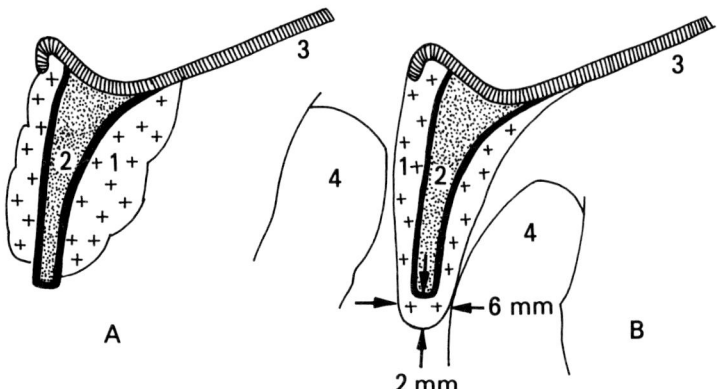

Figure 139. La résine piézographique (1) est déposée à la spatule en A autour des colonnes de DV (2). Elle est préformée en B par 2 doigts huilés (4). 3. base en résine.

Si une erreur d'évaluation de la quantité de résine se produisait, le manque pourra être complété dans un temps ultérieur.

Modelage du mur

Première phase

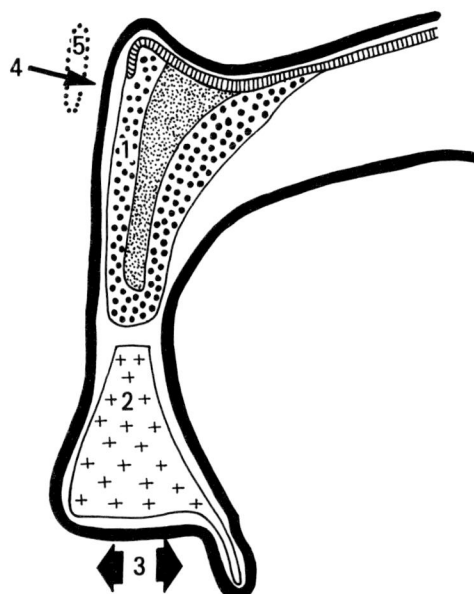

Figure 140. Le modelage de la résine au niveau de la poche d'Eisenring est assuré par le coroné (5) qui presse la muqueuse (4) quand la mandibule est animée par une latéralité (3).

Chez certains édentés, l'opérateur peut être amené à guider la mandibule au cours des latéralités, pour éviter des mouvements incohérents. Plus l'ouverture de la bouche est réduite, plus amples seront les mouvements de latéralité.

Deuxième phase

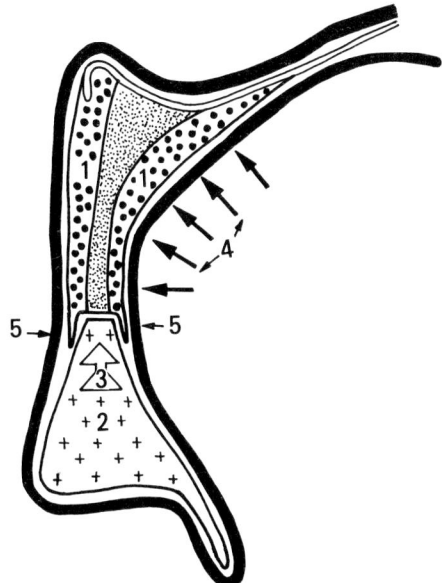

Figure 141. Le modelage se termine par une occlusion (3) sur la piézographie (2) et par des déglutitions (4).
1. Résine piézographique; 5. excès de résine.

L'opérateur doit souvent guider la mandibule pour avoir une occlusion en relation centrée. Les déglutitions sont favorisées par l'introduction de quelques ml d'eau dans la bouche avec une seringue. Le durcissement se fait en bouche et en occlusion. Les fusées de résine piézographique peuvent coller à la piézographie. Si cet incident se produit, il faut attendre la fin du durcissement pour sortir le bloc bimaxillaire de la bouche.

Suppression des excès

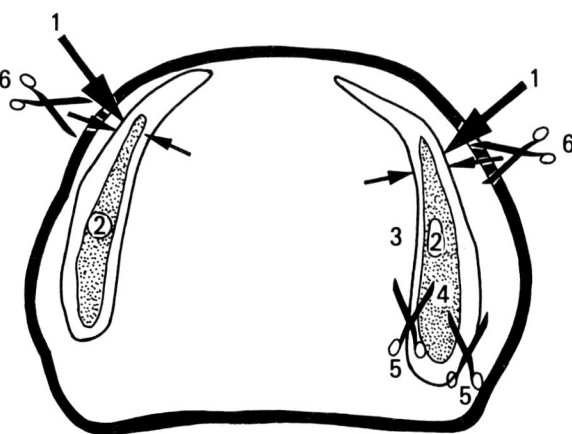

Figure 142. *Coupe des excès aux ciseaux après durcissement.*
1. Emplacement des commissures; 2. surface occlusale de la colonne de DV; 3. région où la résine piézographique est souvent mince; 4. empreinte dans la résine de la surface occlusale de la piézographie antagoniste; 5. coupe des excès verticaux; 6.

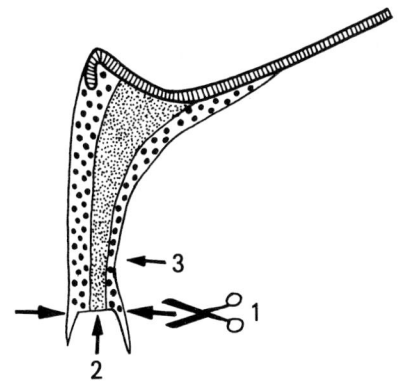

Figure 143. *Coupe des excès verticaux (1) aux ciseaux après durcissement de la résine piézographique.*
2. Surface occlusale de la colonne de DV; 3. l'épaisseur de résine piézographique est souvent très faible à cet endroit.

Aspect de la maquette avec le mur postérieur terminé

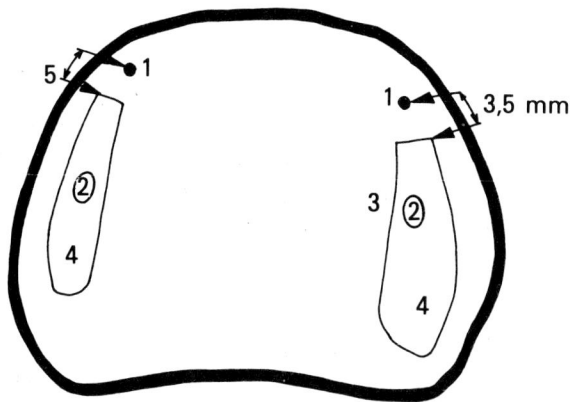

Figure 144. *La maquette avec le mur postérieur terminé.*
1. Commissures au repos; 2. surface occlusale de la colonne de DV; 3. l'épaisseur de résine piézographique est souvent très mince à cet endroit; 4. surface occlusale du mur postérieur moulée sur la piézographie; 5. coupe antérieure du mur postérieur.

La terminaison du mur postérieur permet d'aborder les stades suivants.

Mur labial palatin

Généralités

C'est à ce stade que se fixe le volume maximum de la boîte à langue dans sa partie maxillaire. Si ce volume n'est pas respecté, la langue, au cours de la phonation, dépassera le mur labial palatin, ce qui donne une impression de contrainte à l'édenté appareillé.

La quantité de résine pour ce mur est standard : il faut 2 ml de liquide.

Mise en place du nouvel apport

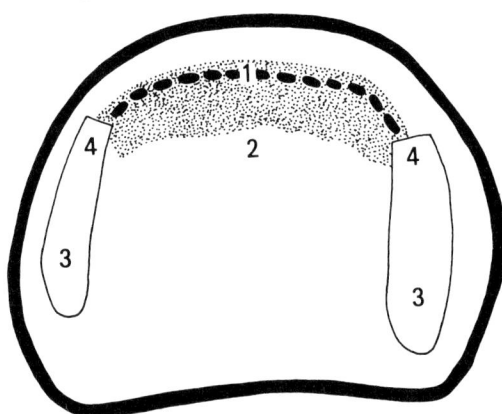

Figure 145. Le nouvel apport (2) est appliqué sur la base séchée, ce qui permet un bon collage. Il est placé distalement par rapport à la crête (1) et sur les tranches de section (4) du mur postérieur (3).

Prémodelage hors bouche du nouvel apport

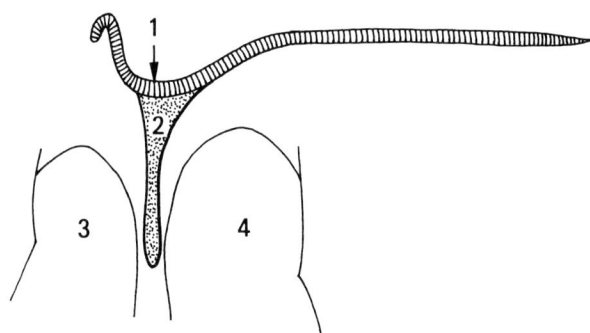

Figure 146. Le nouvel apport (2) est modelé en lamelle entre 2 doigts huilés (index 3 et pouce 4).

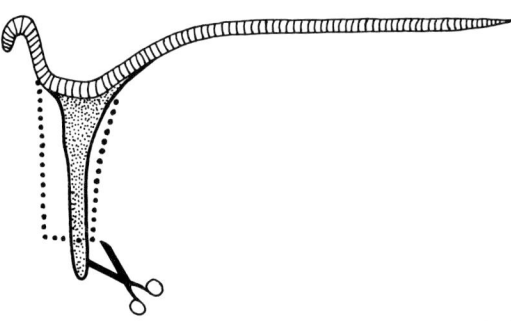

Figure 147. Après ce modelage manuel, la résine piézographique qui déborde le plan occlusal défini par le mur piézographique est coupée aux ciseaux.

Modelage en bouche

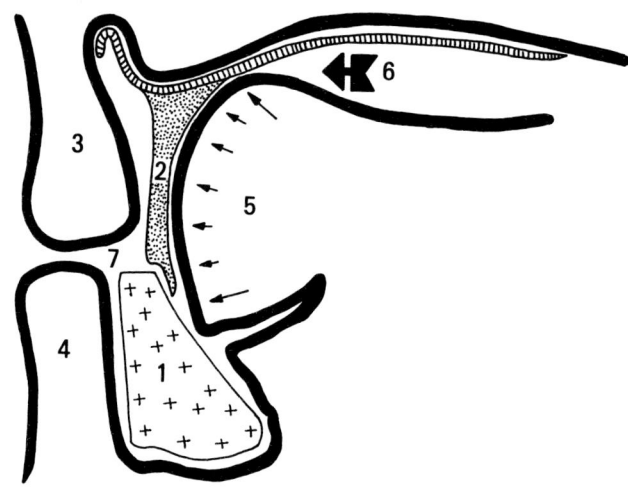

Figure 148.
La maquette en bouche, des linguo-postdentales explosives, répétées plusieurs fois (DE-TE) entraînent la langue à pousser le mur labial palatin (2) vers l'avant (5) pendant la phase de compression d'air (5). Les lèvres (3 et 4) sont en légère inocclusion (7) car la DV, pour cette phonation, est légèrement plus forte que la DV phonétique minimale.

Elimination des excès verticaux

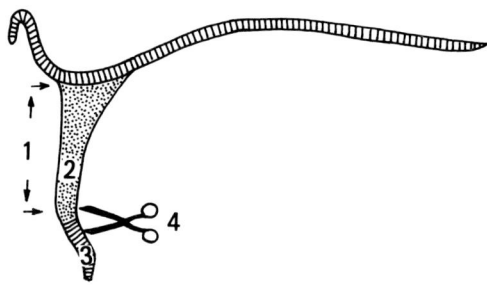

Figure 149. Après durcissement, une occlusion sur la piézographie chasse l'excès (3) vers l'arrière, ce qui donne la hauteur (1) du mur labial interne (2). L'excès (3) est coupé aux ciseaux (4).

Mur labial vestibulaire

Généralités

Le modelage de ce mur est particulièrement important, puisqu'il va définir la position des dents antérieures et le volume de la fausse gencive.

Essentiellement modelée par la fonction phonétique, il faut parfois avoir recours à une succion bien dosée ou à des pressions légères du pouce de l'opérateur pour compenser une dynamique labiale un peu faible.

Evaluation de la quantité de résine à utiliser

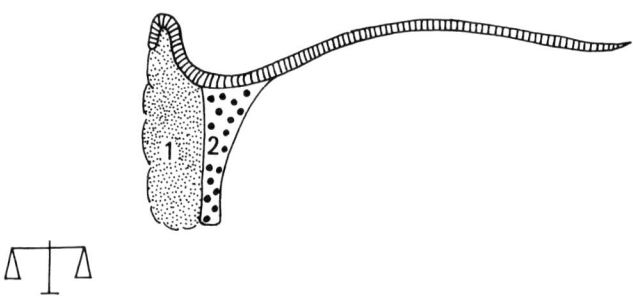

Figure 150. L'alginate (1) placé sur le mur labial palatin (2) est modelé par la fonction phonétique, complétée dans certains cas à lèvre atonique par de légères pressions du pouce sur la partie cutanée de la lèvre.

L'alginate est placé entre les coupes antérieures du mur postérieur et la face externe du mur labial. Malaxé à partir de 4 ml d'eau, sa consistance est définie page 77.

Le modelage se fera suivant le protocole décrit pour la résine semi-piézographique, page 75.

Après durcissement et ablation des excès verticaux, il faut contrôler si l'aspect labio-jugal de la lèvre est satisfaisant pour l'édenté, en fonction de son âge physiologique, et pour l'opérateur. Si l'aspect est médiocre, il faut refaire un essai. Si l'opérateur est satisfait, l'alginate est pesé, ce qui permet de connaître la quantité de liquide à utiliser, quantité qui sera majorée de 1/2 ml pour les pertes.

Ce temps est un très bon entraînement pour l'édenté.

Mise en place et prémodelage de la résine piézographique

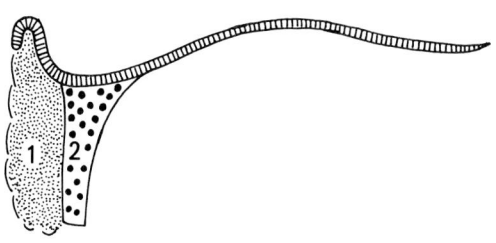

Figure 151. La quantité correcte de résine piézographique, à la bonne consistance, est placée à la spatule sur la partie externe du mur labial-palatin (2) pour former le mur labial externe (1).

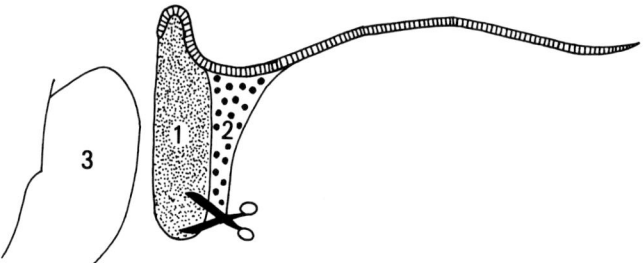

Figure 152. Ce nouvel apport (1) est rapidement prémodelé par un index huilé (3). S'il existe des excès verticaux, ils seront coupés. Cette éventualité doit être évitée dans la mesure du possible.

Modelage en bouche

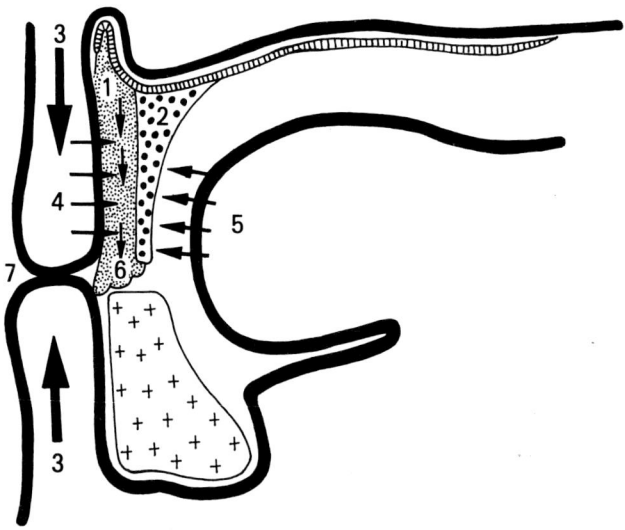

Figure 153. Pour la majorité des cas, les bilabiales B.P.+A.an.O.on.U. donnent un très bon modelage si le phonème est bien articulé. La pression d'occlusion (3) des lèvres huilées (7) comprime la résine piézographique (1). La langue, avec quelques linguo-postdentales, exerce une contre-force (5) sur le mur labial palatin (2) déjà fait mais flexible.

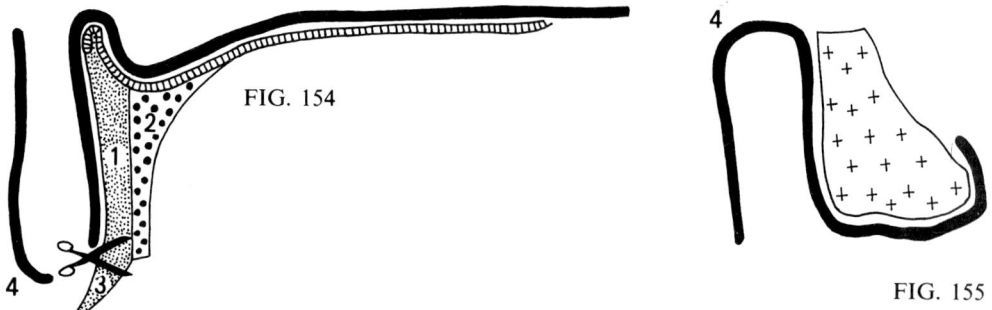

Figures 154 et 155. Au cours du modelage du mur vestibulaire (1), il faut couper en bouche l'excès (3) qui peut être gênant. Les lèvres sont soigneusement huilées. (2) (4).

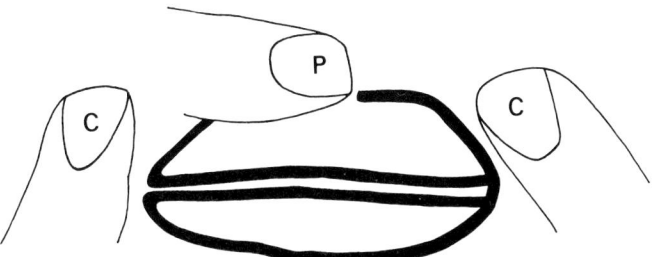

Figure 156. Si la musculature labiale est atonique, un petit massage avec l'index est souhaitable au niveau des bosses canines (C) et du phyltrum (P).

N.B. : Après durcissement, les excès verticaux du mur labial vestibulaire sont coupés aux ciseaux.

Couverte palatine

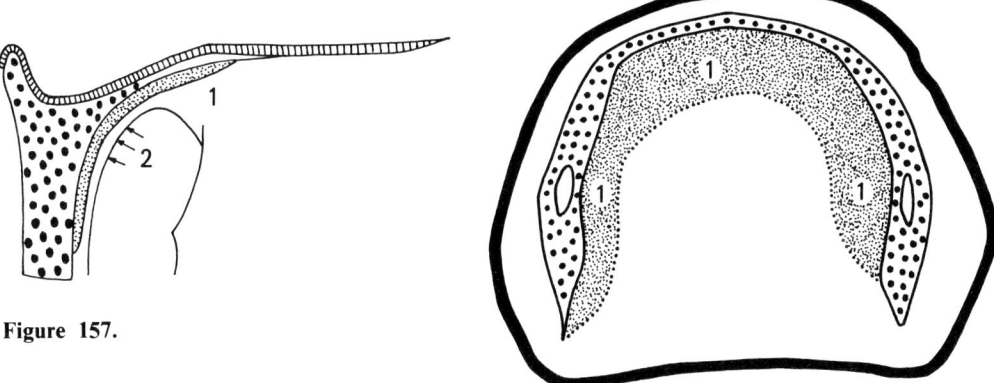

Figure 157.

Figure 158. Une couverte palatine fluide au stade 1 min (voir page 54) malaxée dans un godet, est appliquée à la spatule sur la face palatine (1) de la semipiézographie. Elle est lissée avec un doigt huilé (2).

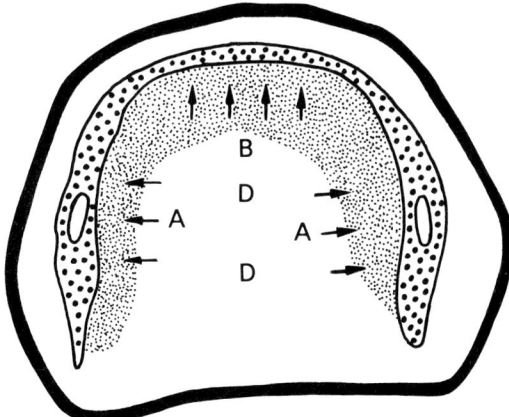

Figure 159. Puis cette couverte est modelée en bouche par des sifflantes (A), des linguo-post-dentales (B) et des déglutitions (D); elle joue un rôle unificateur.

Couverte vestibulaire

La couverte vestibulaire est beaucoup plus importante que la couverte palatine, qui ne joue qu'un rôle d'unification. Avec cette couverte, il est possible de corriger certaines insuffisances de la semipiézographie quand la dynamique musculaire a été mal dosée. Ces corrections intéressent les sillons nosogéniens et les bosses canines, ainsi que des labiales.

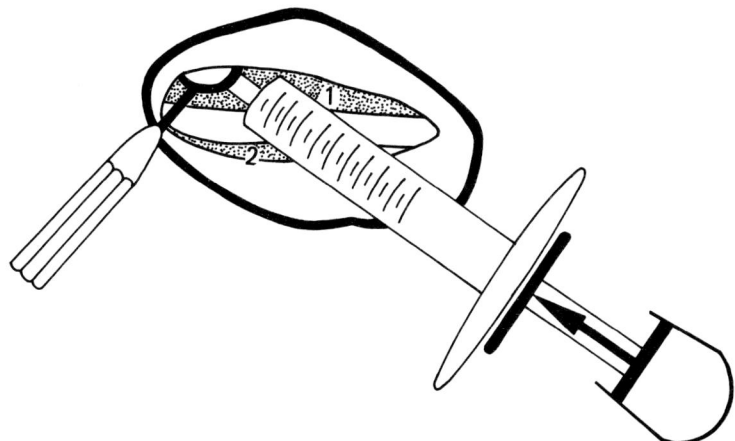

Figure 160. La couverte vestibulaire fluide est déposée à la seringue sur le mur vestibulo-labial (1) de la semipiézographie. Le miroir et les lèvres doivent être parfaitement lubrifiés. La piézographie (2) est en bouche. La mise en fonction et le dépôt doivent être rapides.

Pour la consistance, se reporter page 54.

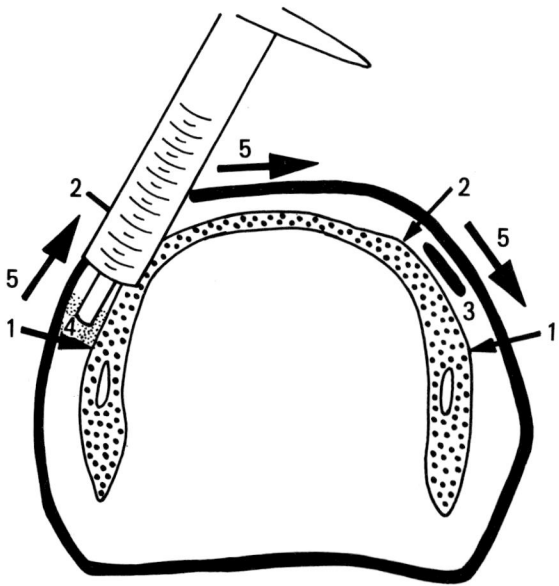

Figure 161. Le dépôt de la couverte (4) se fait d'une apophyse malaire (1) à l'autre en déplaçant la seringue (5) de façon à intéresser les modioli (3); (2) représentent la région des commissures.

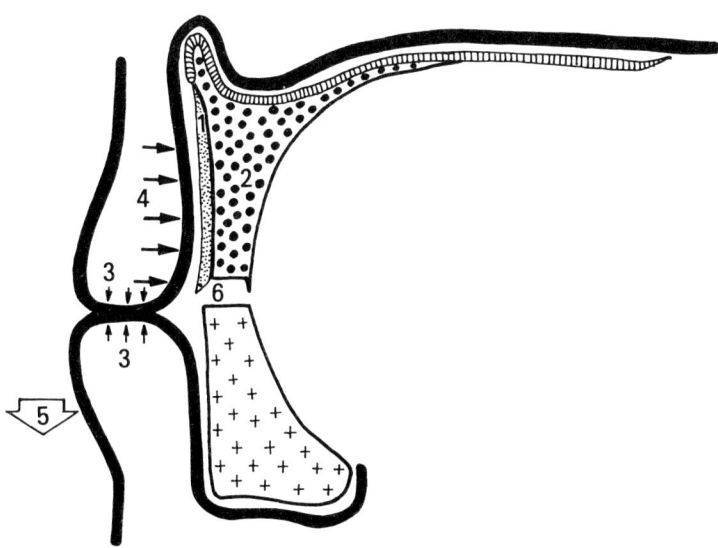

Figure 162. Le modelage de la couverte vestibulaire (1) se fait par de multiphonèmes complétés ou ponctués par des bilabiales explosives. L'occlusion des lèvres (3) au cours de la première phase contracte la lèvre supérieure qui appuie (4) sur la couverte, cette pression est rompue par l'abaissement post-explosion; (6) correspond aux excès qui sont chassés du côté occlusal.

Finitions

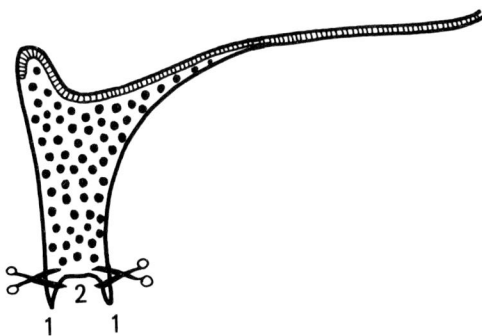

Figure 163. Les excès occlusaux (1) des couvertes sont coupés aux ciseaux au niveau du plan occlusal (2). (voir suite page 94, fig. 164).

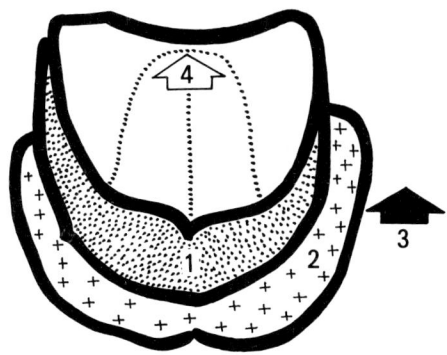

Figure 164. Puis la piézographie (2) et la semipiézographie (1) sont remises en bouche. L'édenté est alors guidé vers la relation centrée en utilisant le réflexe d'omotropisme linguo-mandibulaire (3) déclenché par la rétropulsion linguale (4). Cette relation avec occlusion donne une bonne définition du plan occlusal.

La semipiézographie est terminée. Il faudra l'envoyer au laboratoire pour la transformer en maquette dure.

Laboratoire

Comme pour la piézographie, la semipiézographie est envoyée au laboratoire, celui-ci va transformer cette semipiézographie molle en une maquette en résine thermodurcissante, dure et transparente.

Cette maquette de la prothèse maxillaire servira : 1. de PEI pour l'empreinte de la surface de sustentation; 2. à l'enregistrement des rapports intermaxillaires; 3. de gabarit pour la prothèse définitive.

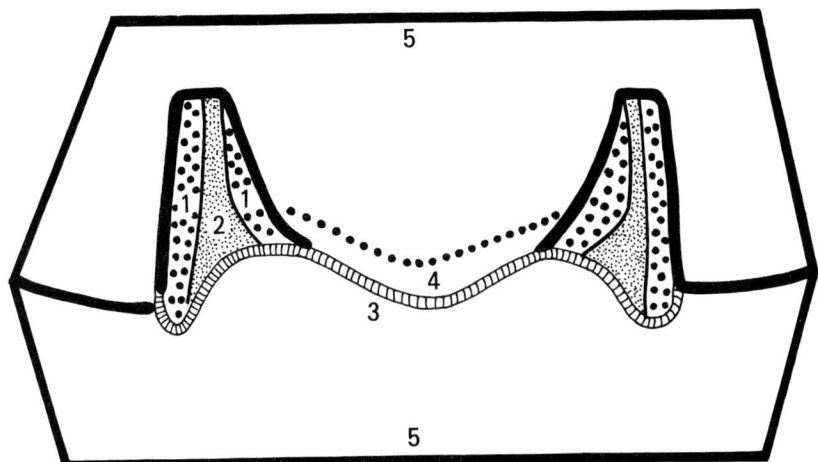

Figure 165. *La mise en moufle (coupe dans la région des colonnes de DV).*
1. Résine piézographique; 2. colonnes de DV; 3. base mince en résine moulée sur la pré-empreinte; 4. épaississement en cire (30/10e de mm) de la base (15/10e de mm) afin de permettre la décharge de la maquette pour l'empreinte terminale; 5. moufle.

Après polymérisation et démouflage, les surfaces de la semipiézographie, qui est maintenant en résine transparente, sont finies et polies et son plan occlusal est mis en forme.

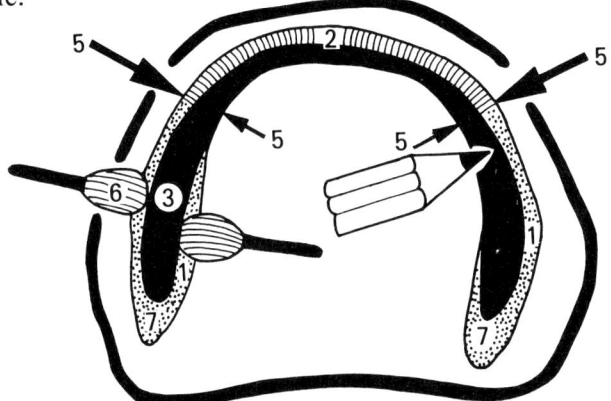

Figure 166. Les traces du plan occlusal de la piézographie (3) seront enduites avec un crayon 4B (dureté), elles seront à ce stade strictement conservées. Les zones molaires (1) seront mises en très légère sous-occlusion à la fraise carbure (6). Les zones (2) en avant des points paracommissuraux (5) seront mises juste à niveau. Les zones (7) qui font face aux parties trigonales de la piézographie seront largement meulées pour éviter des interférences avec la piézographie en propulsion.

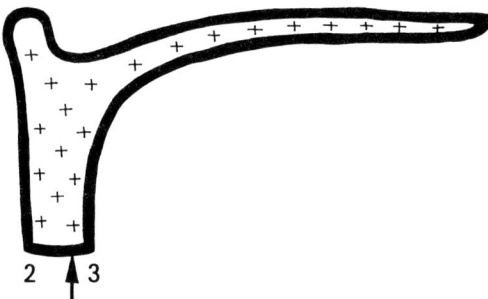

Figure 167. Coupe frontale de la semipiézographie en résine, après la première mise en forme du plan occlusal dans la zone antérieure entre les flèches 5-5 (voir figure 166).
2. Zone qui sera mise juste au niveau de l'empreinte (3) du plan occlusal de la piézographie ou dans les occlusions de classe II avec un surplomb horizontal très important, de son repère.

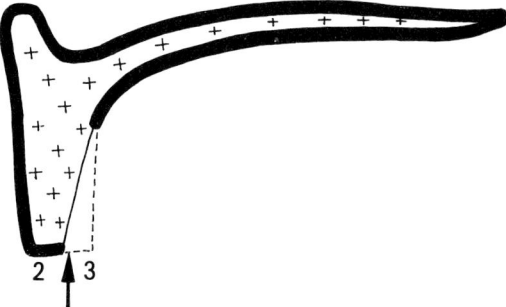

Figure 168. Après cette mise en forme, la partie 3 en contact avec le plan occlusal piézographique entre les flèches 5-5 (voir figure 166) est mise en sous-occlusion par meulage en oblique.

La semipiézographie est maintenant prête pour poursuivre les enregistrements.

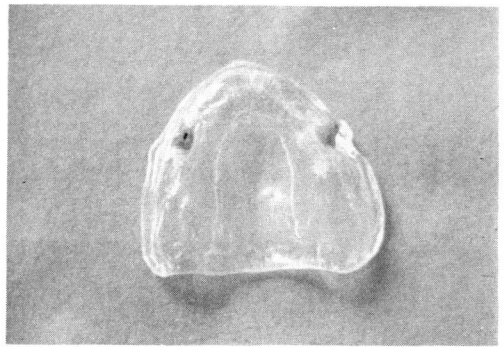 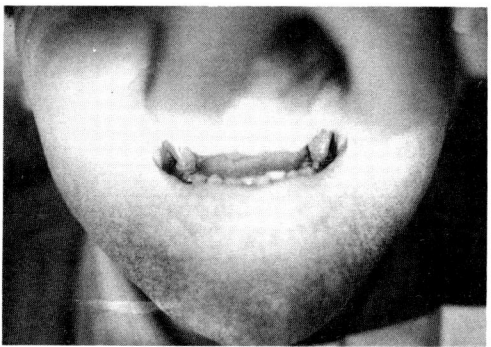

XIV. Les colonnes de DV sur la base anatomo-fonctionnelle en résine thermopolymérisée.

XV. Le réglage de la hauteur des colonnes par la phonation de sifflantes : « Sis ».

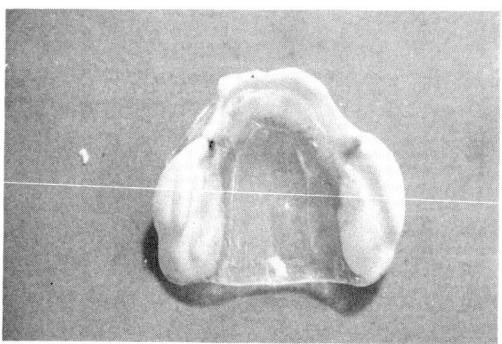

XVI. Le mur antéro-interne modelé par des linguo-post-dentales explosives.

Partie II

Les enregistrements

Chapitre 1

Les empreintes des surfaces d'appui

Généralités

Empreintes des surfaces d'appui

La réalisation des empreintes des surfaces d'appui est la séquence nécessaire pour compléter la rétention et la sustention déjà partiellement assurées par la séquence des pré-empreintes et par la construction des maquettes piézographiques et semipiézographiques.

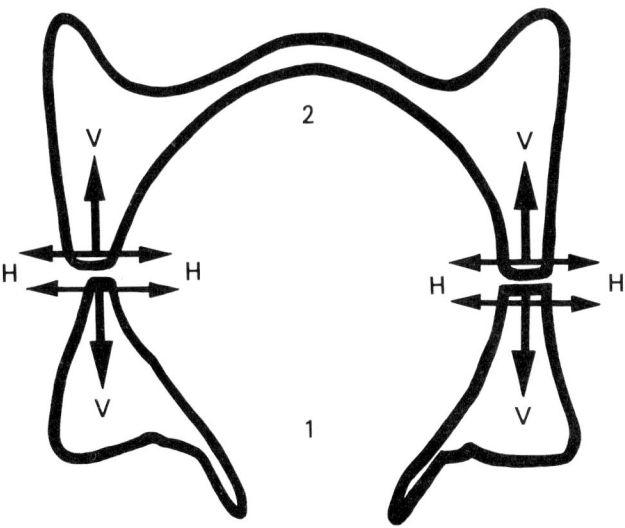

Figure 169.
1. Maquette piézographique ou prothèse mandibulaire; 2. maquette semipiézographique ou prothèse maxillaire; V. forces horizontales contre-balancées par la sustention; H. forces horizontales en partie équilibrée par la rétention.

Rappel

La sustentation correspond à l'opposition aux forces verticales engendrées par les masticateurs élévateurs. Ces forces sont appliquées aux tissus dits de soutien par l'intermédiaire des prothèses. Elles se dissiperont dans les profondeurs des tissus sous-jacents.

La rétention est la capacité des surfaces de sustentation à s'opposer à la mobilisation des prothèses soumises aux forces de délogement. L'opposition aux forces horizontales est due aux reliefs osseux résiduels, tandis que l'opposition aux forces verticales d'arrachement provient de l'adhésion (ces dernières sont parfaitement décrites dans les manuels conventionnels).

Pour que la rétention et la sustentation atteignent le maximum autorisé par le cas présent, il est nécessaire que les cuvettes des maquettes porte-empreintes soient parfaitement contrôlées et mises en forme avant les empreintes définitives.

Ce qui sera contrôlé

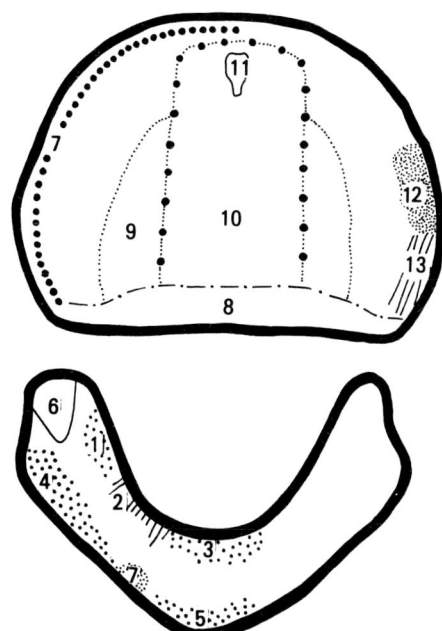

Figure 170. *A la mandibule :*

1. Zone recouvrant les lignes mylohyoïdiennes; 2. zone du taurus mandibulaire; 3. zone des apophyses géni; 4. poche de Fish; 5. zones des insertions des muscles de la houppe; 6. bord postérieur du trigone; 7. trou mentonnier.

Au maxillaire :

7. Joint périphérique; 8. joint postérieur; 9. zone de Schroeder; 10. zone du raphé et des papilles; 11. papille bunoïde; 12. zone oblique: apophyse malaire; 13. zone oblique : poche d'Eisenring.

Ce contrôle est objectivé par des empreintes d'essai au silicone fluide.

Les empreintes des surfaces d'appui

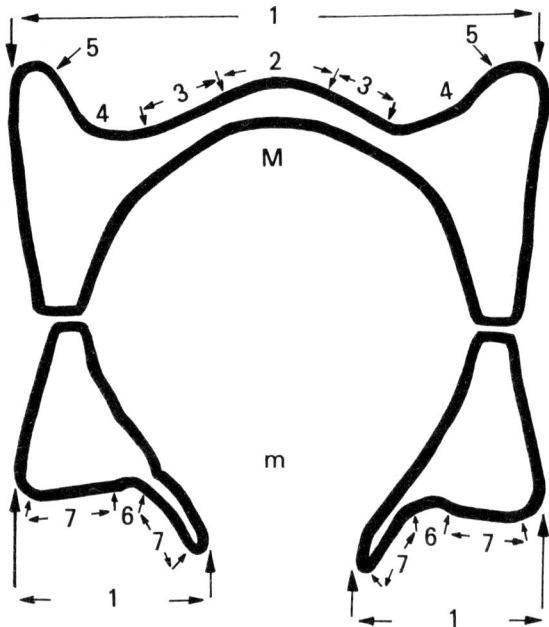

Figure 171. *Coupe sagittale des maquettes à mettre en forme.*

M. Semipiézographie; m. piézographie; 2. zone du raphé; 3. zone de Schroeder; 4 et 6. surface d'appui primaire; 5. zones obliques (poches d'Eisenring et apophyses malaires); 4 et 6. surface d'appui secondaire et de décharge à la mandibule; 1. zone des extensions périphériques optimum définies par les pré-empreintes. Après la dernière empreinte d'essai... sous pression manuelle légère la résine de la cuvette est visible à travers la pâte (4 et 6). Après une empreinte d'essai sous forte pression, il subsiste une mince couche de pâte à empreinte d'environ 1/10e de mm d'épaisseur (2,3,5,7).

N'ont pas à être contrôlés les extensions et le volume des bords qui ont été définis par les pré-empreintes et qui ont été vérifiés sous l'angle fonctionnel au moment de la mise en place des bases en résine au cours de la phase du modelage des piézographies et des semipiézographies.

Principes généraux communs aux mises en forme et aux empreintes

Les mises en forme des cuvettes et les empreintes ne sont jamais le résultat d'une manœuvre globale. Ce sont toujours des opérations partielles, ce qui facilite l'observation et les contrôles de l'opérateur et permet la mise en œuvre suivant la région moulée d'une pression ou d'une absence de pression.

Caractéristiques des empreintes

Les moulages par section aboutissent à des empreintes réellement anatomo-fonctionnelles, qui permettent d'utiliser à plein pour la sustentation le rôle amortisseur des fibromuqueuses des zones d'appui primaire, puis le rôle d'appui accessoire des régions muqueuses (appui secondaire) et de décharge (relief anglo-saxon), et pour la rétention les zones de joint périphérique et de joint postérieur.

Empreinte maxillaire

Généralités

L'empreinte définitive du maxillaire est prise dans la cuvette de la semi-piézographie. Rappelons que la cuvette est obtenue à partir d'une pré-empreinte anatomo-fonctionnelle, sectionnelle en composition et silicones, soutenus par la cuvette d'un mini porte-empreinte de série.

Position optimum

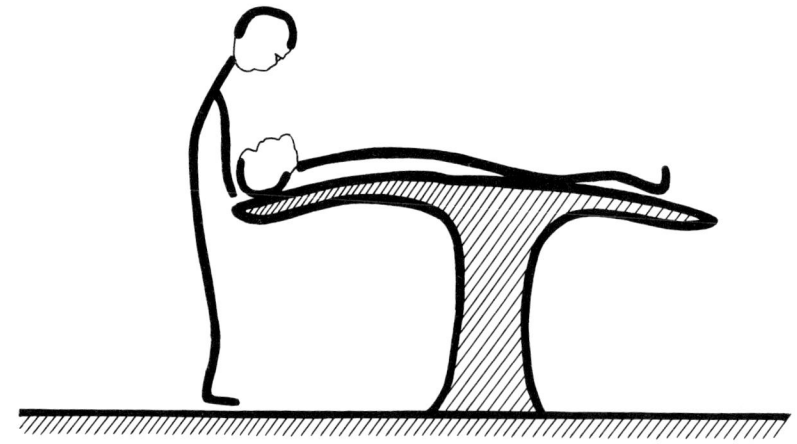

Figure 172. L'édenté est en décubitus dorsal. L'opérateur est à 12 h, si possible assis.

Matériaux et matériel

Matériaux

● Un silicone fluide (Xantoprène Bleu Bayer avec catalyseur liquide) placé dans une seringue de 10 ml (prise rapide, 1 goutte de catalyseur par 1/2 ml; prise très lente : 1 goutte par 2 ml). Il est utilisé pour contrôler les zones à décharger et pour la décharge médiane (empreinte).

- Duralay (rouge) : joint postérieur et joint périphérique.
- Un thiokol grande fluidité « seringue » (Light-Body, Permlastic [Kerr]). Il est utilisé pour l'empreinte de zones de Schroeder et des surfaces d'appui primaire (fibromuqueuse de zones dites de crête).
- Un alginate (Zelgan [de Trey]) pesé et placé en quantité minime en ne dépassant pas 8 ml, déposé à la seringue. Il sert à mesurer la quantité de thiokol en ml.
- Colles spéciales pour silicone et thiokols.

Matériel *(liste non exhaustive)*

Un jeu de seringues plastiques jetables de 10 ml; balance; godets divers et spatules; sparadrap largeur 10 mm et épaisseur voisine de $4/10^e$ de mm.

Forets hélicoïdaux $8/10^e$ de mm (Jéro). Fraises boule n° 7 et 3. Fraise poire au carbure pour retoucher la résine. Un brunissoire boule (diamètre voisin de 5 mm). Sert au contrôle puis à la délimitation des zones de Schroeder.

Des crayons : un noir 4B; un à copier (dit crayon d'aniline), des marqueurs noirs indélébiles.

Events

Ce sont des perforations faites dans la cuvette du porte-empreinte. Elles permettent de neutraliser la pression des pâtes à empreintes.

Caractéristiques

Ces caractéristiques ne sont valables que pour les pâtes à empreintes préconisées :
— diamètre $8/10^e$ de mm,
— nombre et espacement : ils sont espacés de 5 mm au niveau des zones de Schroeder, des trous palatins et éventuellement des tissus flottants.

Ils sont percés avec des forets hélicoïdaux refroidis au Spray et tournant à vitesse lente (moins de 1 000 t/minute).

Répartition dans le temps

— Les premiers : 2 évents sont percés de chaque côté à la limite des zones de Schroeder et de la zone du raphé (surface de décharge à muqueuse mince);
— le reste n'est mis en place qu'au moment où l'on fait l'empreinte d'essai des zones de Schroeder.

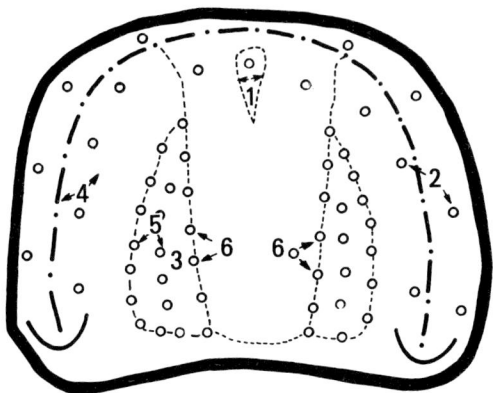

Figure 173. *Les évents (pas de crête flottante).*
1. Papille bunoïde; 2. évents tous les 10 mm; 3. zones de Schroeder; 4. ligne de crête et fibromuqueuse dense; 5. évents des zones de Schroeder tous les 5 mm; 6. évents (2 de chaque côté) initiaux pour l'établissement de la décharge du joint postérieur et du joint périphérique; 7. zone du raphé et zone paramédiane à décharger.

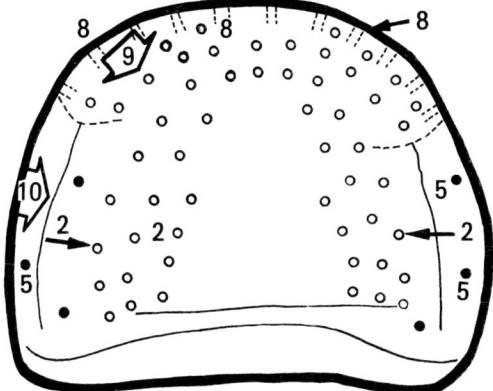

Figure 174. *Tissus flottants antérieurs* **(9).**
8. Events horizontaux; 10. fibromuqueuse dense.

Pressions au cours de l'empreinte

Principe

Comme la prothèse totale fonctionnelle est conçue pour plusieurs scénarios fonctionnels, il est nécessaire que l'empreinte puisse y répondre.

Pour cela on utilisera plusieurs séquences d'empreinte pour aboutir à une empreinte terminale définitive qui ne sera pas corrigée empiriquement. Cette empreinte sera donc anatomofonctionnelle sectionnelle.

Impératifs de tenue d'une prothèse maxillaire

L'appareil doit tenir en bouche ouverte (phonation, mimique, repos) et en mastication médiane, latérale et d'incision.

Les empreintes des surfaces d'appui

Pressions

Les pressions seront très fortes et médianes pour l'empreinte des décharges.

Elle seront faibles pour ne pas déformer les zones d'appui primaires et les zones de Schroeder.

Elles seront moyennes et asymétriques pour le joint postérieur.

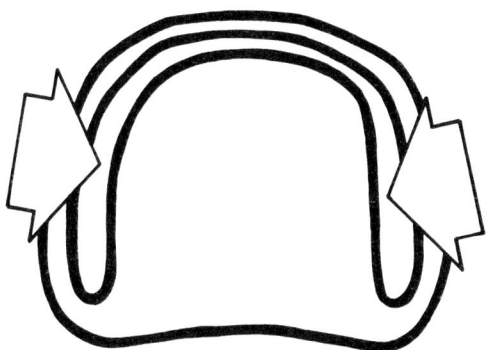

Figure 175. *Pression latérale très forte pour la mise en forme des décharges.*

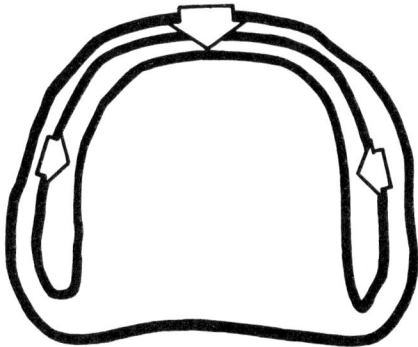

Figure 176. *Pour le joint postérieur : pression moyenne antérieure et petite pression latérale.*

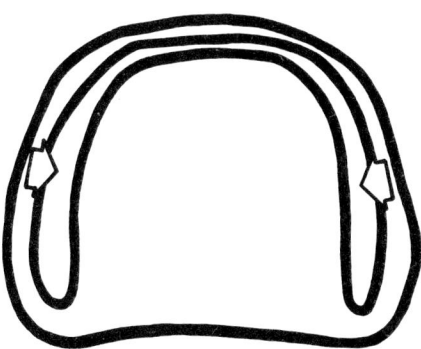

Figure 177. *Petite pression latérale pour le joint périphérique et l'empreinte de sustentation.*

Contrôle des régions à décharger

Les décharges permettront le maintien de la stabilité donc du joint périphérique dans les mouvements occlusaux excentrés : décharge médiane (dite protège raphé). Elles éviteront des blessures et des douleurs quand elles sont réalisées sur des surfaces obliques à muqueuse.

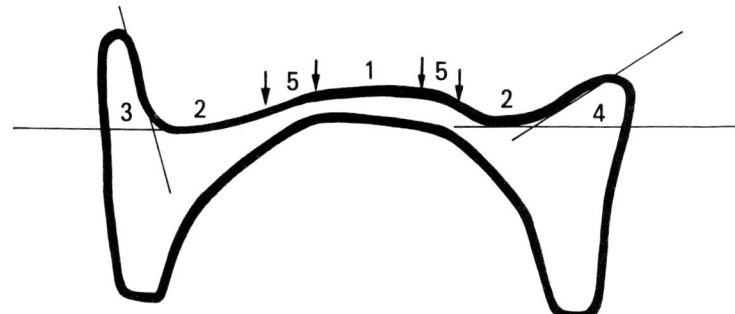

Figure 178. *Ce qui est à décharger au niveau de la cuvette porte-empreinte (coupe frontale entre les éléments M1 et M2).*
1. Région médiane et paramédiane dite du raphé à décharger; 2. fibromuqueuse amortisseuse des crêtes; 3. surface externe de la crête couverte de muqueuse à ne pas décharger > 60° avec le plan occlusal; 4. surface externe de la crête à décharger < 60°; 5. surfaces de Schroeder.

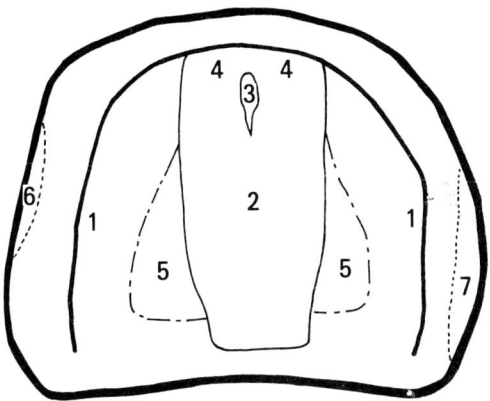

Figure 179. *Ce qui est à décharger dans la cuvette du PEI.*
1. Ligne de crête; 2. décharge médiane avec ses extensions incisives (4); 3. papille bunoïde; 5. surface de Schroeder; 6. décharge latérale possible < 60° région malaire; 7. décharge possible externe malo-tubérositaire < 60°.

Impératifs

La décharge médiane est toujours obligatoire.
Les décharges latérales ne sont pas toujours obligatoires.
Les décharges sont d'autant plus impératives que les fibromuqueuses latérales sont plus épaisses et plus élastiques.
Rappel : La décharge médiane est déjà ébauchée au cours de la pré-empreinte, car la zone médiane est moulée en pâte de Kerr sous forte pression après ramollissement.

Les empreintes des surfaces d'appui

Préparations hors bouche

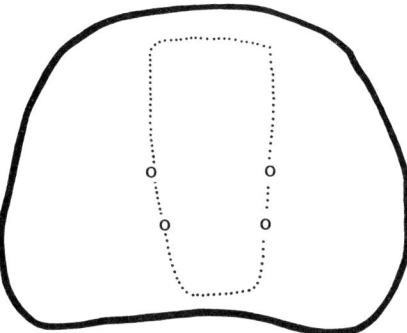

Figure 180. *Mise en place des 4 évents.*

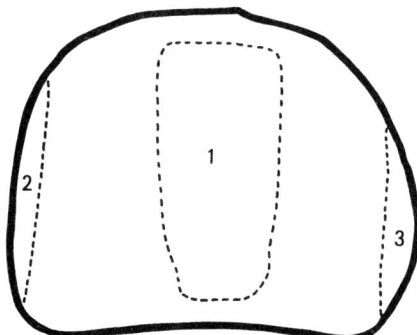

Figure 181. *Mise en place d'un silicone fluide (*) qui servira de testeur soit sur la totalité des régions à tester, soit sur une région à la fois.*

1.2.3. Les régions à tester. Pour 1 il faut : 1 à 2 ml; pour 2 et pour 3 : 1/2 ml.

Mise en bouche

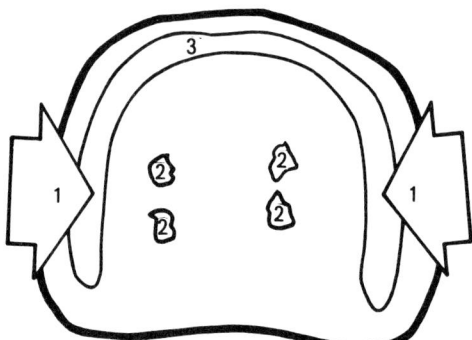

Figure 182. En bouche, pendant le durcissement du silicone une forte pression bilatérale (1) est exercée sur le bourrelet du porte-empreinte piézographique. Des excès de silicone (2) peuvent sortir par les évents. (3)

(*) Xantoprène bleu Bayer avec catalyseur liquide : 1 goutte catal. par 1/2 ml.

Repérage des zones de surpression

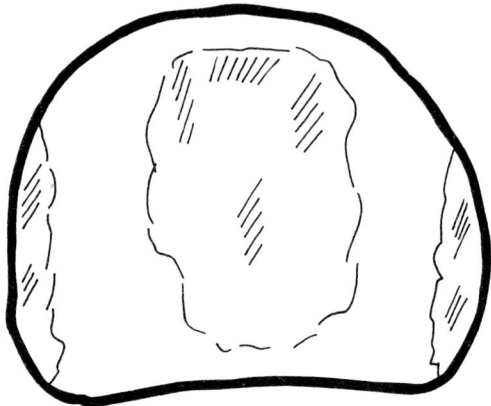

Figure 183. Après le test en bouche, la face muqueuse avec le silicone est analysée soit directement, soit par transparence sous forte lumière. Les zones sans silicone ou couvertes de silicone presque transparent sont marquées avec un crayon 4B.

Le silicone est pelé et les surfaces qui restent marquées au crayon sont rectifiées à la pointe carbure à résine.

Nouveau contrôle

Un nouveau contrôle au silicone sous forte pression est refait, et si nécessaire de nouvelles retouches. Les contrôles et retouches sont arrêtés quand une couche de silicone de 1 à 2/10e de mm recouvre les surfaces à décharger.

Conclusion de ce temps

Ce temps évite des décharges empiriques souvent inadaptées au cas. Il va faciliter la mise en place correcte du PEI au cours des diverses phases qui donneront l'empreinte terminale.

Joint postérieur

Généralités

Le joint postérieur s'oppose à la pénétration d'air à la partie postérieure de la prothèse. C'est un élément important dans la rétention : au cours de l'inocclusion phonétique et pendant l'incision.

Les empreintes des surfaces d'appui

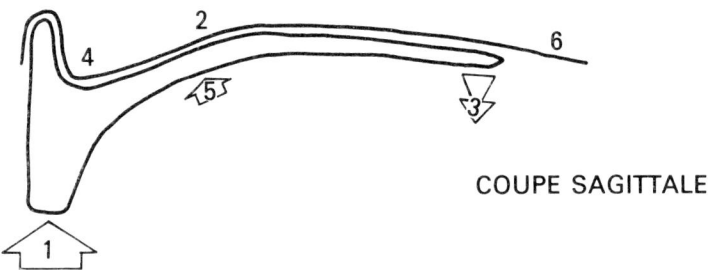

COUPE SAGITTALE

Figure 184. *Coupe sagittale.* Quand la prothèse repose sur une fibromuqueuse saine, au moment de l'incision (1), sur un aliment même peu épais, il n'y a qu'un contact incisif. Il peut y avoir une légère rotation autour de la zone papillaire à fibromuqueuse mince (2), malgré une décharge bien faite (5) (voir p. 107) ce qui entraîne un léger décollement de la plaque à sa partie postérieure (3). La construction du joint doit tenir compte de ce mouvement.
4. Fibromuqueuse épaisse; 6. voile; s'il existe beaucoup de tissus flottants en 4, le joint sera inopérant au cours de l'incision.

Position de travail

La position de travail est toujours en décubitus.

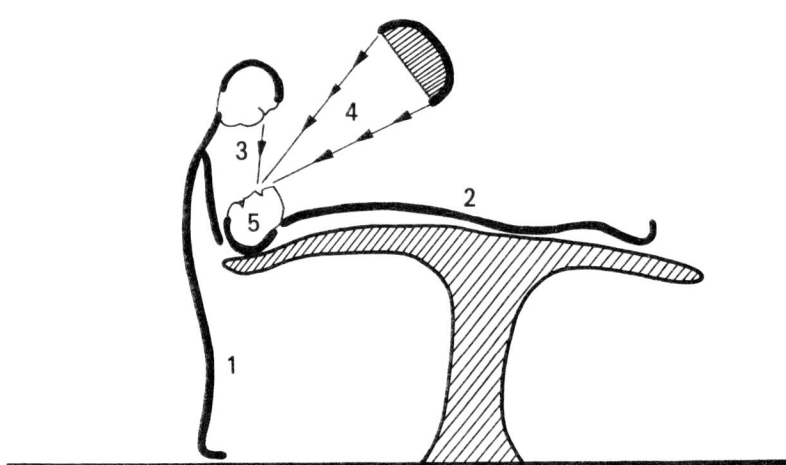

Figure 185.
1. Opérateur à midi; 2. édenté en décubitus dorsal; 3. Vision optimum directe du voile; 4. éclairage oblique sur le voile; 5. voile à 110° ou 120° par rapport à l'horizontale et le 0° étant du côté des pieds.

Contrôle de l'extension de la cuvette sur le voile

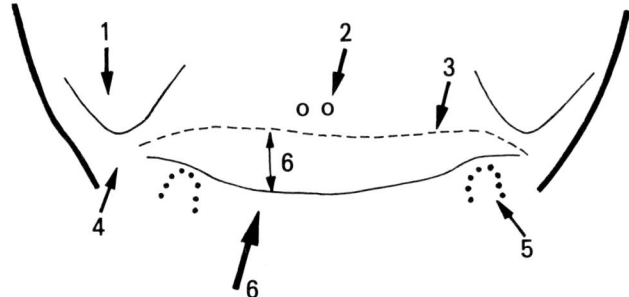

Figure 186. *Aspect de la zone de joint postérieur.*
1. Tubérosité; 2. fossette palatines; 3. ligne du Ah! ou du gonflement vélaire quand l'édenté souffle par le nez que l'opérateur pince; 4. sillon ptérygomaxillaire; 5. crochet de la ptérygoïde; 6. la longueur de recouvrement du voile dépend de sa faculté d'élévation : plus le voile est horizontal, plus la zone de joint peut être importante. Un voile vertical ne tolèrera qu'un joint étroit.

N.B. : Si après contrôle, la cuvette est insuffisament étendue sur le voile, elle peut être allongée directement en bouche à la résine autopolymérisante transparente. La bonne extension de la cuvette est nécessaire pour établir un joint postérieur correct.

Aménagement de la compression

La surpression du joint postérieur sur le voile est obtenue en espaçant la cuvette de sa surface d'appui au moyen d'une épaisseur de sparadrap collée sur la face muqueuse du PEI (Devin).

Ces bandelettes, en créant un espacement d'environ $4/10^e$ de mm pendant le modelage du joint, feront apparaître une légère surpression du joint sur le voile quand elles seront retirées.

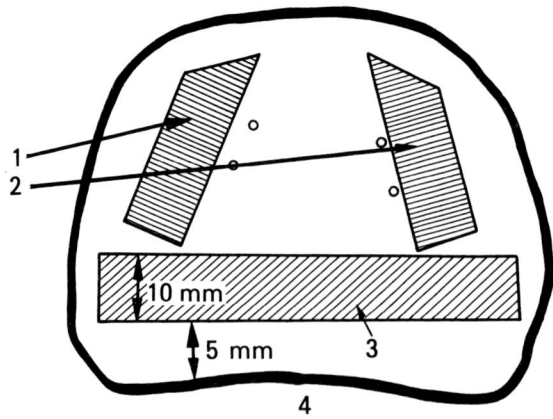

Figure 187. *Face muqueuse de la maquette PEI.*
1 et 2. Bandelettes de sparadrap sur la fibromuqueuse des crêtes; 3. bandelette transpalatine située à 5 mm du bord extrême (4) de la cuvette, ce qui donnera un joint large.

Construction du joint

Principe

Le joint postérieur est modelé en bouche sur un rouleau de résine autopolymérisante (*) collée au monomère sur l'intrados du PEI

Mise en place du rouleau de résine

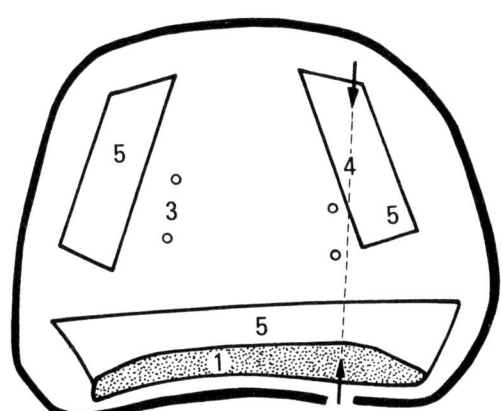

Figure 188. *Intrados de la cuvette du PEI.*

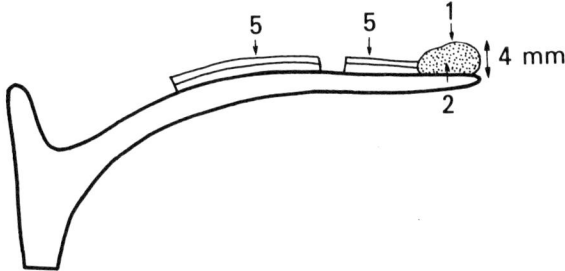

Figure 189. *Coupe de la cuvette du PEI suivant 4.* Mise en place de la résine autopolymérisante (*).
 1. Rouleau de résine collé à l'intrados au monomère (2); 3. évents; 5. bandelettes de sparadrap.

Modelage du rouleau de résine

Le modelage par le voile du rouleau de résine au stade caoutchouteux se fait en 2 ou 3 fois. Ce mode de mise en place, facilité par la longue phase de plasticité de la résine, est nécessité par les courtes phases de voile levé (maximum 8 sec pour un Ah! continu) et par le faible coefficient de fluage de la résine (le temps de modelage peut nécessiter 30 sec). Tant que la maquette est en rapport avec le voile, ce dernier doit être levé. Le porte-empreinte doit donc être sorti de la bouche avant que le voile ne retombe. Les évents facilitent la désinsertion.

(*) Duralay rouge.

Les enregistrements

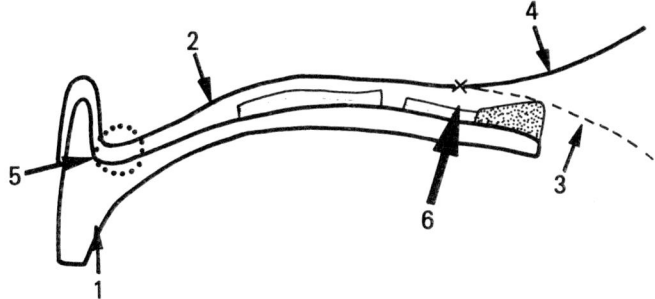

Figure 190. *Mouvement de mise en place du porte-empreinte.*
1. Maquette semipiézographique PEI ; 2. voûte palatine ; 3. voile en position basse au début de la mise en place ; 4. voile relevé par la phonation du Ah! position nécessaire à la fin de la mise en place. La mise en place se fait suivant la flèche (6) avec comme centre de rotation (5) (pour la coupe, voir page 188).

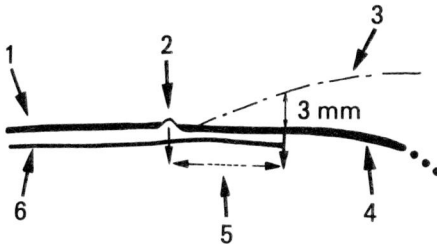

Figure 191. *Coupe sagittale de la surface d'appui dans la zone de joint postérieur.*
1. Palais ; 2. fossette ; 3. voile en position haute donnée par un Ah! clair et continu ; 4. voile en position basse pendant la respiration nasale ; 5. zone de joint : elle n'est jamais moyenne, elle dépend de l'aptitude du voile à se lever. Plus vite l'élévation de 3 mm est atteinte, plus courte est l'extension vélaire du joint ; 6. cuvette de la maquette semipiézographique en résine transparente, qui laisse parfaitement voir les structures sous-jacentes qui peuvent être marquées au crayon d'aniline.

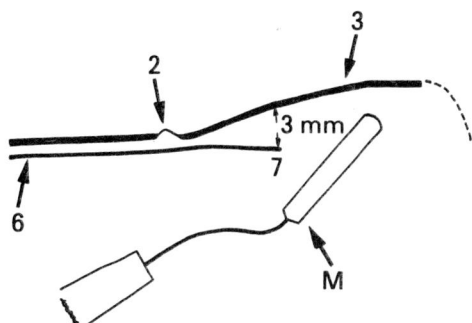

Figure 192. *Comment repérer la quantité d'élévation du voile (3) à l'extrémité de la cuvette (6) de la semipiézographie.* Le repérage d'élévation est vu sur un miroir (M) placé derrière l'extrémité de la cuvette. L'image réfléchie permet d'apprécier l'espacement entre l'extrémité de la cuvette (7) et le voile levé (3).

Les empreintes des surfaces d'appui

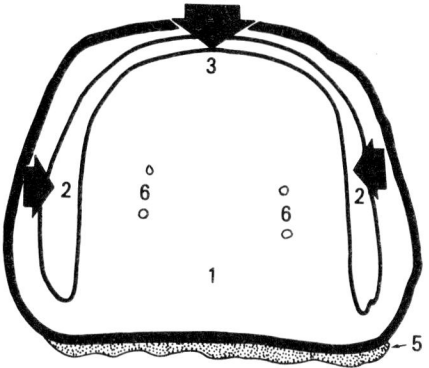

Figure 193. *Au cours de la mise en place terminale le PEI (1) est maintenu en place par les index (2) avec une pression faible, tandis que les majeurs exercent une pression antérieure moyenne (3).* Si les tissus antérieurs sont flottants, la pression (3) sera réduite pour éviter un décollement excessif postérieur qui conduirait à un joint trop épais traumatisant.
5. Excès de résine du joint; 6. perforations qui serviront d'évents.

La séquence de modelage se présentera ainsi :
- 1er temps : phonation du Ah! édenté et opérateur. Mise en place partielle. Pendant la désinsertion le voile est levé. Reprise d'air édenté et opérateur.
- 2e temps : même processus mais mise en place plus complète.
- 3e temps : même processus mais mise en place totale et désinsertion. Fin du durcissement hors bouche et dans l'eau froide pour dissiper la chaleur de prise.

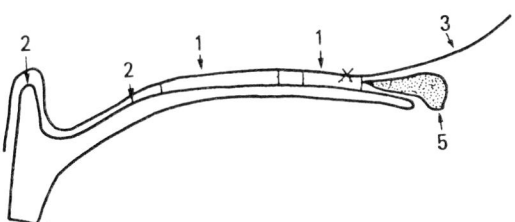

Figure 194. *La résine du joint postérieur à la fin de la 3e mise en place.* Deux ou trois mises en place sont nécessaires pour un modelage complet de la résine du joint postérieur. Ce nombre est nécessaire car la phonation du Ah! continu est plus courte que le temps de modelage de la résine.
1. Bandelettes de sparadrap; 2. espacement produit par les bandelettes; 3. voile levé par la phonation du Ah! continu; 5. excès de résine à supprimer.

Mise en forme terminale (suppression des excès)

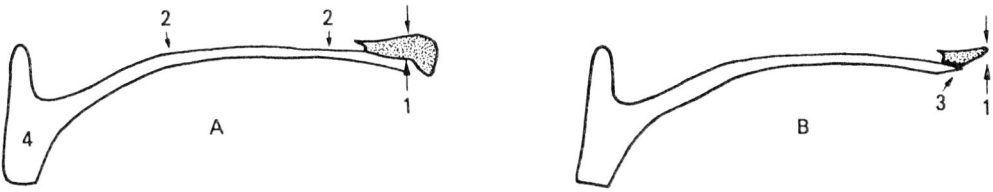

Figure 195. *Mise en forme du joint postérieur.*
A. Avant meulage. B. Après meulage : 1. le joint postérieur ne dépasse pas l'extrémité du PEI; 2. les bandelettes de sparadrap sont retirées; 3. le bord postérieur du PEI est aminci; 4. PEI

Joint périphérique

Généralités

Conventionnellement le joint périphérique était assuré par le rouleau périphérique du volet vestibulaire. En réalité ce joint est assez aléatoire car il est difficile de limiter verticalement le volet avec précision. Pour rendre ce joint fiable, il faut comprimer légèrement la muqueuse entre l'os et le bord interne du volet, à l'état de non pression de la prothèse. C'est le but de cette séquence.

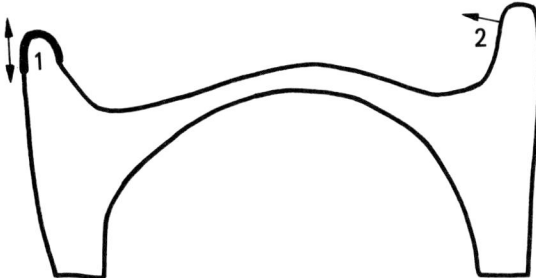

Figure 196. 1. Rouleau périphérique conventionnel dont la hauteur est difficile à définir avec précision (3 mm ± 1 mm) pour assurer correctement l'étanchéité du joint périphérique. 2. ce rouleau relativement imprécis est rendu étanche par la mise en place d'une légère compression de la muqueuse sur l'os dans le voisinage de son extrémité.

Origine du rouleau périphérique

Le rouleau périphérique est conçu au cours de la pré-empreinte dans le mini porte-empreinte de série, avec de la pâte de Kerr.

Réalisation

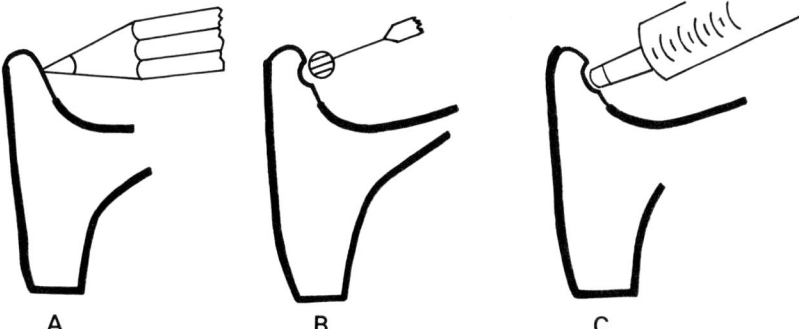

Figure 197. A. Dessin au crayon de la naissance du rouleau périphérique. B. Au niveau de ce trait, creusement d'une gorge avec une fraise boule n° 5. La gorge est égale au 1/3 de la circonférence de la fraise. C. Disposition dans cette gorge d'un gros vermicelle de Duralay (diamètre 2 mm) avec une seringue plastique jetable (le Duralay très fluide est laissé maturé 30 secondes dans la seringue, puis 1 minute dans la gorge). Le joint est fait en 2 fois.

Mise en bouche

La cuvette préparée avec le Duralay est portée en bouche, soigneusement mise en place et maintenue par une pression très légère.

Terminaison et contrôle

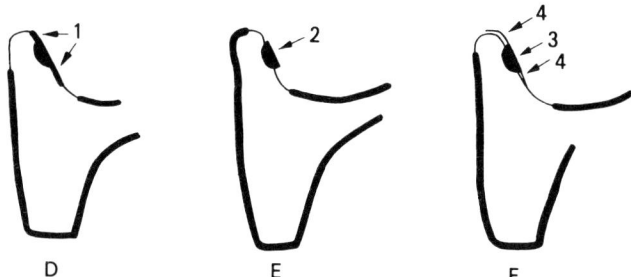

Figure 198. D. Les fusées de résine sont ôtées à la fraise. Cette opération est facilitée par les 2 couleurs de résine (1). E. Le joint est laissé sans retouches (2). F. Le contrôle de l'efficacité du joint est fait avec une mince couche de Xantoprène (1 ml). Ce contrôle en bouche doit donner en (4) une épaisseur de 2 à 4/10e de mm et en (3) un film ne dépassant pas 5/100e ce qui mène le silicone à la transparence.

Pour tester l'effet de rétention apporté par le joint en bouche, il faut boucher les 4 évents avec de la cire.

Contrôle de la sustentation et de la rétention de la cuvette du PEI

Pour effectuer ce contrôle les évents doivent être bouchés à la cire.

Position de la langue

Mauvaise position : la position d'exposition buccale.

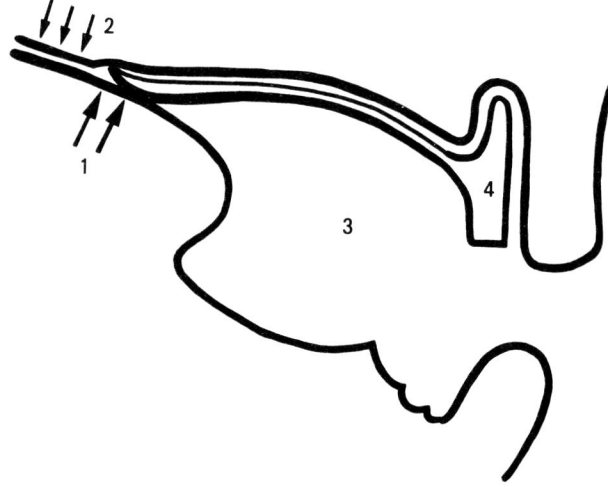

Figure 199.

1. Langue haute qui appuie sur la partie postérieure de la maquette et sur le voile empêchant tout contrôle de tenue; 2. voile abaissé; 3. cavité buccale isolée du pharynx; 4. maquette porte-empreinte.

Dans cette position la langue appuie sur le bord postérieur de la maquette, elle fait alors penser à une bonne rétention qui est souvent fausse. Cette position est fréquente chez les porteurs de prothèses.

Bonne position

La langue basse en phonation du Ah ! permet seule les contrôles.

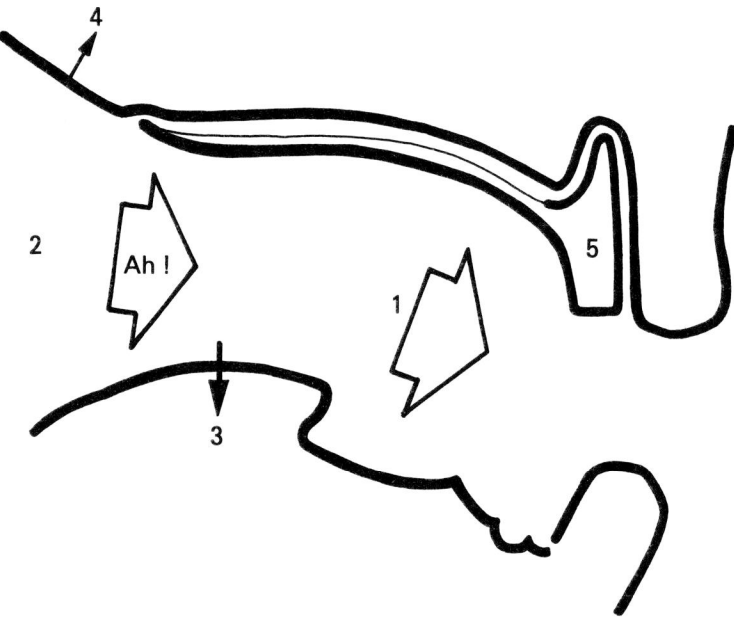

Figure 200. 1. La cavité buccale communique avec l'oropharynx (2). Le voile est levé (4) et la langue est abaissée (3). Les tests peuvent être effectués sur la maquette piézographique PEI.

Contrôle du joint postérieur

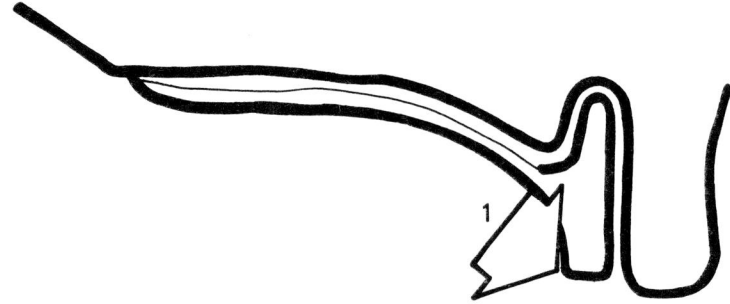

Figure 201.
La maquette doit rester en place malgré une pression oblique antérieure assez importante (1). S'il n'en est pas ainsi le joint postérieur est revu. Quelques gouttes d'une solution abaissant la tension superficielle sont placées dans l'intrados de la maquette.

Les empreintes des surfaces d'appui

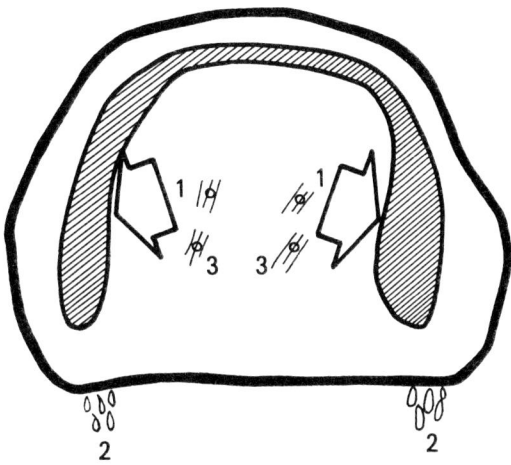

Figure 202.
1. Pression bilatérale pour le contrôle; 2. sortie de bulles montrant un joint insuffisant (souvent au niveau du sillon ptérygo-maxillaire); 3. évents soigneusement bouchés à la cire.

La maquette est alors mise en place et soumise à une pression occlusale bilatérale assez forte. L'emplacement d'où des bulles s'échappent est à revoir pour un complément de joint.

Après correction un nouveau test est refait. La correction est d'abord exécutée à la pâte de Kerr verte, puis ensuite définitivement au Duralay.

Contrôle du joint périphérique et de la stabilité

La tenue est contrôlée côté par côté en exerçant une force occlusale unilatérale oblique.

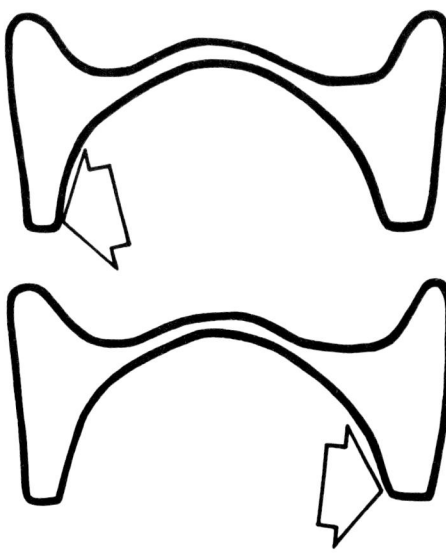

Figure 203. *Forces à exercer pour le contrôle.*

Une instabilité et un manque de rétention sont le plus souvent en rapport avec une décharge insuffisante dans la région incisive. Il faut augmenter la décharge en reprenant les tests aux silicones fluides puis, quand ce test est satisfaisant, contrôler l'étanchéité du joint périphérique (faire le test des bulles en utilisant la solution à basse tension superficielle) (*).

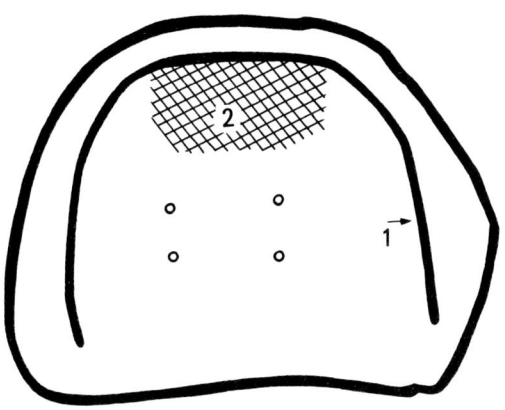

Figure 204. *Face muqueuse de la maquette.*
1. Ligne de crête; 2. région insuffisamment déchargée : à reprendre.

Contrôle de la non compression au niveau des zones de Schroeder

Les zones de Schroeder étant formées de tissus cellulograisseux recouvrant des paquets vasculonerveux, il est important de ne pas les comprimer. Si ces tissus sont comprimés au cours de l'empreinte, ils peuvent chasser la prothèse au cours de la phonation (inocclusion).

Réalisation

● La non compression est obtenue par des évents nombreux, elle est satisfaisante quand les zones PEI de Schroeder sont recouvertes de silicone fluide, après avoir mis le PEI en place avec une pression aussi forte que possible.
● Les tissus mous des zones de Schroeder et des régions voisines sont repérés avec un brumissaire boule (diamètre : 5 mm) et leur contours marqués au crayon d'aniline, ce qui permet de les transposer par transparence sur l'extrados du PEI.

(*) 2 gouttes de teepol par millilitre d'eau.

Les empreintes des surfaces d'appui

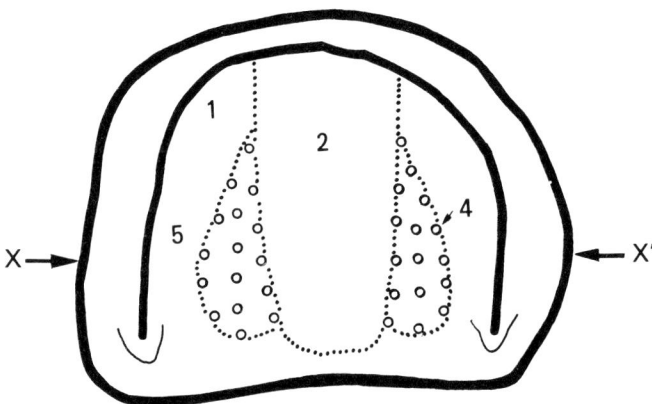

Figure 205. Pour la légende, voir figure 206 qui est une coupe frontale de la maquette piézographique suivant xx'.

- Quand les évents sont percés, une série d'empreintes d'essai localisées avec 1 ml de silicone fluide permet, par retouches successives du PEI, d'arriver à une épaisseur de silicone d'environ $4/10^e$ de mm après la dernière empreinte d'essai, ce qui garantit une bonne décompression.

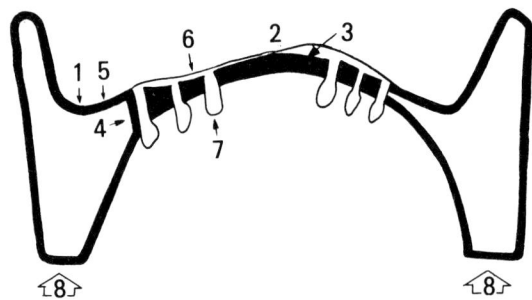

Figure 206.
1. Ligne de crête ; 2. zone de décharge ; 3. zone de Schroeder du PEI ; 4. évent ; 5. surface d'appui primaire (fibromuqueuse) ; 6. couche de silicone de $4/10^e$ de mm, témoin de non compression ; 7. excès de silicone ; 8. pression aussi forte que possible pour les essais.

Empreinte de la zone médiane

Principe

Cette empreinte recouvre la surface de la décharge conventionnelle dont la profondeur classiquement est choisie empiriquement. Le corollaire de cet empirisme est soit une blessure, soit une hyperplasie de la muqueuse.

L'empreinte de cette zone est faite sous une vigoureuse pression, ce qui donne dans le cadre global de l'empreinte une pseudo-décharge. Cette surface assure en mastication une sustentation accessoire.

Repérage de la quantité de pâte

2 à 3 ml d'alginate (*) sont étalés sur la surface de la zone médiane, et une empreinte d'essai est réalisée sous forte pression. Après durcissement, la partie médiane est détachée du PEI, les excès sont ôtés, puis elle est pesée, ce qui donne le volume de pâte à utiliser (1 ml = 1,3 g de Zelgan).

Préparation de la face muqueuse de la cuvette

- Les limites de la surface médiane dessinées au crayon sont gravées dans la résine avec une fraise boule n° 3. Elles sont redessinées dans la gravure soit au crayon, soit au marqueur blanc.
- La surface délimitée par les gravures est encollée (**) sans excès.

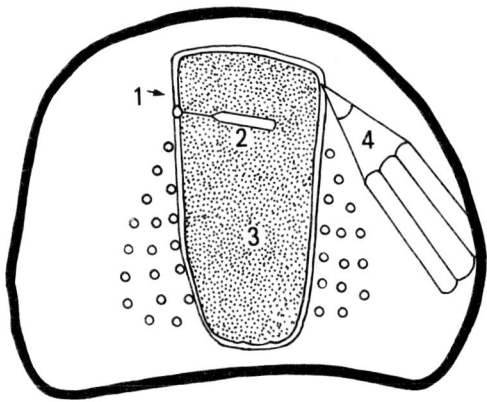

Figure 207. *Face muqueuse de la maquette.*
1. Sillon creusé à la limite de la décharge ; 2. fraise boule n° 5 ; 4. le sillon est marqué au crayon, ce qui permet son repérage par transparence et l'élimination des excès de silicone ; 3. surface de la zone médiane où sera faite une empreinte sous pression, revêtue de colle à silicone.

Empreinte

La quantité de silicone (***) définie plus haut est déposée sur un feuille de papier et augmentée d'un demi mililitre. Après malaxage la totalité du silicone fluide est placée sur la surface médiane à mouler. La partie à mouler en bouche est séchée. Le PEI préparé est rapidement porté en bouche et une forte pression manuelle est tout de suite exercée sur la surface occlusale de la maquette PEI jusqu'au durcissement du silicone.

(*) Zelgan.
(**) Colle au silicone G.C.
(***) Xantoprène bleu Bayer + catalyseur liquide 1 goutte par 1/2 ml.

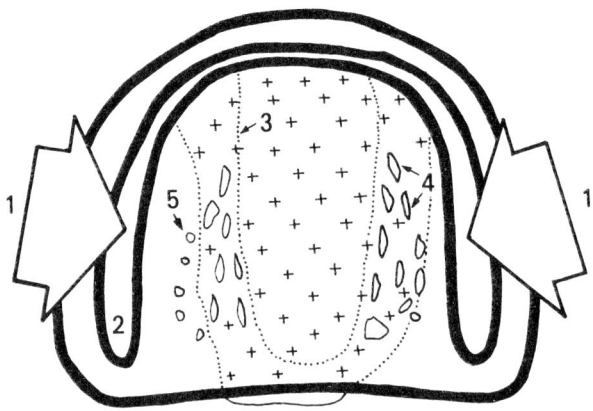

Figure 208. *Face externe de la maquette pendant l'empreinte.*
1. Vigoureuse pression occlusale bilatérale exercée jusqu'au durcissement; 2. bourrelet semipiézographique; 3. limite de la surface médiane; 4. excès de silicone sorti par les évents; 5. évents vides; + + + + silicone fluide.

Ablation des excès

Après durcissement, la maquette est retirée de la bouche et une lame de bistouri n° 12 est passée dans le sillon qui cerne la surface médiane. Cette opération est facilitée par le marquage du sillon et par la transparence de la résine.

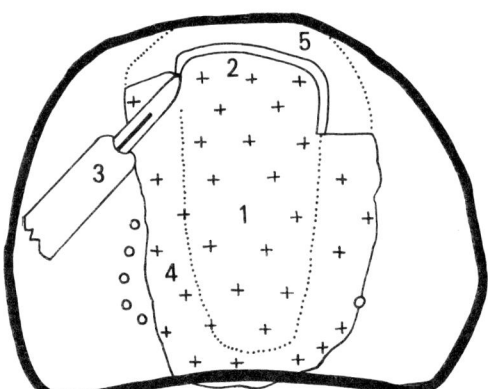

Figure 209. *Face muqueuse de la maquette après l'empreinte.*
1. Silicone durci; 2. limite cernant la surface médiane déjà dégagée; 4. excès de silicone; 5. excès ôté; 3. bistouri monté avec une lame n° 12.

Empreinte terminale

Principe

Pour que la rétention soit optimum dans l'inocclusion du repos et de la phonation, il est impératif que les tissus de soutien de la prothèse ne soient pas comprimés. Une empreinte non compressive de ces tissus évitera, dans ces positions, que la prothèse ne soit chassée par le retour des tissus en leur position primitive par le reflux hydrique et l'élasticité partielle des fibres conjonctives.

Pour que la mastication ne soit pas traumatisante, il faut que les tissus de soutien puissent exercer à plein leur rôle amortisseur, ce qui nécessitera une empreinte non compressive.

Quant aux joints compressifs en non compression, nécessaires à la rétention de la prothèse en occlusion, ils sont déjà établis. Les tissus incompressifs ont aussi été moulés antérieurement sous forte pression pour éviter qu'ils ne deviennent un point d'appui déstabilisant en mastication.

Phase préparatoire

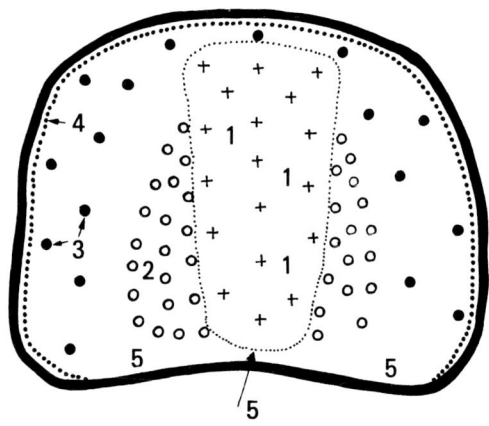

Figure 210. *Face muqueuse du PEI.*
1. Empreinte déjà faite de la zone médiane en silicone; 2. évents des zones de Schroeder déjà perforés; 3. évents de zones d'appui qui viennent d'être mis en place (diamètre 8/10e de mm séparés par 10 mm); 4. joint périphérique; 5. joint postérieur.

- Mise en place d'évents sur la surface d'appui primaire fibromuqueuse (diamètre 8/10e de mm, séparation tous les 10 mm environ).
- Contrôle de la quantité de pâte avec la méthode de l'empreinte d'essai à l'alginate fluidifié (*) (le poids d'alginate utilisé pour l'empreinte est divisé par 1,3, ce qui donne le nombre de ml à utiliser, ce nombre est majoré de 1/2 ml).
- Encollage de la surface à mouler avec une colle à thiokol (**). La surface à encoller est limitée par le joint périphérique et par la surface d'appui médiane.

(*) Zelgan P/L, 15 % eau en plus.
(**) Kerr.

Les empreintes des surfaces d'appui

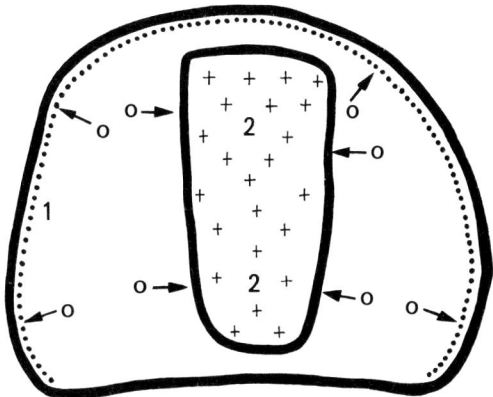

Figure 211. *Face muqueuse à encoller.*
Sa surface à encoller est délimiter par les flèches O. A l'extérieur, c'est le joint périphérique (1), au centre, ce sont les bords de la zone centrale déjà moulée en silicone (2).

Empreinte

Le volume défini de thiokol (*) (moitié catalyseur, moitié base) est malaxé pendant 1 minute à 21 °C, 60/70 % d'humidité, et placé rapidement dans une seringue de 10 ml et déposé sur la surface encollée en veillant à en mettre un peu plus sur les zones de Schroeder. Le dépôt est étalé soigneusement sur toute la surface utile avec une spatule à ciment.

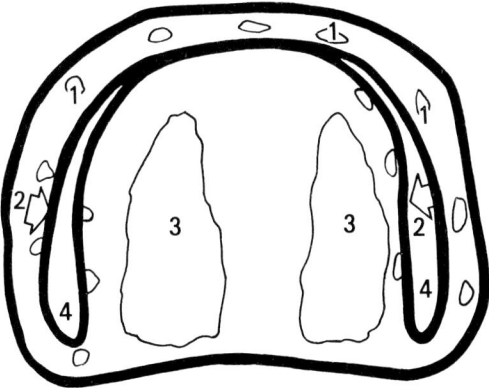

Figure 212. *L'empreinte (face externe de la semipiézographie porte-empreinte individuel).*
1. et 3. Extrusion ou élimination du thiokol fluide; 2. pression manuelle très faible; 4. surface occlusale de la semipiézographie.

La bouche est séchée et le porte-empreinte qui vient d'être chargé est mis en place. Cette mise en place doit se faire avec beaucoup de douceur et sans forcer jusqu'à la mise à fond. Il est alors maintenu sans pression jusqu'à la prise du thiokol (5 min environ).

(*) Light-Body Permlastic (Kerr).

Toute surpression avant la prise entraînera obligatoirement des manques. Ces manques, quand ils sont petits, peuvent être corrigés par un apport bien dosé. S'ils sont importants, il faut refaire cette phase d'empreinte.

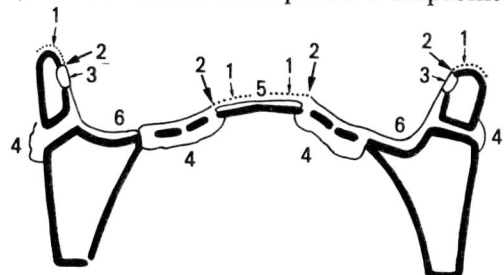

Figure 213. *Coupe d'une empreinte à la sortie de la bouche (coupe en arrière de l'apophyse malaire) avant finition des bords.*

1. Fusées de thiokol à couper en (2) avec une lame de bistouri n° 12; 3. joint périphérique en Duralay qui transparaît à travers le thiokol; 4. excès de thiokol sortis par évents; 5. silicone; 6. empreinte définitive en thiokol.

Finition des bords

Les revêtements des bords par une mince couche de silicone fluide n'ont pour but que d'éviter le contact direct de la résine avec le plâtre, ce qui facilitera le démoulage de l'empreinte.

- Section des fusées de thiokol qui dépassent le joint périphérique en Duralay.
- Encollage léger du bord avec de la colle à silicone.
- Mise d'une mince couche de silicone fluide sur le bord.
- Report en bouche.
- Traction manuelle vigoureuse sur la lèvre et les joues pour étaler les silicones.
- Elimination des fusées de silicone qui dépassent la ligne de plus grand contact et la ligne supérieure du joint périphérique en Duralay.

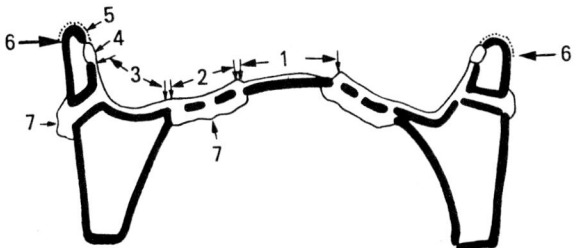

Figure 214. *Coupe d'une empreinte en arrière de l'apophyse malaire avant coffrage. Empreinte terminée.*

1. Empreinte sous forte pression : silicone faible viscosité; 2. empreinte décomprimée : thiokol faible viscosité; 3. empreinte sous faible pression : thiokol faible viscosité; 4. empreinte compressive : résine autopolymérisante à forte viscosité; 5. rouleau périphérique modelé par la fonction au stade de la pré-empreinte couvert d'une fine couche de silicone; 6. limite entre l'empreinte et la semipiézographie (future surface polie); 7. excès de thiokol (ces excès doivent être tranchés, jamais arrachés; l'arrachement, rompant l'étanchéité, rend impossible les contrôles de rétention, il faut alors reboucher les évents à la cire).

Traitement de l'empreinte

- Lavage de l'empreinte avec un détergent (*).
- Inscription de la ligne de plus grand contact (**).
- Mise en place d'un coffrage.
- Enduction d'un séparateur (***).
- Coulée d'un plâtre dur qui doit recouvrir la partie la plus saillante de l'empreinte de 5 mm. La partie la plus saillante dans une crête de niveau 3 est le bord, dans un niveau 2 c'est la voûte palatine.

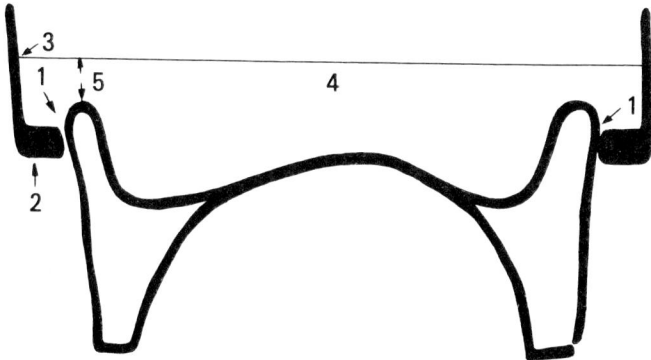

Figure 215. *Le coffrage.*

1. Ligne de plus grand contour dessinée au marqueur indélébile; 2. bâton de cire à coffrage; 3. feuille de cire à coffrage; 4. plâtre dur; 5. niveau de plâtre dur 5 mm au dessus de la partie la plus saillante, ici classe 3 de niveau de crête.

Préparations sur la maquette en cas de zones rétentives

Tubérosités rétentives

Une gorge est taillée au disque de carborendum dans le volet de la maquette au niveau de la tubérosité la plus rétentive. Pour le démoulage, grâce à la gorge le volet est fracturé avec une lame de couteau à cire. La maquette est dégagée par un mouvement de rotation. Elle est ensuite utilisable pour les opérations ultérieures.

(*) Teepol (Shell).
(**) Staedler Lumograph 317.
(***) Microfilm (Kerr).

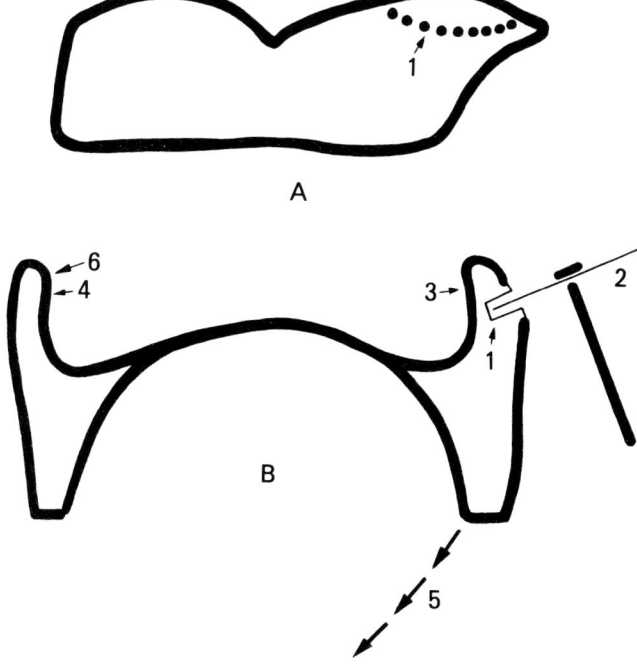

Figure 216. *Préparation d'un volet séparable pour le démoulage d'une maquette d'un moulage à tubérosité rétentives (3 et 4).*
1. Gorge taillée au disque de carborendum (2); 5. sens du démoulage après la fracture du volet. La rotation se fait autour de (6).
A. Vue latérale. B. Coupe.

Région antérieure rétentive

1 ou 2 volets antérieurs sont préparés et fracturés au moment du démoulage.

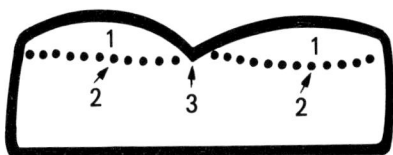

Figure 217. *Préparation d'un volet séparable (1) pour le démoulage d'une maquette à région antérieure rétentive.*
2. La gorge à tailler au disque; 3. frein labial.

Empreinte mandibulaire

Généralités

L'empreinte mandibulaire est moins complexe que l'empreinte maxillaire, car elle n'assure que la sustentation. Un effet de ventouse comme au maxillaire n'est pas possible à la mandibule, bien qu'il puisse être obtenu dans certaines positions de la langue.

Un joint périphérique constant et global ne peut y exister car ce joint n'est pas permanent au niveau du volet lingual postérieur.

Seule existe une rétention de ventouse instantanée qui disparaît rapidement par le changement de mouvement. Malgré tout cet effet instantané est recherché. Il est fourni par la pré-empreinte anatomo-fonctionnelle sans porte-empreinte, complétée par la piézographie. L'empreinte ne fournira donc que la sustentation pour la fonction.

Position optimum

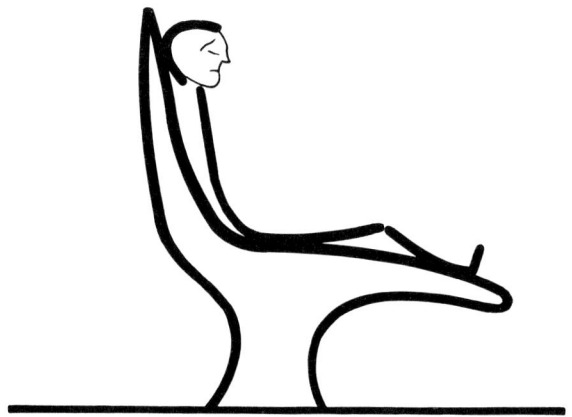

Figure 218. L'édenté est assis; l'opérateur est à 9 h.

Matériaux et matériel

Le double de la piézographie en acrylique transparent, issu de la pré-empreinte sans porte-empreinte servira de PEI.

Les matériaux sont les mêmes que pour l'empreinte maxillaire. Seul le thiokol fluide est remplacé par un thiokol haute viscosité (*). Les forets, le sparadrap et le Duralay sont inutiles.

Events

Ils sont inutiles car, dans la mandibule, la surface à mouler est relativement étroite, d'où la proximité de bords en tous les points.

(*) Permlastic Heavy Body (Kerr).

Pressions

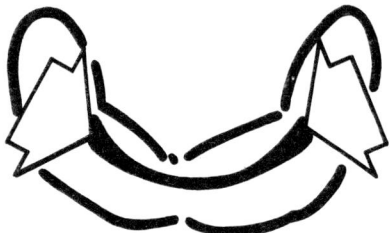

Figure 219. Il faut une pression molaire bilatérale forte pour préparer et mouler les zones à ne pas comprimer par la prothèse.

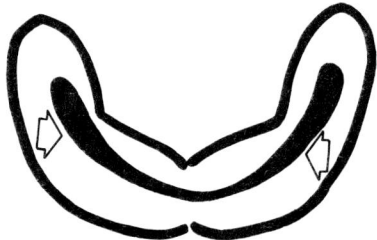

Figure 220. Pour ce moulage de la surface d'appui primaire, fibromuqueuse cicatricielle, il faut une pression bilatérale faible.

Contrôle de la non compression des zones muqueuses minces

Avant l'empreinte, la cuvette de la maquette piézographique en résine transparente doit être contrôlée afin d'amener la bande de fibromuqueuse cicatricielle à supporter la prothèse au repos.

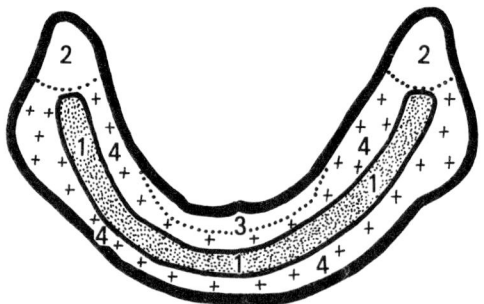

Figure 221. *Face muqueuse de la cuvette PEI.*
1. Bande de fibromuqueuse qui doit transparaître à travers le silicone fluide (2); Trigones et (3) croissant sublingual à ne pas toucher à ce stade; 4. cuvette à retoucher après essai au silicone fluide sous pression manuelle forte.

Du silicone fluide (*) (2 à 3 ml) est malaxé, déposé dans la cuvette et réparti en une couche d'environ 1 mm. Le porte-empreinte est alors mis en place et

(*) Xantoprène Bleu + catalyseur liq. 1 goutte par 1/2 ml.

appliqué avec une pression forte discontinue (voir page 128).

Après durcissement, l'empreinte d'étude est analysée, la bande fibromuqueuse est repérée, la mince couche de silicone qui la recouvre est découpée à la lame n° 12. Otée, ses contours sont dessinés au marqueur et gravés à la fraise boule n° 3. Une série d'empreintes d'essai va permettre de retoucher la résine de la cuvette, jusqu'à ce qu'un film de silicone de 1 à 2/10e de mm recouvre toute la surface sauf la bande de fibromuqueuse repérée.

Le croissant sublingual ne sera pas retouché. Les trigones seront retouchés ensuite.

Décompression des trigones

Cette décompression est toujours testée au Xantoprène, après retouches il faut arriver à cet endroit à une couche de silicone de 2/10e de mm. Il faut prévoir pour permettre les retouches que la couche de résine de la maquette piézographique soit épaisse d'environ 3 mm, surtout vers l'extrémité postérieure.

Empreinte terminale

Surfaces déchargées de la prothèse

• Réglage de la quantité de pâte, même méthode au « Zelgan pesé » qu'au maxillaire.

• Encollage (*) de toute la surface utile du PEI, sauf la bande de fibromuqueuse support.

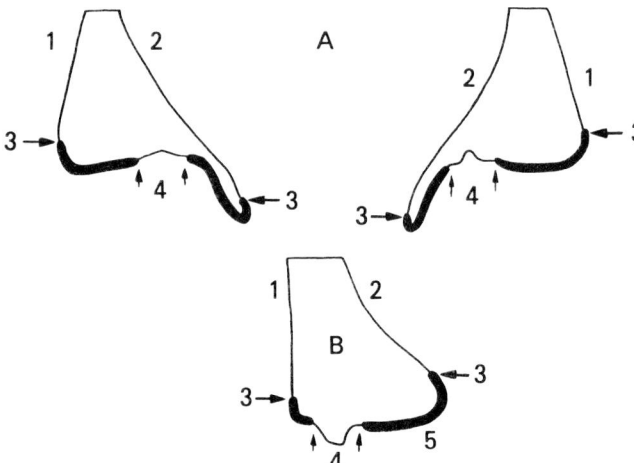

Figure 222. *Encollage du PEI (cuvette de la piézographie).* La surface à encoller se situe entre les lignes de plus grand contour (3) sauf les zones de fibromuqueuse appui primaire (4).
A. Coupe molaire. B. Coupe incisive paramédiane. 1. Face vestibulaire; 2. face linguale; 5. rouleau du croissant sublingual.
Dans la coupe A l'édentation est de niveau 3, dans la coupe B, région incisive, elle est de niveau 4.

(*) Colle à Permlastic (Kerr).

- Malaxage de thiokol dont la quantité en ml est prévue page 120, et augmentée d'un 1/2 ml*.
- Chargement d'une seringue de 10 ml dont l'embout est élargi à 2 mm.
- Déposition du thiokol sur la surface prévue et étalement à la spatule.
- Mise en bouche et installation d'une pression occlusale bilatérale forte.
- Mobilisation des organes périprothétiques :
  — protraction et latérotraction vigoureuse de la langue,
  — traction manuelle vigoureuse des joues et de la région labiomentonnière.
- Après durcissement et hors bouche : section des fusées de thiokol aux limites de la surface encollée avec une lame de bistouri n° 12 et élimination des excès.

Surface de support hors occlusion (bande de fibromuqueuse cicatricielle)

Les différentes phases se présentent dans l'ordre qui suit :

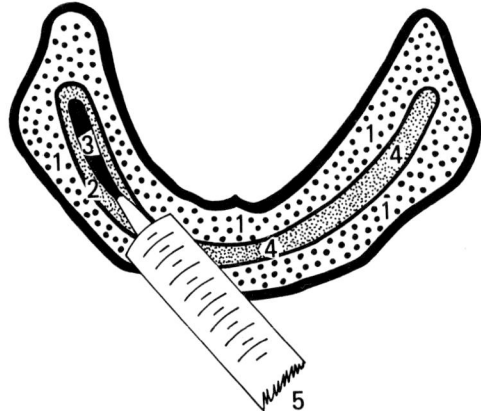

Figure 223. *Préparation de la face muqueuse du porte-empreinte piézographique pour la 2ᵉ phase de l'empreinte (moulage de la surface de support : fibromuqueuse).*
1. Thiokol empreinte des surfaces déchargées, les excès ont été coupés; 2. ligne de séparation gravée; 3. silicone déposé à la seringue; 4. surface traitée à la colle à silicone; 5. seringue 10 ml jetable.

- Encollage de la bande délimitée par le trait gravé, avec de la colle à silicone (**).
- Malaxage de 2 ml de silicone fluide(***) avec 2 gouttes de catalyseur (prise relativement lente).
- Dépôt avec la seringue d'un vermicelle de silicone sur la zone encollée. Le vermicelle est rapidement étendu à la spatule.
- Mise en bouche et application d'une pression faible sur la face occlusale (pression manuelle). Cette pression très légère est maintenue jusqu'au durcissement du silicone (entre 4 et 6 min).

(*) Permlastic H.B.
(**) Colle silicone G.C.
(***) Xantoprène bleu Bayer et catalyseur liquide.

• En examinant la cuvette du PEI on notera une mince couche de silicone de moins de 1/10e de mm qui recouvre l'encollage et qui s'étend légèrement sur le thiokol (une épaisseur plus forte indique un manque de pression ou un excès de matériau).

Traitement de l'empreinte

Section de l'excès de silicone à la lame 12 et élimination des excès.
Nettoyage de l'empreinte au détergent.
Marquage du plus grand contact au marqueur.
Coffrage.
Enduction au microfilm (*).
Coulée au plâtre dur (épaisseur maximum 5 mm au-dessus de la partie la plus saillante).

N.B. : Comme au maxillaire, s'il existe sur la maquette des volets couvrant des zones en contre-dépouille, il faut prévoir leur fracture au démoulage en les creusant d'une gorge au disque avant coffrage. Cette gorge, qui fait office de point faible, permet la fracture propre du volet. En procédant ainsi le moulage n'est pas altéré et la maquette piézographique est utilisable pour la suite des opérations.

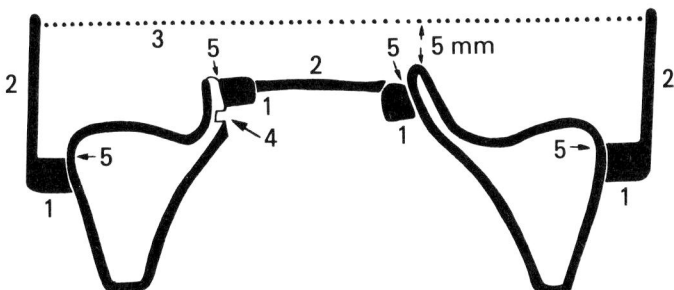

Figure 224. *Coupe frontale d'un moulage mandibulaire coffré.* Le bâton du coffrage (1) est collé au niveau de la ligne de plus grand contact (5) tracée au marqueur indélébile.
2. Feuille de coffrage; 3. niveau du plâtre : 5 mm au-dessus de la partie la plus saillante; 4. gorge en prévision de la fracture du volet lingual en contre-dépouille.

Appendice

Contrôle de la coïncidence des surfaces occlusales

Après l'empreinte mandibulaire les maquettes piézographiques sont replacées en bouche, et l'occlusion centrée est contrôlée afin d'avoir des pressions voisines à gauche et à droite. Le contrôle se fait au papier bleu (**) épais à articulé.

(*) Microfilm (Kerr).
(**) Papier BK bleu épais.

Les corrections se font aux dépens du plan occlusal maxillaire, à la fraise à résine d'abord puis par frottement sur du papier hydrofuge gros grain (160) mouillé et placé sur une plaque de verre.

Cette remise en ordre évite les grosses interférences qui peuvent gêner l'enregistrement des rapports intermaxillaires.

Modification de la face vestibulaire de la piézographie

Après la mise en ordre des contacts interocclusaux, il est possible de juger de l'importance du surplomb horizontal antérieur *(overjet)*.

Surplombs horizontaux

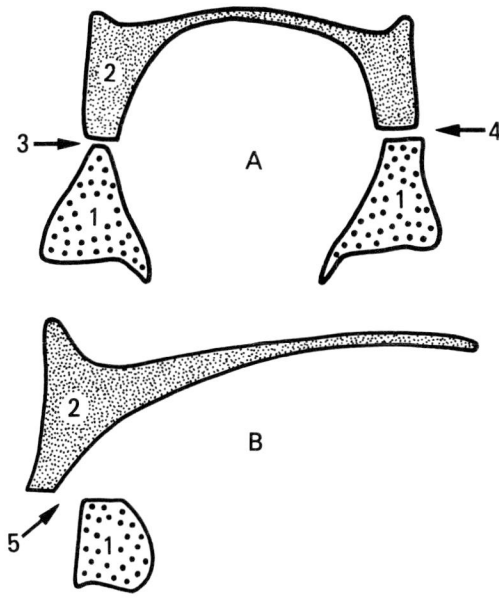

Figure 225. *L'atypisme des surplombs horizontaux dans un même cas (ce qui est fréquent).*
A. Coupe molaire. B. Coupe sagittale.
1. Piézographie; 2. semipiézographie; 3. rapports de classe I (normocclusion) (côté droit);
4. rapports de classe III (côté gauche); 5. rapports de classe II (rétrocclusion).

Pour un même cas l'amplitude du surplomb horizontal n'est pas la même en tous les points des arcades. L'amplitude du surplomb se mesure entre la face vestibulaire de la semipiézographie et la face vestibulaire de la piézographie.

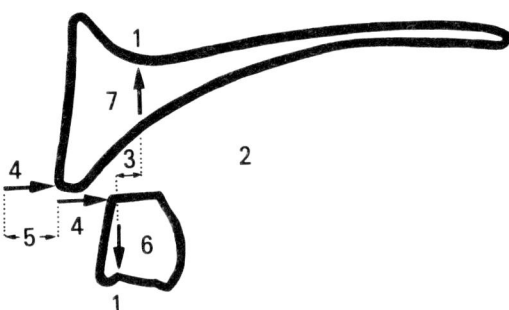

Figure 226. Choisir une classe de rapport d'occlusion par rapport au sommet des crêtes (1) entraîne des erreurs importantes sur le volume de la boîte à langue (2). Si les rapports sont jugés par rapport aux sommets des crêtes, on est en classe III (3), par rapport aux faces vestibulaires (4) des enregistrements piézographiques, on est en classe II (5).
6. Piézographie; 7. semipiézographie.

La classe d'occlusion ne se détermine pas par rapport aux sommets des crêtes antagonistes mais c'est une fonction des faces vestibulaires de la piézographie et de la semipiézographie.

Classe II : distance interface supérieure à 4 mm (plus de 60 % des cas dans l'édentation gériatrique) : rétroclusion antérieure.

Classe I : de 1 à 4 mm (environ 20 % région antérieure).

Classe III: distance inférieure à 1 mm et s'inversant (moins de 10 % région antérieure).

Modification de la face vestibulaire de la piézographie

Dans les classes II avec un surplomb supérieur à 6 mm, il faut envisager cette modification. Dans un certain nombre de cas, il est possible de réduire ce surplomb. Il faut revoir le modelage vestibulaire de la piézographie en fonction de la semipiézographie (Robert Blondin).

Comment savoir s'il faut faire cette modification

- Après les empreintes : piézographie et semipiézographie sont remises en bouche.
- L'alginate (Zelgan) est mélangé dans le rapport P/liq : 0,4 g/1 ml d'eau.

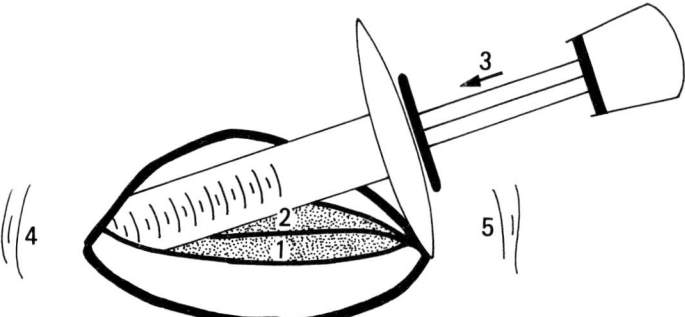

Figure 227. Cinq à 6 ml d'alginate sont injectés (3) sur la face vestibulaire (1) de la piézographie, d'un modiolus (4) à l'autre (5). 2. Semipiézographie.

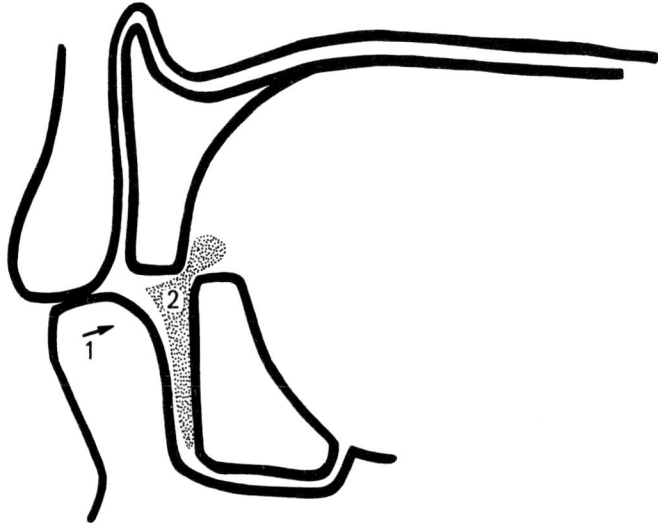

Figure 228. L'alginate injecté, la lèvre est rabattue (1) et l'édenté est prié de prononcer 2 fois « Me » bien articulé. L'édenté est ensuite prié d'occluser lèvres et maquettes et d'attendre le durcissement de l'alginate (2).

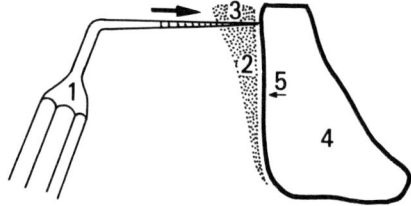

Figure 229. La sonde de Fox (1) est placée dans la partie épaisse (3) de l'ajout (2) d'alginate modelé.
   4. Piézographie; 5. face vestibulaire.

- Si l'épaisseur dépasse 1 mm, il faut prévoir une modification.

Les empreintes des surfaces d'appui

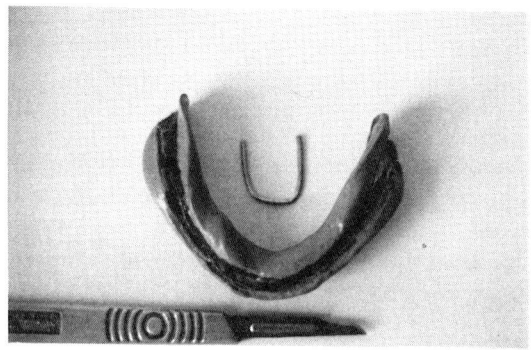

XVII. Dans la cuvette du porte-empreinte maxillaire : En « Duralay » le joint périphérique interne et le joint postérieur.

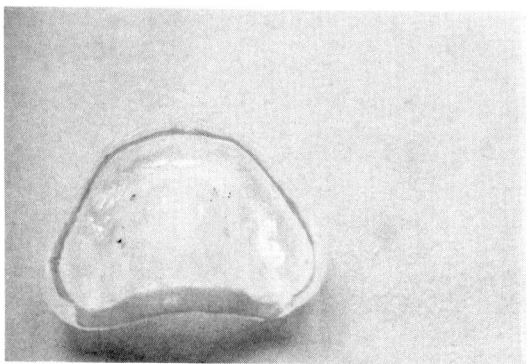

XVIII. L'empreinte mandibulaire : pression très légère sur la fibro-muqueuse et pression très forte sur la muqueuse mince.

Modification

- L'alginate dont les excès ont été ôtés est pesé. La pesée donne la dose de thiokol nécessaire majorée d'1/2 ml (1,3 g d'alginate = 1 ml).
- La piézographie dans sa face vestibulaire est encollée de colle à thiokol.
- La quantité de thiokol (*) ad hoc est préparée, puis déposée avec une spatule sur la face vestibulaire de la piézographie et lissée au liquide de Zerbato.

- La semipiézographie étant en bouche, la piézographie qui vient d'être préparée est portée en bouche et modelée par une batterie de phonèmes bien articulés jusqu'à durcissement : consonnes M et P + voyelles E et O. Après durcissement les excès occlusaux sont coupés.

Conclusion

Cet ajout est définitif, sous réserve que la rétention de l'empreinte soit suffisante. L'empreinte est déjà faite et permet de connaître la rétention de la future prothèse.

(*) Permlastic Heavy Body (Kerr) : 1 ml de base/1/4 de ml catalyseur.

Chapitre 2

Montage des moulages en articulateur et enregistrements des rapports intermaxillaires

Généralités

Il nous semble actuellement impensable d'articuler des prothèses totales sur un appareil autre qu'un articulateur semi-adaptable. Il en existe plusieurs modèles. Pour notre compte nous utilisons le Dentatus ARL. Ce sera donc lui qui sera schématisé dans nos dessins.

Matériel

- Un articulateur Dentatus ARL (modèle antiarcon).
- L'arc facial de transfert d'Almore.
- Un crayon très gras 6B, une réglette plastique, un pied à coulisse, un compas pointes sèches.
- Les maquettes piézographiques et semipiézographiques ayant servi à faire les empreintes et les moulages en résultant en plâtre pierre.
- Super Sep (Kerr). Spray silicone (Fag). Plâtre de Paris. Eau saturée de plâtre (accélérateur de prise pour le plâtre); après 24 h de conservation le flacon doit contenir : moitié lait de plâtre, moitié eau saturée de plâtre.
- Bol à plâtre et spatules, doseur d'eau.

Préparations

Les gorges dans les socles des moulages

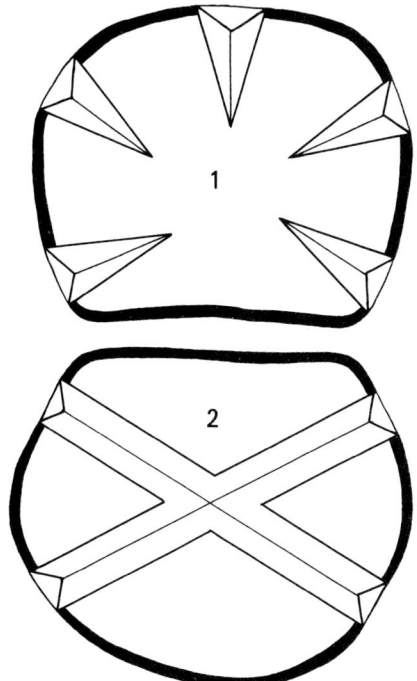

Figure 230. Les socles des moulages, bien plats, sont creusés de gorges, ce qui permettra la mise en articulateur avec des doubles bases engrenées (Lautitzen).
1. Socle de moulage maxillaire; 2. socle de moulage mandibulaire.

Les gorges sont essentielles pour les temps ultérieurs :
— le montage des moulages sur l'articulateur par l'intermédiaire de doubles bases engrenées;
— le contrôle de la relation de charnière;
— le réglage des pentes condyliennes de l'articulateur;
— le remontage des moulages sur l'articulateur, après polymérisation, pour l'équilibration.

Maquettes piézographiques et semipiézographiques

Ces maquettes empreintes doivent pouvoir se replacer parfaitement sur leurs moulages (une lubrification avec du teepol (*) facilite cette remise en place).

(*) Shell.

Moulages en articulateur et enregistrements des rapports intermaxillaires

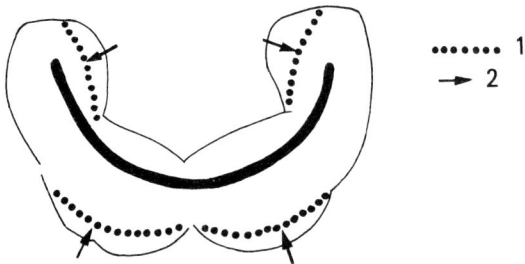

Figure 231. Sur une piézographie empreinte, avec des crêtes de niveau I ou II, où il y a souvent des zones en contre-dépouille (2), il faut supprimer un volet ou seulement une partie de volet pour pouvoir replacer parfaitement la piézographie sur son moulage.
1. Section ou disque carborendum de la résine, section qui permet de soulever le volet pour faciliter insertions et désinsertions.

Taraudage

Le taraudage de la semipiézographie est nécessaire pour y fixer la fourchette de transfert qui n'est jamais fixée à la cire.

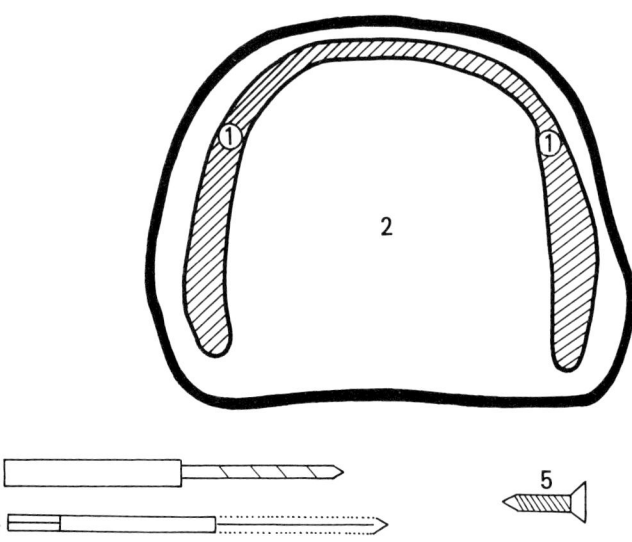

Figure 232. *Préparation du plan occlusal de la semipiézographie pour fixer la fourchette de l'arc de transfert.*
1. Trous taraudés dans le bourrelet à 20/10e de mm; 2. semipiézographie; 3. foret hélicoïdal 16/10e pour forer l'avant-trou à vitesse lente (< à 1 000 t/min); 4. jeu de tarauds 20/10e de mm; 5. 2 vis à tête chanfreinée de 20/10e de mm.

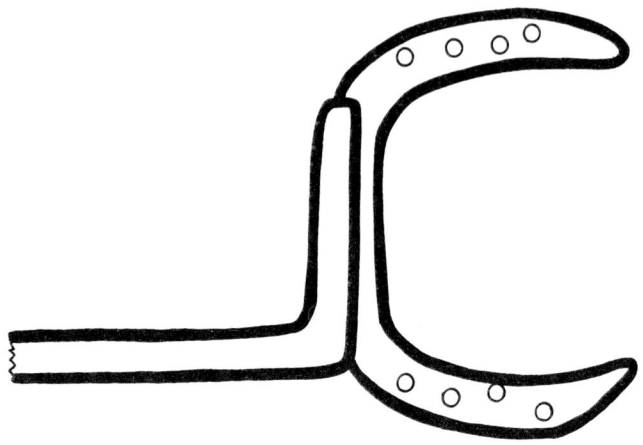

Figure 233. Jeu de trous chanfreinés à 30/10 - 20/10e de mm à forer dans la fourchette pour que le vissage puisse se faire dans tous les cas.

Montage suivant l'axe charnière

Principe

En occlusion les rayons (4) de l'axe charnière (3) au plan d'occlusion (7) sont évidemment les mêmes au maxillaire et à la mandibule : comme la distance axe charnière-maxillaire est constante, il suffit de monter le moulage maxillaire sur un rayon, puis de monter le moulage mandibulaire en occlusion de charnière (qui est sur le même rayon) (Marguel Bonnet).

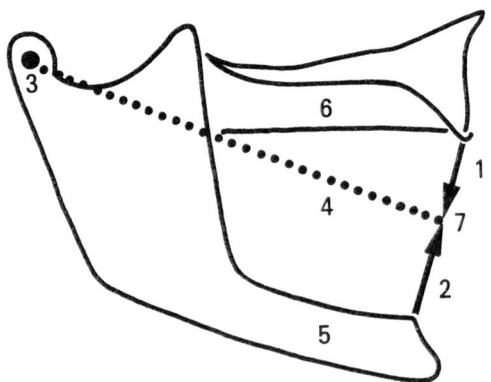

Figure 234.
1. Maquette maxillaire; 2. maquette mandibulaire (ces 2 maquettes sont en occlusion); 3. axe charnière; 4. rayon axe-charnière; 5. mandibule; 6. maxillaire; 7. plan d'occusion.

Repérage des émergences de l'axe charnière

En prothèse gériatrique, un axe charnière conventionnel est suffisant, car la détermination d'un axe charnière réel est soumis à trop d'aléas dans ces cas.

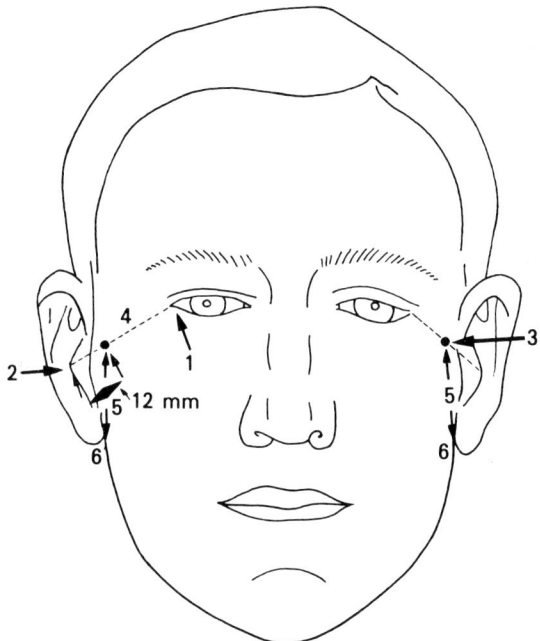

Figure 235.
1. Angle externe de l'œil; 2. sommet du tragus; 3. émergences de l'axe charnière conventionnel (à marquer au crayon 6B); 4. ligne joignant les points 1 et 2 (dessinée au crayon sur la peau au moyen de la règle souple), sur cette ligne les points 3 sont à 12 mm des points 2 (tragus); 5. si les points 3 sont bien placés, ces distances sont égales (3→6); 6. angle du lobule de l'oreille.

Réglage de l'arc de transfert

Montage de la fourchette sur la semipiézographie

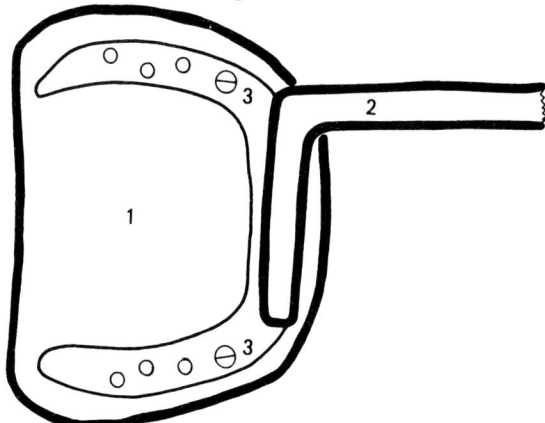

Figure 236. La fourchette (2) est vissée sur le plan occlusal de la semipiézographie (1) au moyen de vis (3). Ce système de jonction très rigide permet l'enregistrement. Le remontage de la semipiézographie sur la fourchette peut se faire quand on veut.

Préréglage de l'arc

Les 2 branches sagittales sont mises au même niveau et leur longueur est réglée pour le cas, ainsi que leur écartement sur la barre frontale. Ce préréglage facilitera le réglage en bouche.

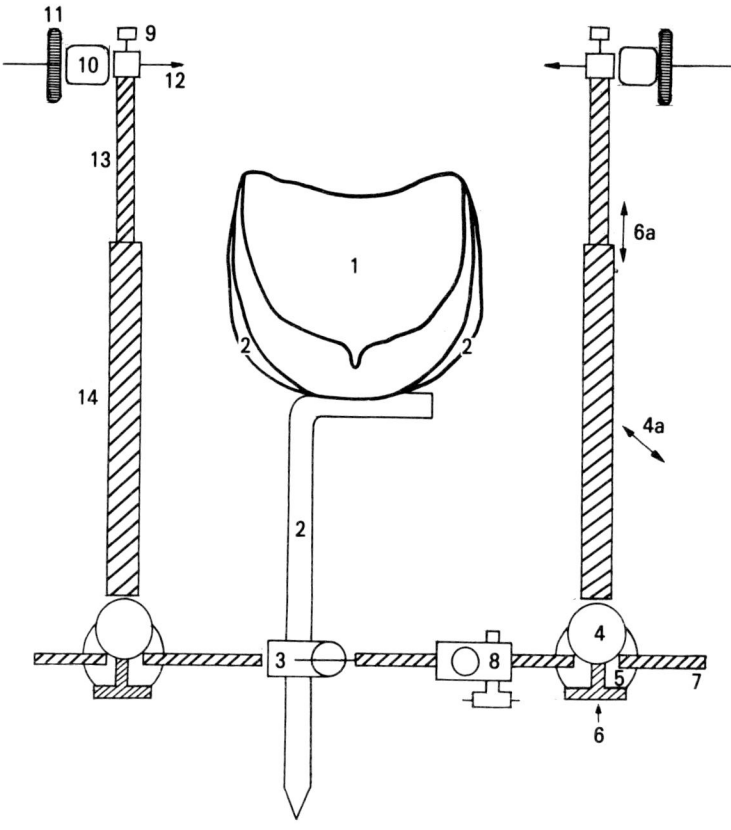

Figure 237. *L'arc de transfert (Almore)*
1. Semipiézographie; 2. fourchette vissée à la semipiézographie; 3. anneau de jonction 2/7; 4. vis d'élévation, abaissement de 14 (se bloque avec un contre-écrou); 4a. élévation-abaissement; 5. vis de blocage de 14 sur 7; 6. vis de coulissement de 13 dans 14 (mouvement 6a) (se bloque avec un contre-écrou); 7. barre frontale ronde de l'arc, cette barre joint tous les éléments de l'arc; 8. anneau qui sert ultérieurement au blocage sur la table de montage en articulateur; 9. vis de blocage temporaire de l'aiguille 12; 10 et 11. écrou et contre-écrou colorés qui bloquent la longueur de 12, permettent le montage de 12 quand 9 est desserré; 12. aiguille de repérage de l'axe charnière inscrit sur la peau, cette aiguille se retire pour ne pas blesser quand l'arc est ôté de la bouche; 13. partie coulissante de la barre sagittale 14.

Réglage en bouche

● Pour ce réglage, l'index d'une main placé au centre de la plaque palatine maintient tout le système en place. L'autre main peut alors tourner les vis de réglage (l'appareillage est très léger).

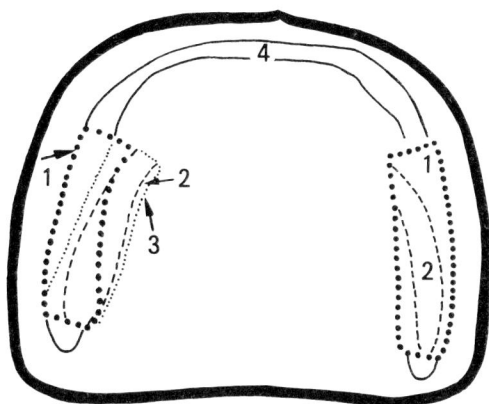

Figure 247. *Remise en place de la cire après une première occlusion.*
1. La cire à sa première mise en place; 2. empreinte de la surface occlusale de la piézographie après l'occlusion guidée; 3. déplacement de la cire du côté où il y a un gros décalage de rapports; 4. bourrelet occlusal de la semipiézographie.

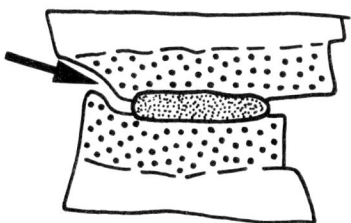

Figure 248. Attention aux interférences potentielles entre la tubérosité et la partie postérieure du bourrelet avec l'extension trigonale (des meulages dans cette zone peuvent déjà être faits à ce stade; ces meulages dans les cas extrêmes peuvent atteindre l'élastomère de l'empreinte).

Enregistrement

● L'entraînement : sans rien en bouche, l'opérateur entraîne l'édenté, en lui donnant des explications, à une fermeture relaxée de la bouche par manipulation (voir figure 249).
● La piézographie est placée en bouche bien en place.
● La semipiézographie d'abord bien refroidie est placée pendant 2 min dans le bain thermostatique à 50 °C.
● La semipiézographie avec sa cire plastique est sortie rapidement du bain, couverte sur sa face occlusale d'une couche de liquide de Zerbato et portée en bouche où l'opérateur ferme la bouche en charnière guidée.

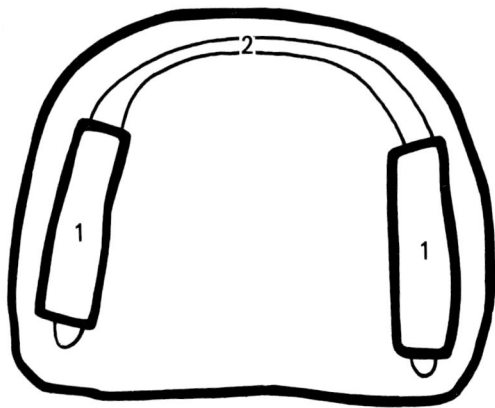

Figure 245. *Les 2 blocs sont collés sur la surface occlusale (2) de la semipiézographie.*
1. Blocs de cire; 2. surface occlusale de la semipiézographie.

Contrôle de l'emplacement de la cire

La piézographie est en bouche (bien en place). La semipiézographie avec ses blocs de cire qui viennent d'être collés (donc encore chauds) est portée en bouche.
- L'édenté est prié d'occluser en rétropulsant la langue au maximum.

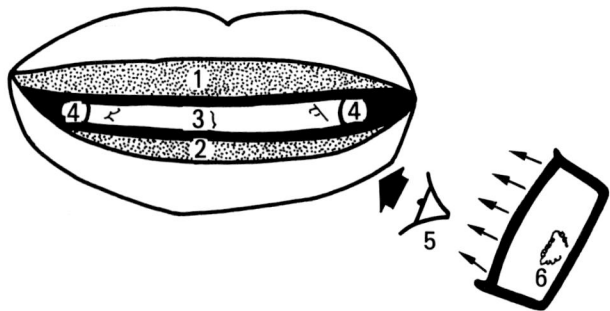

Figure 246. Le contrôle de la rétropulsion linguale (3) se fait aisément en élevant l'édenté assis sur le fauteuil au niveau de l'œil de l'opérateur (5) et en réglant le projecteur (6) pour que sa lumière passe dans l'espace laissé libre, par la surélévation des maquettes (1, 2) due aux blocs d'Aluwax (4).

- puis de serrer sur les blocs dont la cire est relativement dure. Cette opération donne les rapports entre les 2 maquettes ce qui permet une remise en ordre des blocs de cire avec :
  — déplacements horizontaux pour avoir des contacts suffisants entre les 2 maquettes (si nécessaire);
  — égalisation des épaisseurs de cire.
  — suppression des surlargeurs;
  — contrôle d'une absence d'interférence postérieure.

Le montage en position de charnière sur l'articulateur semi-adaptable permet de modifier directement sur l'articulateur sans retourner en bouche la DV des maquettes. La modification peut être de ± 3 à 4 mm au niveau de la tige incisive de l'articulateur autour du niveau enregistré.

Matériel

● La piézographie, dont la face occlusale a été creusée de petites gorges (voir figure 243), et la semipiézographie.

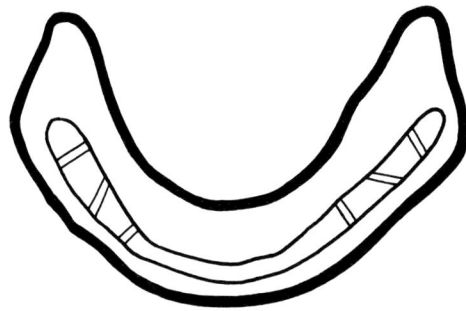

Figure 243.

La face occlusale de la piézographie est creusée de sillons à l'aide d'une fraise cylindrique. Chaque gorge demi-cylindrique est profonde de 0,65 mm et large de 1,25 mm. Les gorges sont orientées différemment à gauche et à droite (les gorges sont petites pour ne pas altérer le plan occlusal de la piézographie qui servira de gabarit pour le montage des unités dentaires maxillaires).
● Un bain thermostatique réglé à 50 °C, bac à glace, minuteur, Bunsen.
● Aluwax et liquide de Zerbato.
● Des scalpels et des spatules à cire.

Phase préparatoire

Deux fois trois bandes d'Aluwax de 25 × 5 mm sont collées ensemble pour former des blocs. Chaque bloc est collé à la spatule chaude sur la surface occlusale molaire de la semipiézographie bien séchée.

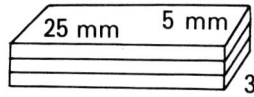

Figure 244. *Le bloc de cire est formé de 3 épaisseurs (3).*

Ces clés sont construites après le montage du moulage maxillaire en charnière. Elles serviront à couler des duplicata en cire de la piézographie, et de la semipiézographie et à déterminer puis à contrôler l'emplacement des éléments dentaires. A la mandibule, les clés vestibulaires et linguales sont mixtes : plâtre et silicone. Au maxillaire, la clé vestibulaire qui recouvre en plus la surface occlusale est en silicone.

Enregistrement de la relation de base

Généralités

La relation de base est la relation dans laquelle seront montées les unités dentaires au laboratoire.

La relation de choix est la relation de charnière. Cette relation qui est une relation guidée nécessite pour l'édenté la capacité de relaxer les élévateurs et les rétropulseurs.

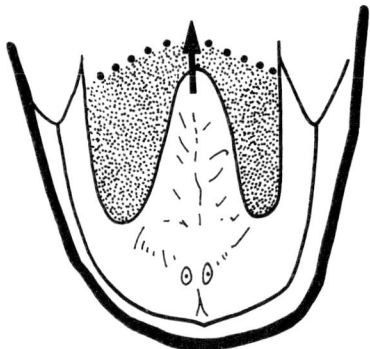

Figure 242.
Quand l'occlusion guidée est irréalisable, ce qui est fréquent dans les édentations gériatriques, l'utilisation de la rétropulsion linguale, grâce au réflexe d'omotropisme linguo-mandibulaire, permet le retour en relation centrée (Ackermann).

La relation centrée qui fait jouer les élévateurs est moins reproductible que la relation de charnière. Ce sera elle qui sera choisie pour la première mise en articulateur. Cette relation centrée permettra de contrôler l'occlusion des maquettes piézographiques. Les maquettes piézographiques articulées peuvent être données en remplacement des anciennes prothèses pour engendrer la relaxation (il y aura perte des réflexes conditionnés et relaxation musculaire). Pendant cette période de relaxation, le praticien conservera les anciennes prothèses.

Après quelques jours de relaxation, il est alors possible dans un deuxième temps d'obtenir une relation de charnière. Cette relation de base se situe 2 à 3 mm au-dessus de la DV phonétique minimum dans la région antérieure (la DV phonétique est la DV qui a servi à construire les maquettes piézographiques).

Contrôle d'un bon montage

- Remise délicate et à fond de 2 sur 3.
- Revissage de 1 au moyen de la vis 24.
- Contrôle d'un bon montage : en fermant doucement l'articulateur qui était ouvert. La base 1 doit s'engager parfaitement sur 2 sans forcer.

Si l'engagement est mauvais (espaces), il faut refaire la mise en articulateur à partir du temps 5; la première double base est éliminée. Cette erreur est due le plus souvent à un plâtre trop dur qui oblige à forcer pour obtenir le contact de 19 sur le plateau incisif.

Clés de duplication

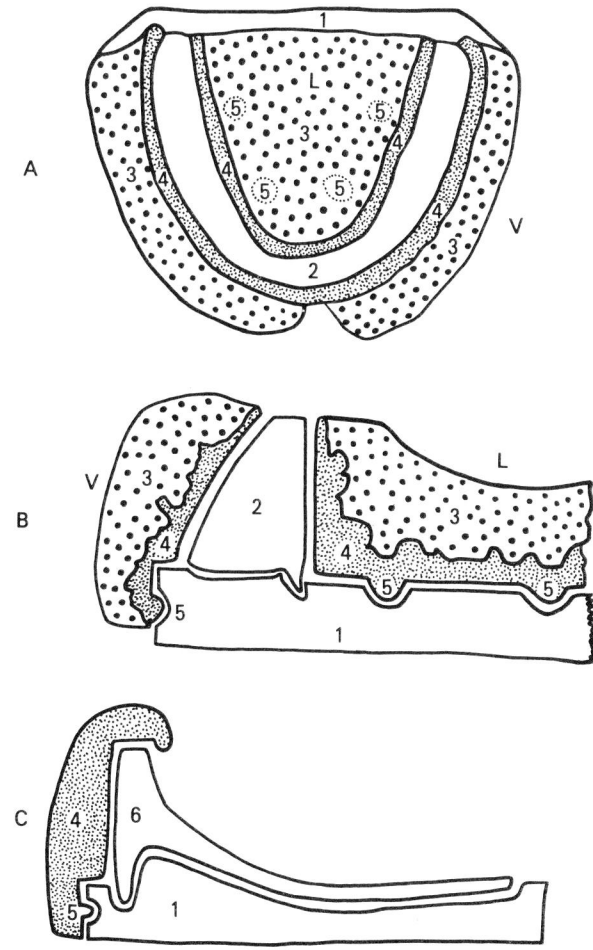

Figure 241.

A. Clés mandibulaires : vue occlusale. B. Clés mandibulaires : coupe frontale molaire (un demi moulage). C. Clé maxillaire : coupe sagittale médiane.

1. Moulage; 2. piézographie; 3. plâtre; 4. silicone; 5. clés pour faciliter les positionnements; 6. semipiézographie. V. clés vestibulaires; L. clé linguale.

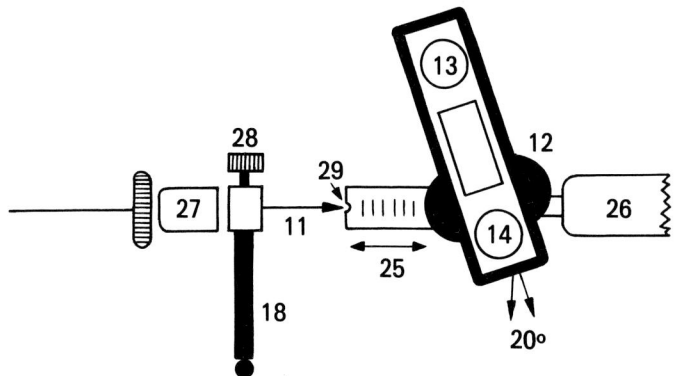

Figure 240. *Vue supérieure d'un mécanisme condylien pour le montage en charnière.*

Mise en coïncidence des axes charnières de l'édenté et de l'articulateur

- L'articulateur est déposé sur 17.
- Mise au même niveau des 11 et 29 gauche et droite au moyen de 16.
- Egalisation par coulissement dans 25 gauche et droite (le millimétrage des tiges facilite l'opération).
- Parallélisage de 4 et 9 au moyen d'un pied à coulisse, en déplaçant 9 le long de 19, 8 étant débloqué. Reblocage de 8.
- Stabilisation de 4 au moyen du rectangle déformable 22 (à faire avec précautions pour ne pas soulever 4).

Contrôle de l'existence d'un espace d'au moins 2 mm entre 23 et le dos de 2 quand 19 touche le plateau incisif

Union du moulage à l'articulateur

- Ouverture de l'articulateur en faisant pivoter 9 de 180° vers l'arrière.
- 9 repose alors sur 30.
- Enduction du dos du moulage 2 au Super Sep (*).
- Préparation d'un plâtre de Paris assez mou avec 80 à 100 ml d'eau.
- Dépôt du plâtre avec la spatule sur tout le dos de 2 et sur 23.
- Fermeture de l'articulateur avec douceur mettant en contact le plâtre de 2 et de 23.
- Durcissement du plâtre jusqu'à son refroidissement (environ 30 min).

Taille de la double base

- Libération de 1 au moyen de 24 qui est dévissé.
- Séparation délicate de 2 et de 3 (dans les cas rétentifs les vis 5 sont dévissées, ce qui libère 3; ce dévissage est assez délicat).
- Suppression des excès de plâtre de la double base et mise au ras du socle de 2. Il faut utiliser le taille plâtre, un couteau à plâtre bien affûté, et du papier de carborendum hydrofuge gros grains ($\neq$ 60) sous le robinet.

(*) Super sep (Kerr).

- Lubrification au Spray silicone (Fag).
- Vissage de 16.

Phase préparatoire sur l'arc transfert.

- Mise en place du moulage 2 dans la semipiézographie 3 vissée à 4.
- Blocage de l'arc transfert au moyen de 7 sur la partie haute de 17a. Les branches 18 font entre 20° et 30° avec 17 et 4 est sensiblement parallèle à 17. La vis 5 étant très fortement serrée les manipulations se font en tenant l'arc avec une main sous 4 (en procédant autrement on peut dérégler ou fausser les branches 18 de l'arc).

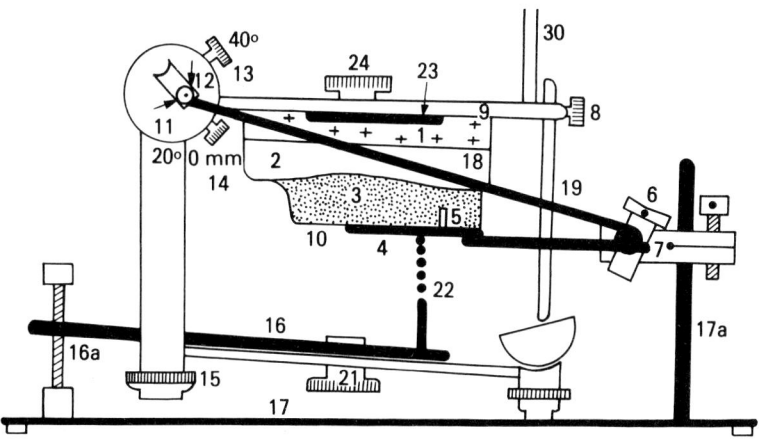

Figure 239. (*)

1. Double base engrenée (en plâtre de Paris gâché avec de l'eau normale); 2. moulage avec ses gorges et enduit de séparateur (Kerr); 3. semipiézographie empreinte; 4. fourchette; 5. vis de fixation de la fourchette; 6. vis de fixation de la fourchette (4) à l'arc facial (18); 7. vis de fixation de l'arc facial à la table de montage (17); 8. vis incisive qui permet de régler le parallélisme entre 4 et 9 en jouant sur 19; 9. membre supérieur de l'articulateur; 10. plan occlusal de la semipiézographie (ce plan est parallèle au plan de la langue); il coïncide avec 4; 11. aiguille de l'arc transfert qui coïncide avec l'axe charnière de l'articulateur; 12. boule condylienne; 13. vis de la pente condylienne; 14. vis de propulsion mise en position de charnière (0 mm); 15. vis de réglage de l'angle de Bennett (20°); 16. accessoire de montage qui permet de déplacer l'articulateur au moyen de la vis 16a, cet accessoire est fixé à l'articulateur par la vis 21, il permet de faire coïncider la pointe des aiguilles de l'arc de transfert avec l'axe charnière de l'articulateur; 17. table de montage, l'arc de transfert y est fixé au moyen de la vis 7, cette fixation se fait sur la tige 17a; 18. branche sagittale de l'arc transfert; 19. tige incisive de l'articulateur (sa partie supérieure courbe permet de monter ou de descendre 9; 21. vis de la branche inférieure; 22. rectangle en acier coulissant suivant une diagonale qui soutient le moulage, la fourchette, et l'arc, au moment de la fermeture de l'articulateur sur le plâtre mou; 23. galette en laiton fixée à la vis 24 et noyée dans le plâtre de 1; 25. tige millimétrée escamotable dans le centre de la boule condylienne (12) creusée d'une gorge (29) où vient s'engager la tige aiguille (11) bloquée par la vis 28, les tiges (25) gauche et droite doivent être sorties d'une longueur identique ce qui s'obtient en déplaçant l'articulateur sur 17; 26. axe intercondylien de l'articulateur; 27. système donnant la longueur de l'aiguille (11); 28. vis bloquant l'aiguille 11 sur 18 à la longueur définie par 27; 29. gorge coïncidant avec l'axe charnière de l'articulateur 11 s'y place; 30. tige longue, support de 9 en ouverture de 180° vers l'arrière.

(*) Le matériel utilisé est au catalogue Almore.

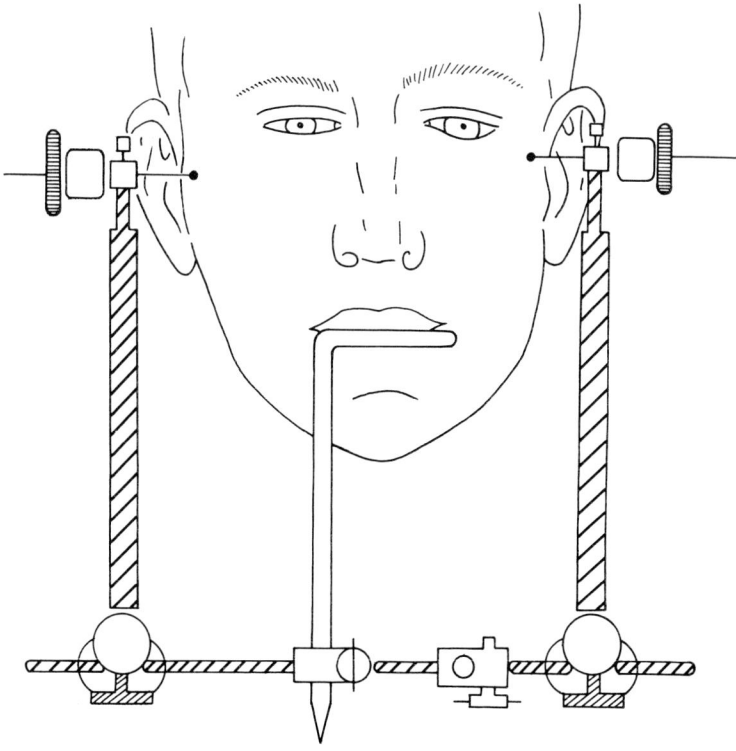

Figure 238.

- La position de la tête doit être la même pour les marquages des émergences de l'axe charnière et pour son enregistrement (Lauritzen). Le marquage et l'enregistrement peuvent se faire en décubitus dorsal, ce qui facilite les manipulations.
- La bouche est fermée au maximum pour éviter le soulèvement de la peau par les condyles et le déplacement des émergences de l'axe charnière.
- Les pointes des aiguilles (12) effleurent la peau. Les aiguilles sont ôtées quand le système de réglage des aiguilles (10/11) est bloqué. L'arc peut être sorti de la bouche sans risque de blessure pour l'édenté.

Manipulations hors bouche

Les contre-écrous 4 et 6 sont serrés. Les aiguilles de repérage (12) sont remises en place suivant leur couleur jusqu'à ce qu'elles butent sur 10/11 et les vis qui sont serrées.

N.B. : L'enregistrement de l'axe charnière conventionnel, y compris la détermination des points d'émergence, ne nécessite que 30 minutes au fauteuil.

Montage du moulage maxillaire sur l'articulateur

Phase préparatoire sur l'articulateur (fig. 259).

- Mise en place de 23.

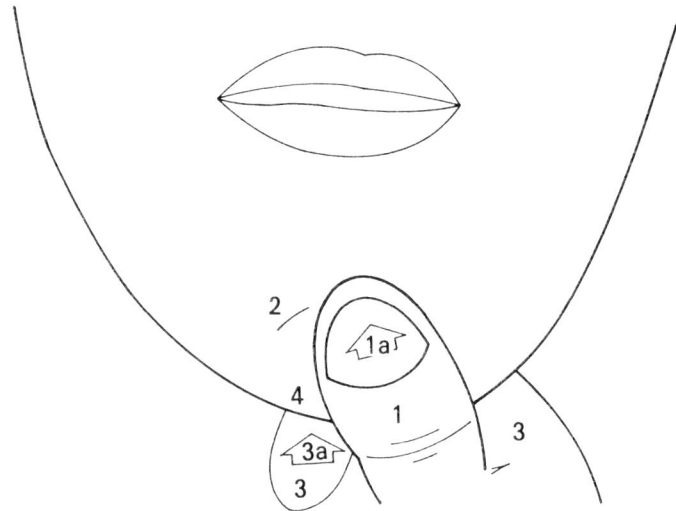

Figure 249. Pour obtenir la rétropulsion mandibulaire et la fermeture en charnière, l'édenté doit avoir la tête bien soutenue par la têtière. L'édenté étant très détendu, 2 ou 3 petits mouvements d'élévation/rétropulsion pratiqués par l'opérateur lui permettent de contrôler le degré de détente. Quand il sent que la relaxation est bonne, un mouvement d'élévation (3a) plus ample avec l'index replié sous le menton (4) associé à une rétropulsion (1a) exercée par le pouce (1) qui presse sur l'éminence mentonnière (2) pour faire pénétrer la piézographie de 2 à 3 mm dans les blocs d'Aluwax très plastiques.

- L'édenté abaisse aussitôt sa mandibule, plus ou moins guidé par l'opérateur, ce qui sépare les maquettes (action du liquide de Zerbato).
- Un coup de soufflette abaisse la température de l'Aluwax, la maquette maxillaire est sortie de la bouche et immergée 4 min dans la glace.

Ablation des excès de cire

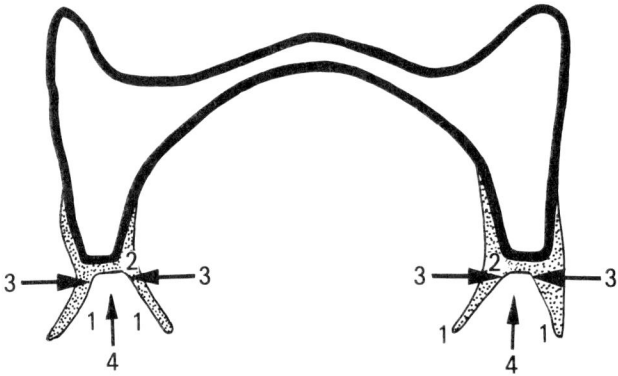

Figure 250. *Ablation des excès de cire.*
1. Excès de cire qui seront coupés (3) au scalpel; 2. blocs d'Aluwax écrasés par l'enregistrement; 4. empreintes de la surface occlusale de la piézographie.

Contrôle de l'équilibre de pression (Marguel Bonnet)

- La maquette semipiézographique bien glacée est remise en bouche.
- L'opérateur guide la fermeture en charnière (cf. supra).
- L'édenté est prié :
  — de serrer ses maquettes dans la position donnée par l'opérateur,
  — de faire le repérage du côté où la pression lui semble la plus forte,
  — s'il y a une surpression, de poser sa main sur la joue où la pression est la plus forte.

Résultat de cette analyse

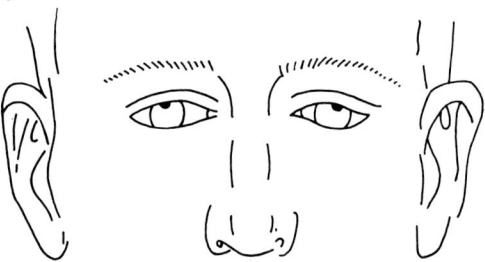

Figure 251. Si l'édenté prend cette allure avec les pupilles dirigées vers le haut, la pression est sûrement égale à gauche et à droite. Le résultat est bon, l'opérateur peut continuer.

Si la main se porte immédiatement sur une joue : la pression est inégale, il faut corriger :
  — à refaire intégralement la séquence en réépaississant la cire;
  — dans certains cas gériatriques difficiles et particulièrement instables, il est préférable de ramollir le côté à surpression, sauf si l'épaisseur est insuffisante, dans ce cas on rajoute de la cire du côté en sous-pression. Après ces remises en ordre, un ramollissement unilatéral est refait, suivi d'une nouvelle charnière.

Contrôle de l'identité de fermeture antéro-postérieure

Les saillies de cire produites par la piézographie ne doivent pas être écrasées au cours des essais (voir fig. 250).

Contrôle de stabilité de la maquette maxillaire

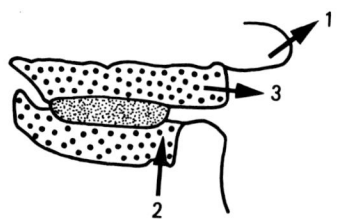

Figure 252. La lèvre supérieure (1) étant relevée, quand la bouche est fermée (2) en charnière. Il ne doit pas y avoir de déplacement horizontal (3) de la semipiézographie.

S'il y a un déplacement, il vaut mieux refaire une relation en modifiant l'emplacement des blocs de cire.

Contrôles divers

● Il ne doit pas y avoir de contacts postérieurs entre les bases des 2 maquettes antagonistes (il faut un espacement minimum égal à un papier à articuler épais; il doit pouvoir glisser facilement).
● Pour que l'occlusion soit valable, il faut que les surfaces occlusales des 2 maquettes n'aient aucun point commun. Tout point commun nécessite une reprise de l'occlusion. Quant l'opérateur a un doute sur l'épaisseur, il est possible de faire des sondages à travers la cire avec une sonde n° 11. Si le plan occlusal de la maquette maxillaire a été mal réglé, il peut être nécessaire de le modifier avant de refaire une relation.

Montage du moulage mandibulaire en articulateur

Généralités

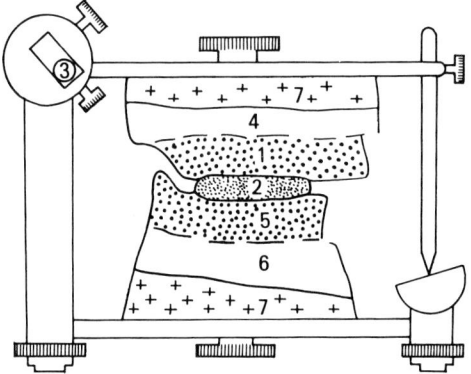

Figure 253. La maquette maxillaire (1) étant mise en place sur l'articulateur suivant l'axe charnière (3), le moulage maxillaire (4) sera monté en charnière. Comme la cire d'occlusion (2) est faite en charnière, la maquette mandibulaire (5) est en charnière ainsi que son corollaire, le moulage (6). La jonction des moulages (4, 6) aux branches de l'articulateur est obtenue par les doubles bases (7).

Essais

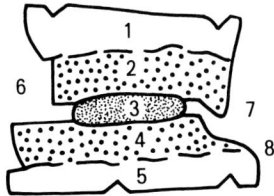

Figure 254. Les moulages (1 et 5) sont replacés dans les bases des maquettes (4 et 2). La maquette mandibulaire (2) est positionnée dans les empreintes des cires (3) refroidies. Il faut que la mise en place soit facile et qu'il y ait une bonne stabilité de 2 sur 3. La longueur des contacts doit être d'au moins 20 mm (6).
7. Côté trigone; 8. côté tubérosité.

Phase préparatoire : la mise en articulateur

- La tige support normale est remplacée par une tige courte (*) (ce qui facilite la tenue de la piézographie et du moulage sur la cire).
- L'articulateur étant ouvert, le bloc moulage fixé à la double base engrénée maxillaire est vissé sur l'articulateur.
- Un essai de tenue du moulage mandibulaire avec les mains sur le moulage maxillaire est fait. Il est complété par un marquage au crayon de l'emplacement des doigts (Lauritzen) sur la base du socle du moulage.
- Un essai de fermeture de l'articulateur est réalisé. Le moulage mandibulaire ne doit pas toucher la galette mandibulaire quand la tige incisive touche le plateau incisif (si nécessaire il faut retoucher l'extrados du moulage mandibulaire).

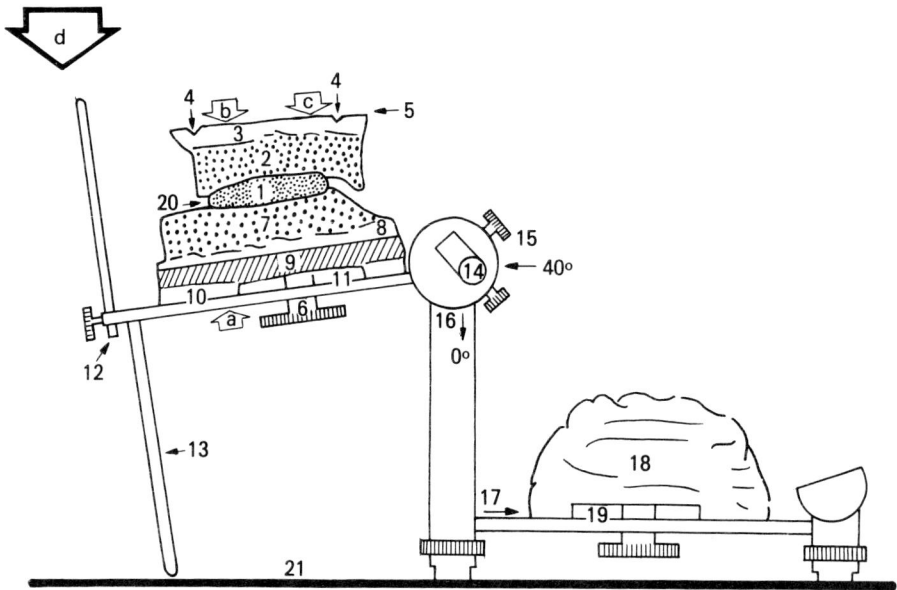

Figure 255. *La mise en articulateur.*

1. Cire de charnière ; 2. piézographie ; 3. moulage mandibulaire ; 4. gorges du moulage mandibulaire ; 5. couche de Super Sep ; 6. vis de montage des galettes ; 7. semipiézographie ; 8. moulage maxillaire ; 9. sparadrap maintenant ensemble la base (8) et la double base (10) fixée à la galette (11) ; 12. tige incisive allongée d'une longueur égale à l'espace intermaquette (20) dans la région incisive ; 13. tige de maintien courte pour le montage ; elle remplace pour cette opération la tige normale ; 14. boule condylienne bloquée en relation centrée ; 15. pente condylienne ; 16. angle de Bennett ; 17. lubrification avec une huile silicone (Fag) ; 18. montagne de plâtre avec accélérateur ; 19. galette ; 20. espace entre les 2 maquettes qui se retrouvera au niveau de 12 ; 21. surface de travail.

a, b, c. Le moulage (3) est maintenu sur (1) avec les 2 mains (il ne doit jamais être collé) l'opérateur étant en *d* (un essai est fait avant pour voir comment tenir le moulage, l'emplacement des doigts est marqué au crayon sur l'extrados du moulage, ce qui permet de retrouver les emplacements sans hésitation au moment de la fermeture de l'articulateur sur le plâtre 18).

a. Pouce ; *b.* index ; *c.* majeur.

(*) Almore.

Mise en place du plâtre sur le moulage mandibulaire

• Le plâtre est préparé avec 2/3 d'eau saturée de plâtre et 1/3 d'eau. Il faut 80 ml à 120 ml de cette solution.
• Le plâtre est monté en meringue sur la galette mandibulaire vissée sur le membre inférieur de l'articulateur lubrifié au Spray silicone (Fag.).
• L'extrados du moulage mandibulaire est passé au séparateur Super Sep (Kerr).

Fermeture de l'articulation

• L'opérateur placé derrière l'articulateur ouvert, replace ses index et ses majeurs aux emplacements prévus sur l'extrados du moulage mandibulaire et ses pouces sur la branche supérieure de l'articulateur.
• Il fait pivoter le tout jusqu'à ce que la tige incisive touche le plateau.
• Il maintient le moulage mandibulaire en place juqu'au durcissement du plâtre (3 min environ).

Ablation des excès après durcissement

La double base est taillée à l'aplomb du socle du moulage mandibulaire au couteau et au taille-plâtre.

Contrôle de la précision du montage en articulateur

Ce contrôle est très important. Il permet de vérifier l'exactitude du montage du moulage mandibulaire (1/3 des montages exécutés par des mains non habituées comporte une erreur, mise en lumière par ce contrôle).

Voir figure 256, page 156.

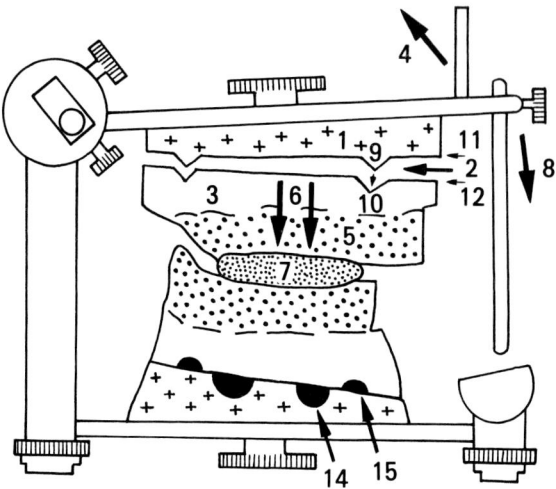

Figure 256. *Protocole du contrôle de l'exactitude du montage.*

La double base (1) maxillaire est séparée (2) du moulage maxillaire (3) en supprimant le sparadrap. L'articulateur est ouvert (4) de 180° avec la double base (1) vissée à la branche supérieure. Le moulage (3) muni de la semipiézographie (5) est remis en place (6) par une pression de l'index dans la cire (7). L'articulateur est refermé (8). Les saillies (9) de la double base s'engagent dans les gorges (10) de la base. Le moulage (3) ne doit pas bouger et l'intrados (11) de la double base doit parfaitement s'adapter à l'extrados (12) du moulage.

14. Emplacements des doigts, non encore bouchés, dans la double base mandibulaire; 15. gorges de la double base mandibulaire et du moulage mandibulaire; 16. bavures périphériques de la double base qui doivent être soigneusement ôtées au cours de sa mise en forme.

Tout défaut de montage est révélé par un manque d'adaptation de la double base à la base. Il implique obligatoirement une remise en articulateur du moulage mandibulaire (réfection de la double base).

Contrôle de la précision de l'enregistrement en bouche

Généralités

Si l'édenté était en relation de charnière au moment de l'enregistrement, un deuxième enregistrement de la même relation le prouvera. La preuve est apportée par un parfait engrènement de la double base, au moment de la fermeture de l'articulateur, sur la base du moulage maxillaire, quand tout le bloc formé par le moulage mandibulaire, la semipiézographie, la cire, la piézographie et le moulage maxillaire, est remonté sur la double base montée comme page 154.

Réalisation en bouche

L'opérateur utilise le protocole décrit page 150.

Contrôle de l'enregistrement

Voir page 152.

Conclusion du contrôle

● Il y a concordance des 2 enregistrements : l'opérateur passera au stade de l'enregistrement des pentes condyliennes.
● Il n'y a pas concordance entre les 2 enregistrements :
— l'opérateur refait un 3e enregistrement mais dans une autre séance car l'édenté est fatigué :
1. si les 2 enregistrements coïncident, on est dans le cas du paragraphe précédent ;
2. aucun des enregistrements ne coïncide avec le premier. Dans un cas semblable, assez fréquent dans les cas gériatriques, il faut faire un montage en articulateur de chaque relation avec une double base mandibulaire. Puis les cires d'occlusion ayant été soigneusement démontées, conservées, puis successivement remises, on recherche pour chaque relation montée en articulateur, s'il existe dans les autres enregistrements une relation qui subit avec succès l'épreuve du 1er paragraphe.
— s'il n'en est rien, il faut pratiquer une mise en condition articulaire.

Mise en condition articulaire

Généralités

Dans les cas où la coïncidence entre 2 relations est impossible à obtenir, on fera une mise en condition du système neuro-articulaire.
Cette mise en condition désarmera le système musculaire et effacera certains réflexes acquis avec les anciennes prothèses.

Réalisation

La première mise en articulateur servira à articuler, dans la relation de charnière douteuse, la semipiézographie sur la piézographie.
Les prothèses anciennes seront conservées par le praticien qui confiera en échange les 2 maquettes à l'édenté pour 4 à 6 jours.
Ces maquettes étant articulées par des surfaces planes permettront la mise en condition (le praticien contrôlera l'édenté tous les 2 jours).

Conclusion de cette mise en condition

A la fin de cette période, le praticien refait une séquence d'enregistrement de la relation de charnière, ainsi que les contrôles de coïncidences.
- Le plus souvent le résultat est positif.
- Dans quelques cas impossibles, il n'y a pas de coïncidence entre 2 relations. Le praticien conservera pour le montage une des relations. Il choisira celle qui lui semble la meilleure, de préférence la plus postérieure (cette relation sera complétée par un jaugeage de pentes condyliennes.

Ces données serviront à équiper les prothèses avec un montage non engrené équilibré. Après la pose des prothèses on fera une nouvelle relation, puis une équilibration a posteriori, ou une équilibration en bouche, équilibration assez délicate à l'Occlusal Indicator (Kerr) et au papier bleu.

Evaluation des pentes condyliennes

Généralités

Cette évaluation se fait après l'enregistrement de la relation de charnière.

C'est une relation dynamique. Elle est le résultat de l'action des élévateurs et des propulseurs.

Dans les appareillages gériatriques une mise en condition facilite la propulsion volontaire de l'édenté (il avait perdu le sens et même l'existence de ce mouvement). Comme c'est une relation dynamique, il faut une cire relativement dure (Aluwax à 48 °C pendant 2 min).

Les pentes condyliennes déterminées par cette méthode sont des pentes moyennes.

Pour que l'évaluation soit valable, l'amplitude des mouvements condyliens sur l'articulateur doit être comprise entre 4 et 6 mm (le minimum est suffisant pour des pentes de l'ordre de 25 à 30° et le maximum pour des pentes supérieures à 50°).

Des mouvements trop faibles ou trop amples donnent des évaluations erronées.

Temps préparatoire hors bouche

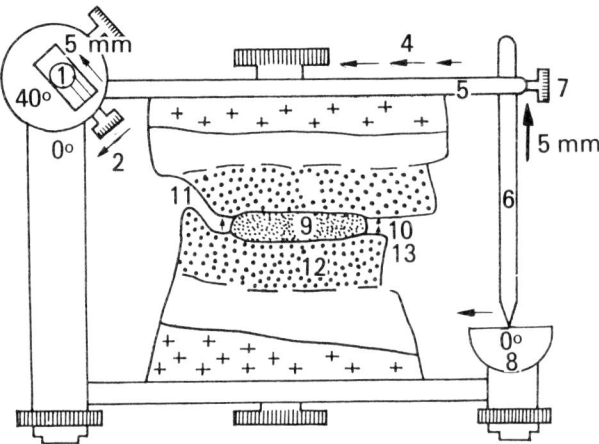

Figure 257. Les sphères condyliennes (1) sont déplacées de 5 mm par le jeu des vis (2), ce qui entraîne la propulsion théorique du bas, en réalité, sur l'articulateur, la rétrusion (4) (mouvement relatif des articulateurs anti-arcons). La branche supérieure (5) est élevée de 5 mm sur la tige incisive (6) par le jeu de la vis (7). Le plateau incisif est mis à 0°. La cire (9) est augmentée d'épaisseur, plus en avant (10) qu'en arrière (11). L'articulateur est fermé pour que la face occlusale (13) de la piézographie (12) s'encastre légèrement dans la cire (pour cette préparation les moulages sont unis aux doubles bases par du sparadrap).

Mise en condition de l'édenté

Un entraînement quotidien de l'édenté pendant une huitaine de jours facilitera l'enregistrement. Ces mouvements seront groupés par 4 ou 6.

La propulsion doit être faite sans les prothèses, le mouvement ayant été montré par l'opérateur (les édentés gériatriques ont souvent perdu la notion de mouvement horizontal).

Répétition de l'enregistrement

● La piézographie est en bouche.
● La semipiézographie qui vient d'être préparée avec l'Aluwax est refroidie, puis elle est placée en bouche.
● L'édenté est prié d'occluser en propulsant pour que le plan occlusal de la piézographie s'engage dans l'empreinte faite sur l'articulateur. L'opérateur le guide verbalement pour qu'il arrive au bon résultat (il peut refaire le mouvement 2 à 3 fois).

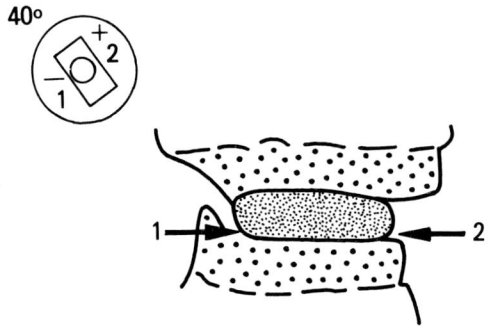

Figure 258. Si les perceptions de l'édenté sont assez fines, il mentionnera où il ressent la plus forte pression.
Surpression en 1 : pente condylienne inférieure à 40°.
Surpression en 2 : pente condylienne supérieure à 40°.

Enregistrement

● Réchauffage des blocs d'Aluwax collés à la semipiézographie par immersion 2 min dans le bain thermostatique réglé à 48 °C (cire plus dure).
● La piézographie étant en bouche, la semipiézographie réchauffée y est rapidement portée.
● Occlusion en propulsion guidée sous contrôle visuel du praticien en enfoncement de la piézographie de 2 à 3 mm dans la cire.
● Arrêt immédiat de l'enfoncement par un « Stop » impératif, suivi d'un « Ouvrez ».
● Contrôle d'une absence d'interférence.

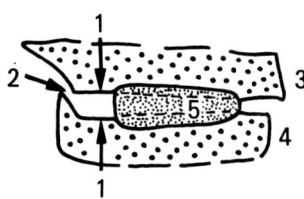

Figure 259. *Pour que l'enregistrement soit fiable, il ne faut pas d'interférence.*
1. Entre les surfaces occlusales; 2. entre les bases : trigones et bourrelet maxillaire; trigone et tubérosités; 3. semipiézographie; 4. piézographie; 5. bloc d'Aluwax.

Réglage de l'orientation des boîtiers condyliens

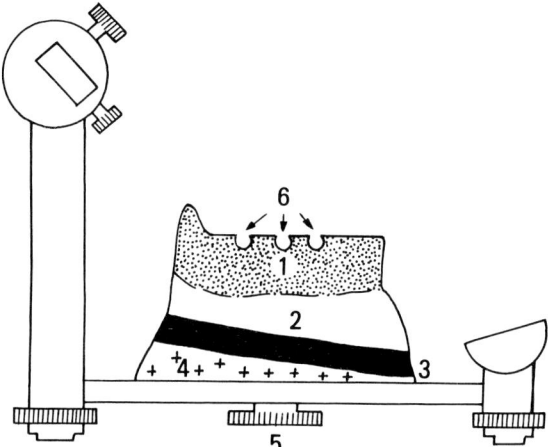

Figure 260. La piézographie (1) est remontée sur son moulage (2). Le moulage (2) est uni à la double base (4) par du sparadrap (3) (les emplacements des doigts de la relation de charnière ont été comblés par du plâtre). Le bloc est revissé (5) sur l'articulateur. 6. Les petites gorges de la surface occlusale de la piézographie.

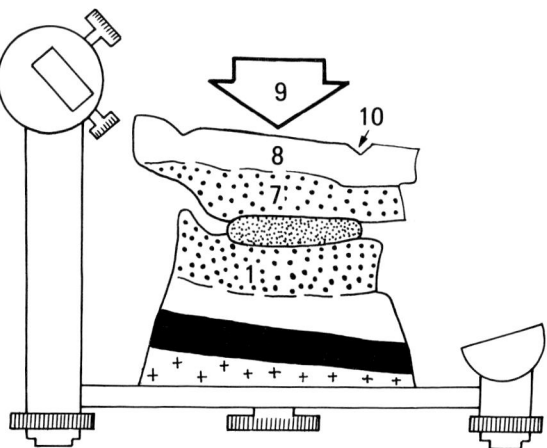

Figure 261. La semipiézographie (7) emboîtée sur son moulage (8) est placée sur la piézographie (1) au bon emplacement au moyen de petites gorges (6) et des dépassements latéraux qui ont été pressés sur la face externe de la piézographie (en bouche). (Ces excès sont laissés dépasser de 1 mm). Une pression (9) avec l'index permet de s'assurer d'une bonne mise en place. 10. Gorges du moulage (8).

Les enregistrements

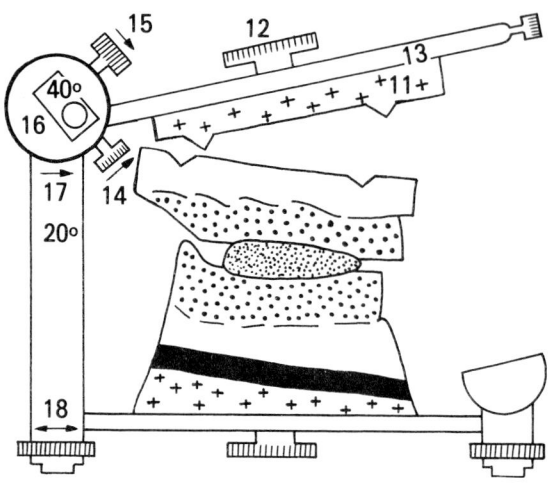

Figure 262. La double base maxillaire (11) est vissée (12) à la branche supérieure (13). La vis de propulsion (14) est remise à 0 (position de charnière). La vis de rotation (15) du boîtier condylien (16) est débloquée. Le Bennett (17) est mis à 20° ce qui permet de tenir compte du glissement latéral très fréquent chez les édentés gériatriques au moment de la propulsion. La tige incisive est retirée. 18. Vis d'ajustage du Bennett.

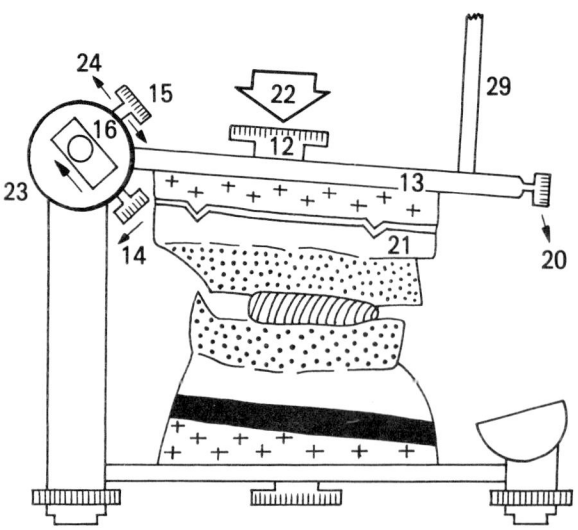

Figure 263. La branche supérieure (13) est rabattue (20), ce qui entraîne l'encastrement des clés (21) avec un ajustage médiocre et un déplacement des sphères condyliennes en haut et arrière (23). Ce déplacement fait pivoter le boîtier condylien, mouvement qui est aidé en poussant dans un sens ou dans l'autre (24) la vis (15). En même temps une pression légère (22) sur 12 avec l'index assure une bonne mise en place.

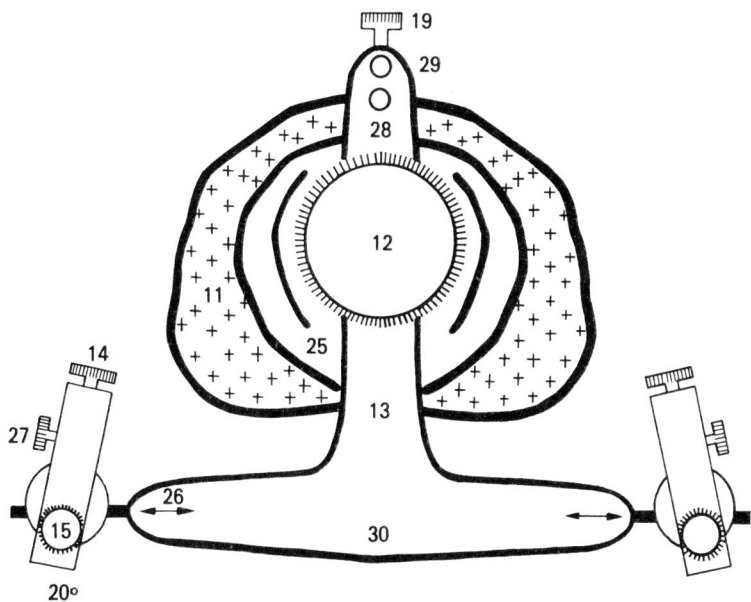

Figure 264. La mise des angles de Bennett à 20° crée un espace (25) entre les sphères condyliennes et l'axe transverse (30), ce qui permet à cet axe de se déplacer horizontalement (26) et facilite un emboîtement correct de la base (21) avec la double base (11) quand il existe au cours de la propulsion un glissement latéral.

25. Galette de jonction et de montage; 27. vis de blocage des sphères condyliennes en relation de charnière; 28. tige de support de la branche supérieure quand l'articulateur est couvert; 29. orifices de passage de la tige incisive.

Evaluation de l'angle condylien

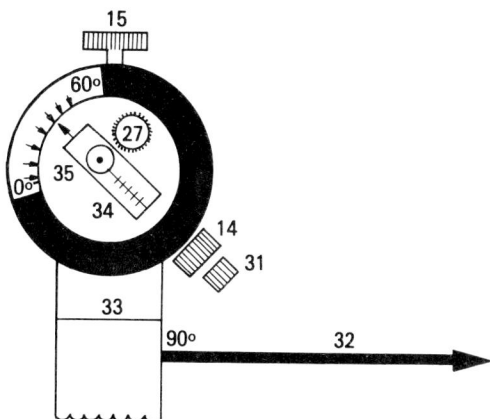

Figure 265. La lecture de l'angle de la trajectoire condylienne moyenne avec le plan occlusal (32) (le plan occlusal qui est parallèle au plan de la langue au repos) se fait sur la face externe du boîtier condylien.

31. Vis de rétropulsion (peu employée); 33. ligne de rotation du boîtier condylien; 34. échelle millimétrique commandée par la vis 14, elle permet de mesurer l'amplitude du déplacement de la sphère condylienne (35) (cette tige millimétrée sert aussi à maintenir à un endroit précis le bras supérieur de l'articulateur, ce qui donne une propulsion du moulage mandibulaire (anti-arcon.).

Les enregistrements

L'opérateur notera sur une feuille :

		Angle		Amplitude	
Côté gauche de l'articulateur vu de face	5 mm	55°	45°	4 mm	Côté droit de l'articulateur vu de face
		20°	20°		
		Angle de Bennett Standard			

Figure 266. A titre d'exemple : ce qui est à noter pour un cas.

L'opérateur refera 2 ou 3 enregistrements en remodelant les blocs de cire. Il notera tous les résultats, il prendra toujours les angles les plus élevés et éliminera les angles obtenus avec des déplacements supérieurs à 7 mm ou inférieurs à 4 mm.

Détermination des angles pour le montage au laboratoire

Bien que le glissement latéral soit constant en prothèse totale gériatrique (Ohlerogge, 1985) un montage non engrené équilibré n'en tient pas compte, car ce mouvement s'établit de lui-même, puisqu'il n'y a pas d'encastrement cuspidien.

Les valeurs pour le laboratoire seront établies avec des angles de Bennett de 0°, ce qui oblige à augmenter les angles enregistrés de 4°. Le montage est fait avec des angles encore augmentés de 5°, augmentation qui sera supprimée pour l'équilibration.

Réglage du plateau incisif

Pour un montage non engrené, cuspidé, équilibré.

Angle dans le plan sagittal

- Cet angle est toujours négatif et il ne dépasse pas 0°.
- Il est une fonction des pentes condyliennes puisqu'il est égal à la moitié de la moyenne des angles condyliens gauches et droits.

Angles du plateau	Angles condyliens
− 20°	> 40°
0°	< 20°
− 10°	autres cas
− I° = $\frac{C}{2}$	C°

Figure 267.

Angles dans le plan frontal

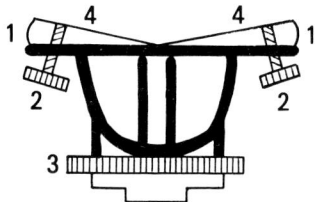

Figure 268. Dans le plan frontal 1/2 plateau (4) est surélevé de 3mm (1) par les vis (2).
3. Molette de blocage du plateau dans le sens sagittal (ces angulations permettent de donner des forces masticatoires stabilisantes avec les crêtes de niveau III maxillaires).

Dimension verticale

La dimension verticale de départ est testée après montage des éléments antérieurs et modelage phonétique de l'extrados de la plaque palatine de la maquette maxillaire en cire. Ce modelage phonétique est contrôlé par la palatographie.

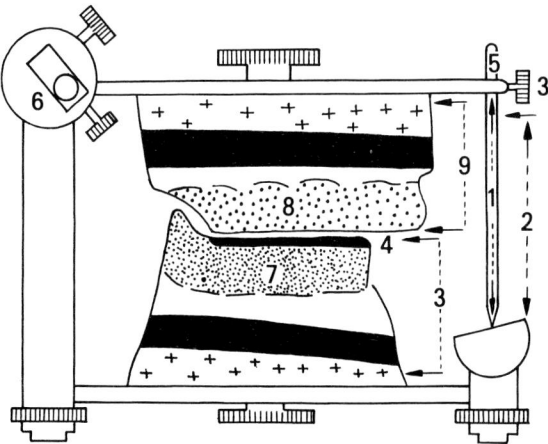

Figure 269. La DV de départ (1) donnée par la tige incisive (5) est celle de l'occlusion des maquettes (4) en relation de charnière (6) déterminée par la phonation. C'est la DV phonétique minimum de l'étage inférieur de la face. Pour le montage, la DV (1) est réduite au moyen de la vis de blocage (3) de 2 à 3 mm ce qui donne une nouvelle DV (2). La réduction de DV ne se fait pas aux dépens du bloc inférieur (3), la hauteur de la piézographie restant constante. Elle est le résultat d'une réduction de hauteur du bloc supérieur (4). Cette réduction se fait sur la semipiézographie (8) qui est remplacée par son double en cire.

Conclusion

Le laboratoire après la série d'enregistrement a toutes les données pour construire les prothèses, données qui ont toutes été définies sur l'édenté, sauf les surplombs verticaux. Ce sont :

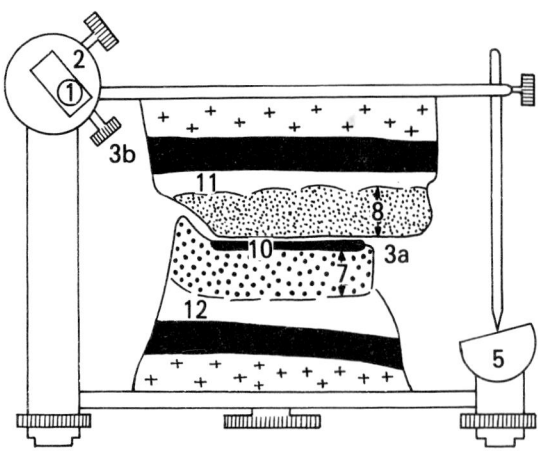

Figure 270. 1. Relation de montage (relation de charnière); 2. angle moyen des pentes condyliennes; 3. amplitude du surplomb horizontal antérieur donnée par la maquette 3a et mesurable avec les vis de propulsion 3b; 5. amplitude du surplomb vertical antérieur définie par le plateau incisif; 7. hauteur de la prothèse mandibulaire (piézographie); 8. hauteur de la prothèse maxillaire à contrôler (semipiézographie); 10. orientation du plan occlusal; 11. moulage des surfaces maxillaires; 12. moulage des surfaces mandibulaires.

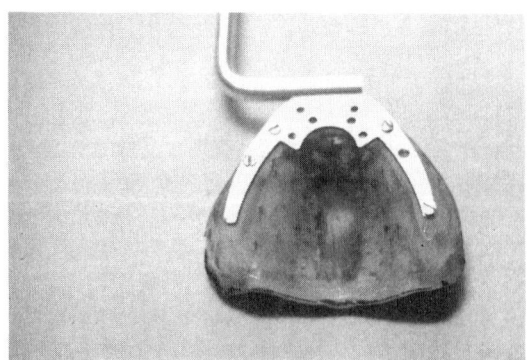

XIX. La fourchette de transfert de l'axe charnière vissée sur la maquette semi-piézographique en résine.

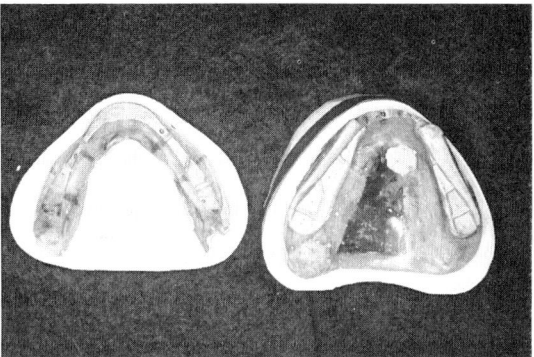

XX. La cire d'enregistrement de la relation de charnière (« Aluwax »). A noter la netteté des empreintes des gorges mandibulaires après 2 contrôles.

Partie III

LA FABRICATION DES PROTHÈSES ET LEUR DÉLIVRANCE À L'ÉDENTÉ

Chapitre 1

Généralités
sur le montage des prothèses

Généralités

Buts du montage

Le montage a pour but de transformer les maquettes piézographiques valables esthétiquement et fonctionnellement pour le praticien en prothèses esthétiques et fonctionnelles.

Choix du montage

La partie esthétique du montage étant assurée par le choix et l'agencement des matériaux, le choix du mode d'occlusion deviendra l'acte le plus important du montage. Ce choix portera sur une occlusion non engrenée cuspidée équilibrée, qui est obtenue par le Montage Non Engrené Cuspidé Equilibré (MNECE).

Généralités sur le MNECE

Seul le MNECE est capable de s'adapter aux impératifs de la morphodynamique des édentations gériatriques à crêtes de niveau 3 ou 4. Non seulement le MNECE peut se plier dans l'espace à tous les impératifs de ces édentations (piézographie, faible rétention, surfaces de sustentation atrophiées), mais il assure aussi dans le temps une pérennité relative aux prothèses en les rendant moins iatrogènes.

Le MNECE permet de concevoir la prothèse totale bimaxillaire, non comme une somme d'éléments indépendants, les dents, articulées une à une (ce qui pose des problèmes pour les classes II et III, les classes mixtes II antérieures et III postérieures qui sont les rapports les plus fréquents), mais comme 2 unités articulées globalement (concept de Sears, 1927), ce qui permet de choisir des zones spécialisées pour chaque articulation sur chaque prothèse, simplifiant les préparations et par là même l'adaptabilité au polymorphisme des cas.

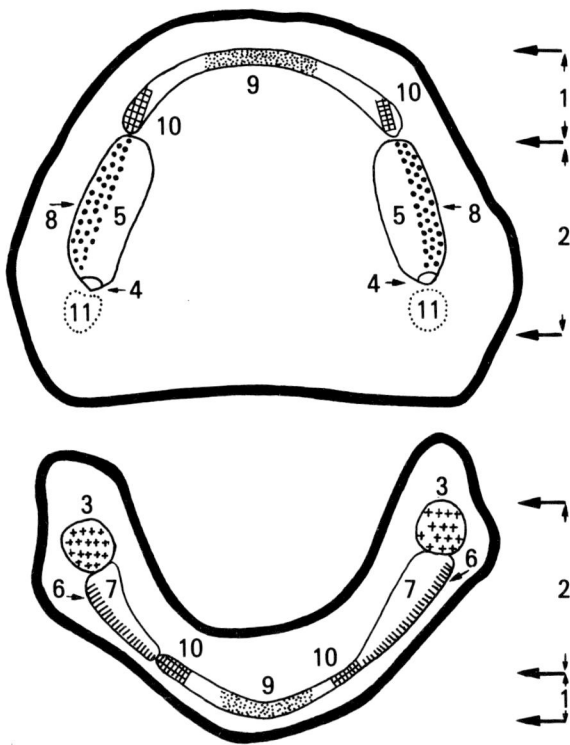

Figure 271. *Fonctions des surfaces occlusales dans un MNECE.*

1. Parties antérieures (montage antérieur); 2. parties postérieures (montage postérieur); 3. surfaces équilibrantes postérieures mandibulaires; 4. rotules équilibrantes postérieures maxillaires; 5. surfaces mastiquantes maxillaires; 6. surfaces mastiquantes mandibulaires; 7. surfaces de remplissage mandibulaires; 8. surfaces de latéralité maxillaires; 9. surfaces d'incision; 10. surfaces mixtes de latéralité et de propulsion; 11. surfaces de remplissage maxillaires sous-occlusales.

Ce qui est assuré par une occlusion non engrenée, cuspidée, équilibrée

● Cette occlusion permet à l'édenté le choix d'une occlusion de convenance équilibrée sans imposer un retour à l'occlusion de construction (très important dans les édentations de classe II d'occlusion qui sont les plus nombreuses).

● Elle autorise un bruxisme se réalisant au niveau occlusal et minorant les composantes horizontales toujours trop traumatisantes pour les surfaces rétentives réduites de l'édenté gériatrique.

● Elle permet une mastication acceptable sans une surcharge excessive des tissus de soutien, ainsi qu'une autoadaptation des prothèses sur une longue période qui évite bien des surcharges antérieures entraînées par les pertes de DV (ces surcharges étant la cause d'hyperplasies si néfastes aux édentés).

● Elle facilitera enfin une remise en ordre occlusale périodique par des moyens simples, faciles à mettre en œuvre.

Impératifs du MNECE

Le montage de prothèses piézographiques implique de suivre aveuglément tous les enregistrements. Cet impératif ne subira que quelques entorses mineures entraînées par l'animation du montage antérieur. Le technicien se pliera donc aux exigences des enregistrements et oubliera les règles habituelles.

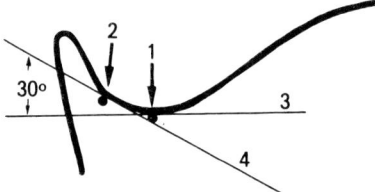

Figure 272. *Un des mythes du montage conventionnel : la ligne de crête 1.* Cette ligne est en réalité une zone située entre 1 et 2. Le point 2 est défini par la tangente 4 qui forme un angle de 30° avec la tangente 3 au sommet de la crête 1.

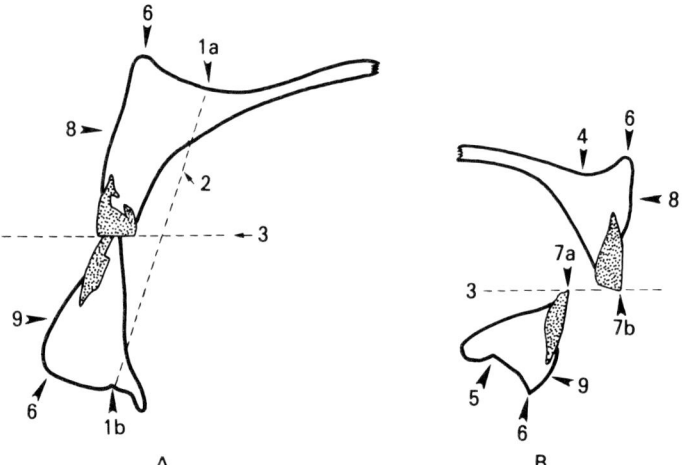

Figure 273. *Le montage piézographique non engrené dans une classe II d'occlusion antérieure et crêtes de niveau III.*

A. Coupe dans la région molaire (rapports de classe III). B. Coupe dans la région antérieure. 1a et 1b. Sommets conventionnels des crêtes postérieures repères de l'axe (2) du montage cuspidé conventionnel ; 3. plan occlusal défini en bouche par rapport à la langue au repos ; 4. pointe antérieure de la papille bunoïde ; 5. apophyses géni supérieures ; 6. fond du vestibule ; 7. bord vestibulaire des éléments dentaires antérieurs ; 7a et 7b. surplomb horizontal antérieur ; 8. face vestibulaire de la semipiézographie et de la prothèse maxillaire ; 9. face vestibulaire de la piézographie et de la prothèse mandibulaire.

(1a et 1b un autre mythe pour le montage piézographique).

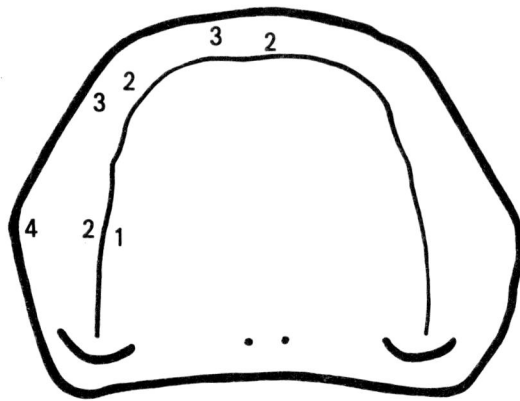

Figure 274. Au maxillaire quand la rétention est bonne (empreintes à pression sélective) on peut utiliser pour placer les collets des éléments dentaires : les surfaces vestibulaires de la crête (2) et même, dans certains cas extrêmes, les fonds des vestibules (3). Dans les rapports de classe III d'occlusion molaire, on utilisera l'extension malaire (4).
1. Ligne de crête.

Chapitre 2

Le montage antérieur

Choix des éléments antérieurs

Matériau

La résine sera le matériau de choix :
- les éléments dentaires en résine sont facilement adaptables par meulage ou adjonction (bord incisif palatin refait en résine dentaire);
- elle est résistante aux chocs, ce qui est important pour les édentés gériatriques qui ont des gestes imprécis pendant les nettoyages des prothèses.

Teinte

Il vaut mieux utiliser, en prothèse gériatrique, des teintes foncées avec une dominante rosée. La teinte foncée est un impératif relatif qui est toujours pondéré par un avis de l'édenté ou de son entourage.

Volume et forme

Pour ce choix nous renvoyons aux manuels classiques ou aux fabricants qui livrent des guides (Truebite, Vavrin) et des cartes de formes classées qui facilitent le travail du praticien. Les théories qui sont à la base de techniques de sélection sont toutes empiriques, sans aucune valeur scientifique.

Quoi qu'il en soit, les volumes et les formes sélectionnés sont des moyennes qui peuvent être personnalisés pour mieux s'adapter à la féminité ou à la virilité de l'édenté à appareiller.

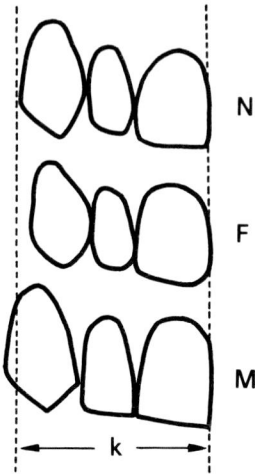

Figure 275. *Comment adapter le choix « normal » d'une demi arcade (N).*
F. Féminisation : formes plus arrondies, centrale un peu plus large, latérale plus petite, plus ronde, canine plus petite, plus pointue. M. Virilisation : contours plus droits, plus raides, centrale un peu plus étroite, latérale un peu plus large, canine plus large, plus puissante, bords incisifs plus droits (k : une demi arcade).

Préparations pour le montage : l'utilisation des enregistrements et leur adaptation

Point de départ : la relation de charnière

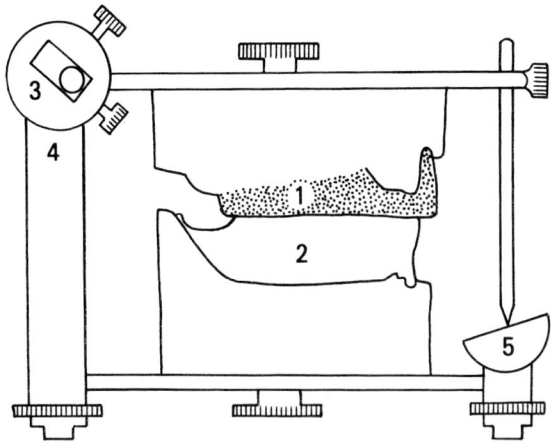

Figure 276. Pour le montage antérieur il faut commencer par le maxillaire. On place sur le moulage maxillaire le double de la semipiézographie (1). A la mandibule, on utilise la piézographie (2) qui servira de gabarit. Les pentes condyliennes (3) sont augmentées de 5°, les angles de Bennet remis à 0° (4) et le plateau incisif est réglé comme décrit page 164.

N.B. : Pour les dessins on utilisera des valeurs conventionnelles : (3) à 45° et (5) à —10°.

Relation utilisée pour le montage

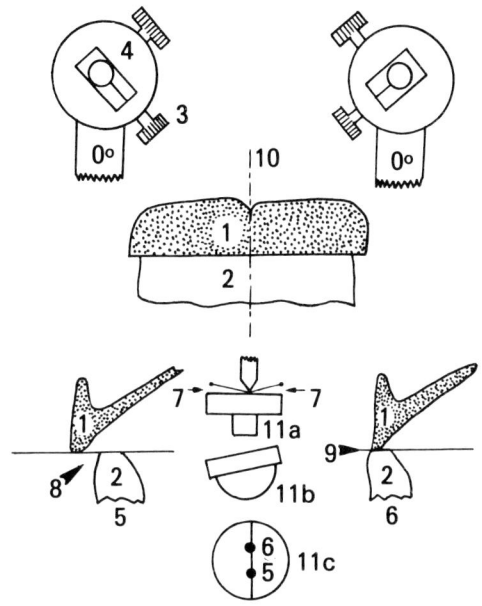

Figure 277.
1. Double en cire de la semipiézographie; 2. piézographie en résine; 3. vis de propulsion qui permettent de pousser les boules condyliennes pour arriver au bout à bout (9) des maquettes; 4. vis de réglage des pentes condyliennes; 5. relation de charnière (point de départ); 6. relation de bout à bout : montage des incisives; 7. plateau de latéralité; 8. surplomb horizontal en RC; 9. bout à bout; 10. ligne sagittale médiane; 11. plateau incisif : a. sens frontal, b. sens sagittal : pente négative, c. vue supérieure.

Montage des éléments maxillaires

Mode de mise en place

La mise en place se fait par inclusion au moyen de logettes dans la semipiézographie en cire.

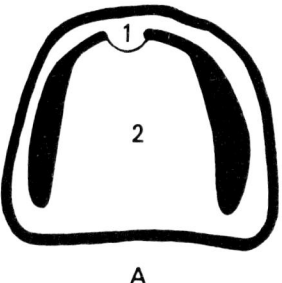
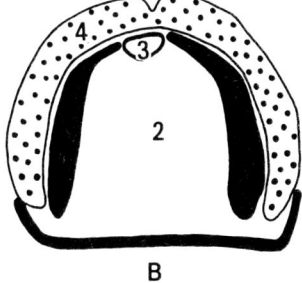

Figure 278. A. Une logette (1) est creusée dans la cire de la maquette semipiézographique (2) en cire. B. L'élément (3) est placé dans la logette et la correction de sa position est vérifiée par la remise en place de la clé en silicone. (4).

Le bon emplacement est contrôlé par la remise en place périodique de la clé vestibulaire.

Emplacements et orientation des éléments

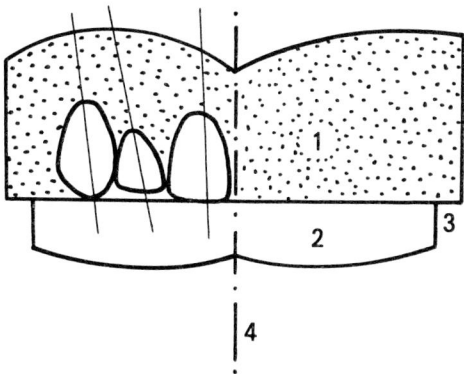

Figure 279. Dans le plan frontal l'orientation correcte des axes des incisives maxillaires est donnée par les bords libres qui reposent sur le plan occlusal (3) de la piézographie (2).
1. Double en cire de la semipiézographie ; 4. axe sagittal médial (le bord incisif des éléments dentaires peut être retouché à la meule).

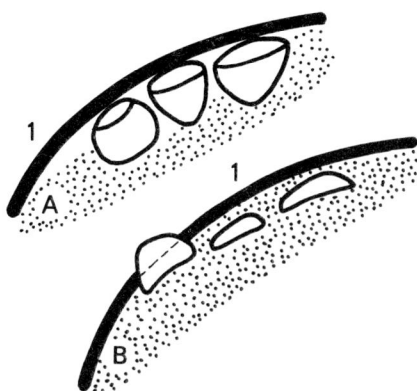

Figure 280. Coupe horizontale d'un double en cire d'une semipiézographie montrant les rapports des faces vestibulaires des éléments dentaires avec la face vestibulaire (1) de la semipiézographie.
A. A 2,5 mm du bord incisif. B. Au collet de la canine.

Articulation des éléments « centrale et latérale »

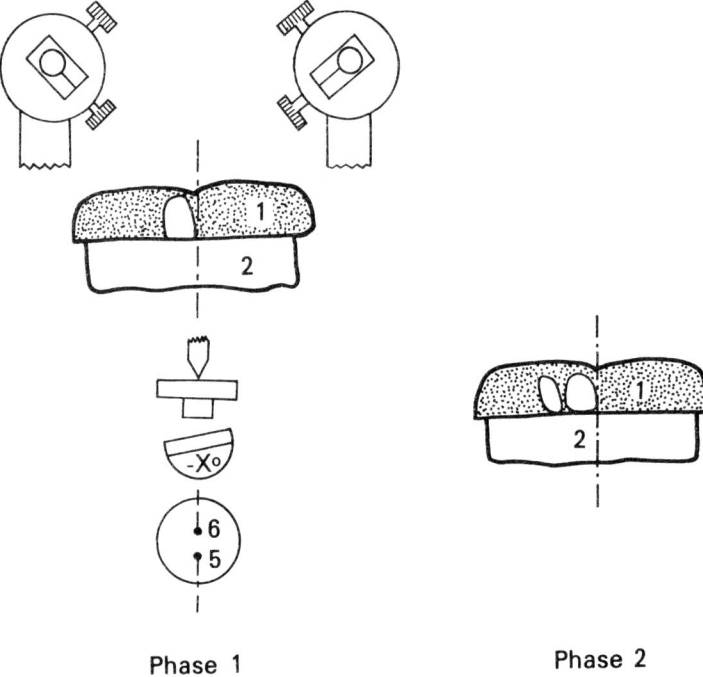

Figure 281. Les bords incisifs reposent sur le plan occlusal de la maquette piézographique. *Phase 1* : centrale. *Phase 2* : latérale.

Articulation de l'élément « canines »

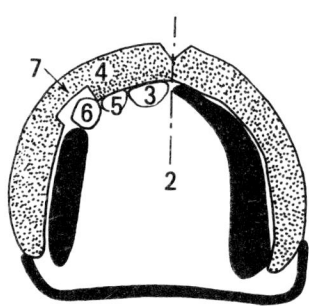

Figure 282. Pour la mise en place de l'élément canine (6), la clé (4) peut être échancrée en 7. 2. Semipiézographie en cire; 5. latérale; 3. centrale.

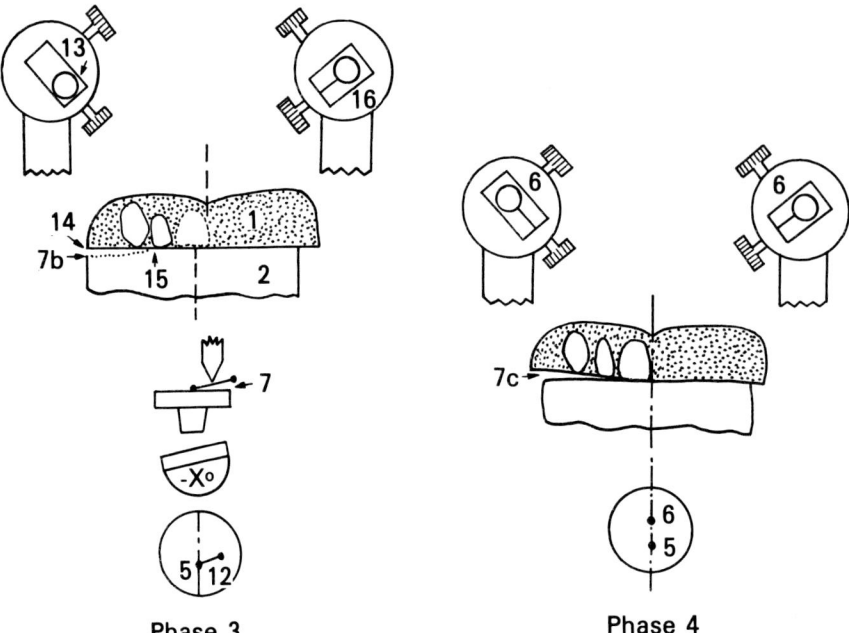

Figure 283.
Phase 3 : canine-montage. *Phase 4* : aspect en propulsion.
Pour la mise en place des canines, la piézographie (2) et la maquette semipiézographique (1) en cire sont affrontées latéralement (14) par le jeu du condyle 16, le condyle 13 étant en charnière. La cire de la semipiézographie est rectifiée (7b) à cause de la surélévation latérale (7) de 2 à 3 mm du plateau incisif. La latérale doit être légèrement rectifiée (15). Pendant la mise en place de la canine, la tige incisive est en 12.
En propulsion, la canine est légèrement surélevée (7c) par rapport au plan occlusal de la piézographie (2), ce qui place les bords libres sur une convexité légère, assez agréable à regarder.

Montage des éléments mandibulaires

Mode de mise en place

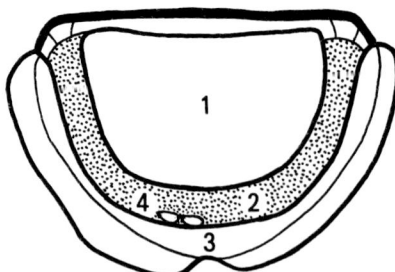

Figure 284. Comme au maxillaire, la mise en place se fait dans des logettes creusées dans la cire du double de la piézographie (2). La bonne orientation antéro-postérieure des éléments (4) est contrôlée par la remise en place périodique de la clé mixte vestibulaire (3).
1. Clé mixte linguale.

Orientation frontale

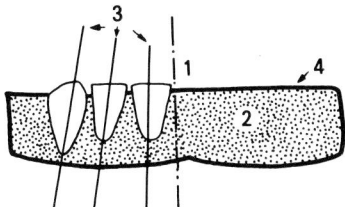

Figure 285. Les axes (3) des éléments dentaires sont orientés par rapport à l'axe sagittal médian (1). Les bords incisifs seront adaptés aux antagonistes par meulage au moment de la mise en bout à bout, ce qui règle le surplomb vertical.
4. Surface occlusale de la piézographie.

Retouche de la face vestibulaire de la canine

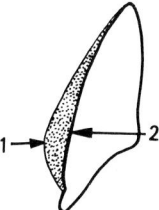

Figure 286. Pour réduire le vide entre la clé et la face vestibulaire de la canine, donc pour avoir une meilleure adaptation à l'espace prothétique, il faut meuler le bombé du collet (1), ce qui donne une forme plus plate (2) à la face vestibulaire.

Articulation des éléments « centrale et latérale »

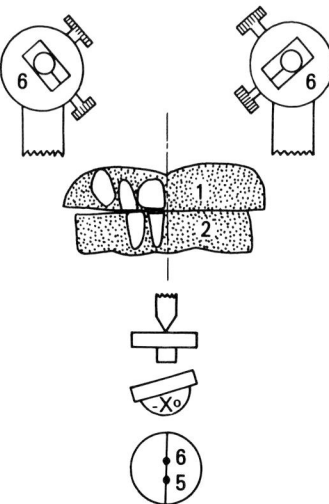

Figure 287. Quand les éléments « centrale et latérale » sont en place dans le plan sagittal, leur bord incisif est ajusté au bord des incisifs antagonistes par un bout à bout (6).
5. Relation de charnière; 1. double en cire de la semipiézographie; 2. double en cire de la piézographie.

Articulation de l'élément « canine »

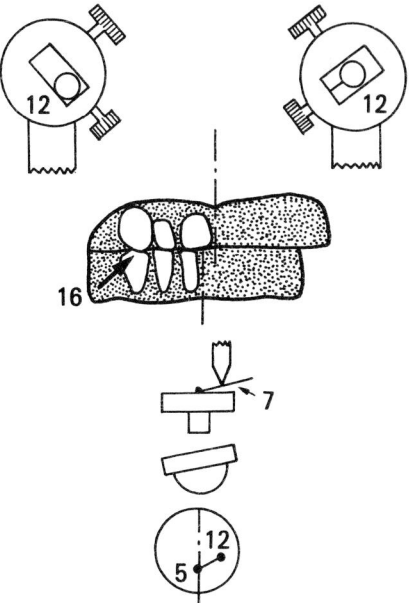

Figure 288. Quand l'élément « canine » est en place dans le plan sagittal, sa pointe cuspidienne (16) est ajustée à l'antagoniste, l'articulateur étant en bout à bout de latéralité (12), le plateau de latéralité étant surélevé (7).

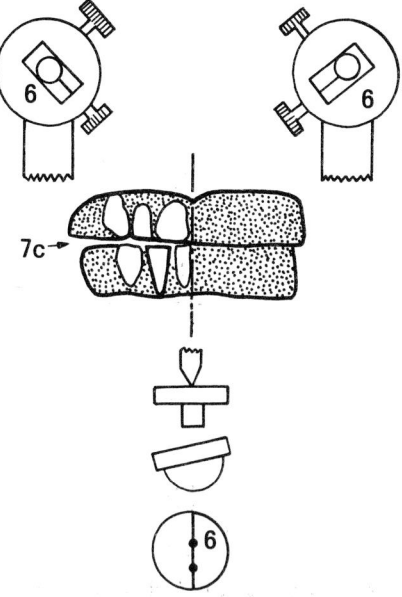

Figure 289. *Aspect du montage antérieur en bout à bout de propulsion (6).*
7c. Absence de contact canin donnant un aspect convexe au montage antérieur.

Le montage antérieur

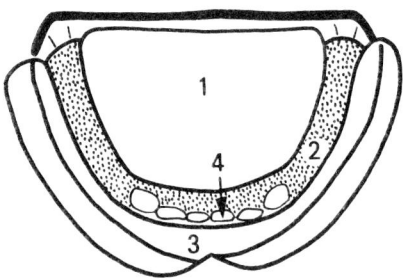

Figure 290. La bonne mise en place des éléments antérieurs bas est contrôlée par la remise en place de la clé vestibulaire (3). Les faces vestibulaires des dents sont en contact avec la clé (4). 1. Clé linguale; 2. double en cire de la piézographie.

Conclusion

Quand les 12 éléments antérieurs sont mis en place, il est possible de faire un contrôle de la dimension verticale des maquettes.

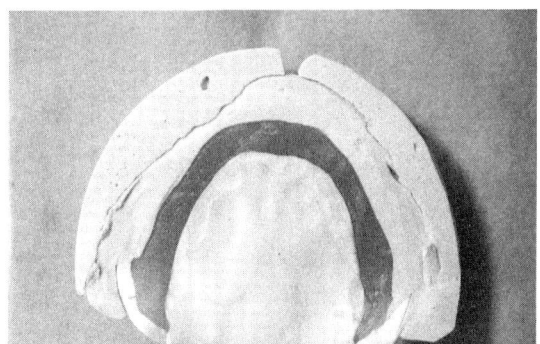

XXI. Le duplicata en cire de la piézographie dans ses clés.

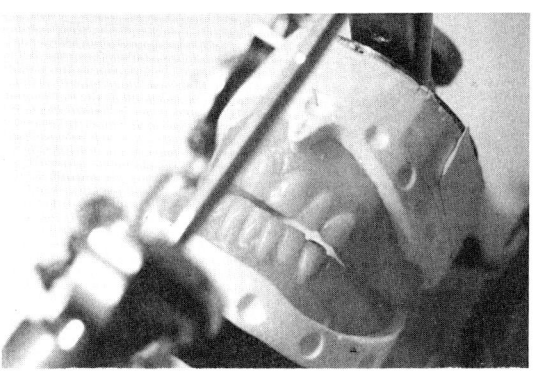

XXII. Le montage antérieur : à noter en centrée le surplomb horizontal important imposé par occlusion de classe II définie par les faces vestibulaires de la piézographie et de la semi-piézographie.

Chapitre 3

Le contrôle de la dimension verticale des maquettes

Généralités

Rappel

Les maquettes piézographiques ont leurs bourrelets modelés par la phonation à la DV phonétique minimum.

Après la mise en place des moulages sur l'articulateur au moyen des maquettes piézographiques, l'opérateur lira par exemple sur la tige incisive une valeur de + 5 mm. Cette valeur a été choisie arbitrairement pour le montage du moulage mandibulaire, elle correspond sensiblement à l'épaisseur résiduelle de la cire mordue après enregistrement.

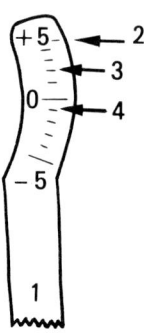

Figure 291.
1. Tige incisive de l'articulateur; 2. hauteur choisie pour le montage du moulage mandibulaire; 3. DV phonétique minimum (les cires mordues sont ôtées, les maquettes piézographiques sont en contact); 4. hauteur approximative retenue pour le montage antérieur qui permettra de contrôler la DV des maquettes. Cette valeur tient compte d'un espace libre d'environ 2 mm au niveau incisif (3 mm au niveau de la tige incisive).

Quand la cire mordue sera ôtée et que les maquettes seront en occlusion, on lira sur la tige incisive une valeur voisine de + 3 mm. Le prémontage des 12 dents antérieures se fera à une hauteur se situant autour de 0 mm.

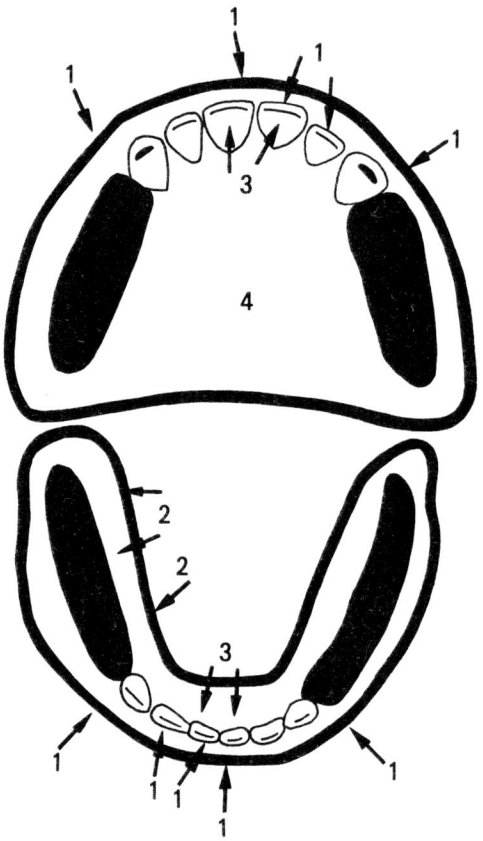

Figure 292. Pour la mise en forme de la plaque palatine, les maquettes sont préparées avec les 12 éléments dentaires antérieurs. La cire de la plaque palatine (4) est amenée à une épaisseur ne dépassant pas 15/10e de mm. Les flèches indiquent ce qui a déjà été réglé par la phonation.
1. Phonation des bilabiales; 2. phonation des sifflantes; 3. phonation des linguo-postdentales.

Ce qui doit être contrôlé

Ce sera la DV de la maquette maxillaire définie par la tige incisive quand le membre supérieur de l'articulateur est fixé autour de 0 mm.

La DV de la maquette mandibulaire fixée en bouche au niveau du plan de la langue au repos doit être considérée comme définitive.

Conditions nécessaires minimum

Pour tester la DV de la maquette maxillaire, les 2 maquettes doivent être équipées au moins avec les 12 éléments dentaires antérieurs. Elles doivent aussi permettre une phonation claire et facile. C'est ce dernier impératif qui sera vérifié au moment de la « mise en forme de la plaque palatine ».

Mise en forme de la plaque palatine

Généralités

La maquette maxillaire de par sa construction (double de la semipiézographie) est déjà adaptée à la phonation des linguo-postdentales.

La phonation des bilabiales crée peu de difficultés car elles sont émises correctement pour une fourchette de hauteur assez ample.

Seule la phonation des sifflantes pose des problèmes. Ces problèmes ne peuvent être résolus que par un modelage en forme et en volume de la plaque palatine.

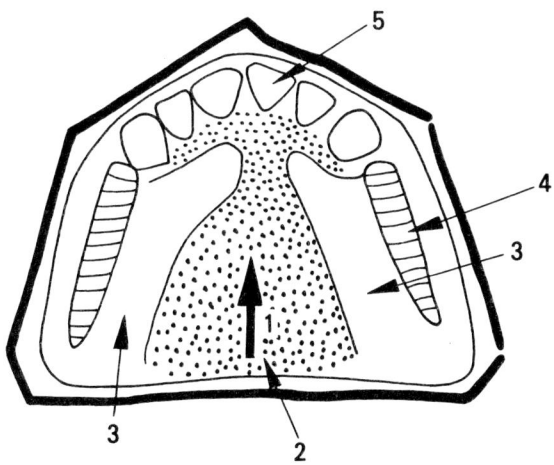

Figure 293. *Palatogramme fréquent et typique des sifflantes « sis » ou « se ».*
1. Passage de l'air ; 2. talc persistant ; 3. talc ôté par le contact de la langue ; 4. bourrelet de cire ; 5. éléments dentaires maxillaires en place.

Principe du modelage

Le modelage de la plaque palatine est guidé par la phonation de l'édenté qui entend les phonèmes demandés qu'il émet ensuite. Il donne un jugement de valeur sur cette phonation. L'opérateur apprécie lui aussi la qualité de cette émission. En fonction de cette qualité il va apporter des modifications à la plaque palatine. Ces modifications exécutées par tâtonnements sont des adjonctions ou des soustractions de cire. Ce travail souvent difficile est guidé par des palatogrammes en série (palatographie) (pour la recherche un analyseur de son peut être nécessaire).

Phonèmes

Ce sont des sifflantes : sis - se - cinq - six - sept - dix - etc.

Palatographie

Le palatogramme est l'image des contacts et des non-contacts de la langue avec la plaque palatine au cours de la phonation des phonèmes choisis, sans déglutition (il est au modelage de la plaque palatine ce qu'est la radiographie à l'endodontie).

Cette image est le résultat du saupoudrage de l'extrados de la plaque palatine avec du talc. Chaque individu pour chaque phonème a un palatogramme particulier qui s'écarte plus ou moins du palatogramme type.

Pour dessiner le palatogramme d'un phonème d'un cas, il faut faire le palatogramme du phonème sur la prothèse existante. Le plus souvent avec l'ancienne prothèse le son émis est bon, car l'édenté est arrivé avec le temps à maîtriser sa phonation. Quand il en est ainsi, il faut modeler l'extrados de la plaque nouvelle à la forme de la plaque ancienne. Quand le modelage est achevé, la phonation du phonème étudié est correcte et les palatogrammes anciens et nouveaux sont voisins.

Au cours du modelage, les résultats des apports ou des soustractions sont objectivés par des palatogrammes en série, précédés d'une audition du phonème à améliorer. Si sur l'ancienne prothèse la qualité du son des sifflantes est douteux, le palatogramme indique la forme qu'il ne faut pas rechercher.

S'il n'existe pas d'ancienne prothèse, l'opérateur fera sur la plaque en cire un premier palatogramme associé à un jugement de la qualité du son émis. S'il y a une modification à faire pour améliorer le son (apport ou soustraction de cire), elle sera réalisée, rejugée phonétiquement et objectivée par un nouveau palatogramme. La qualité du son et l'aspect du palatogramme permettront de constater si l'apport est valable ou s'il faut changer de direction.

Détails de pratique

Palatogramme

Il s'obtient en saupoudrant la plaque palatine parfaitement séchée avec un talc neutre et en jetant l'excès. La maquette ou la prothèse ainsi traitée est introduite rapidement en bouche où la maquette, ou la prothèse mandibulaire, est déjà en place.

La maquette doit être rétentive et stable. L'édenté est prié de phoner 2 ou 3 fois les phonèmes sifflantes clairement et lentement, sans déglutir (une déglutition neutralise le palatogramme qui doit être refait). La maquette est sortie rapidement de la bouche en veillant à ne pas toucher au palatogramme avec les doigts ou avec la lèvre. Le palatogramme apparaît clairement après une période de séchage de quelques minutes. Il peut être fixé en dessinant ses contours avec un crayon gras.

Modifications de la plaque palatine

En l'absence d'une ancienne prothèse, la plaque en cire de la maquette à régler a l'épaisseur d'une feuille de cire rose à modeler (environ 15/10e de mm). Des adjonctions successives de cire molle (*) complétées de palatogrammes permettent d'atteindre les sifflantes les meilleures pour le cas. Chaque fois la cire molle est lissée avec un doigt mouillé de liquide de Zerbato. Quand le résultat est atteint, la cire molle est remplacée par de la cire normale.

N.B. : Une modification en cire molle réalisée sur une maquette montée, terminée, peut être mise directement en moufle.

Contrôle de la dimension verticale des maquettes

Rappel

Jusqu'à présent la DV des maquettes en occlusion a été fixée temporairement sur l'édenté. Le laboratoire a fait son montage sur une DV supposée de la maquette maxillaire. Seule a été fixée la DV phonétique minimum (voir page 185). Des modifications de DV sur l'articulateur sont possibles car les moulages sont montés en relation de charnière.

(*) Périphérywax (Surgident).

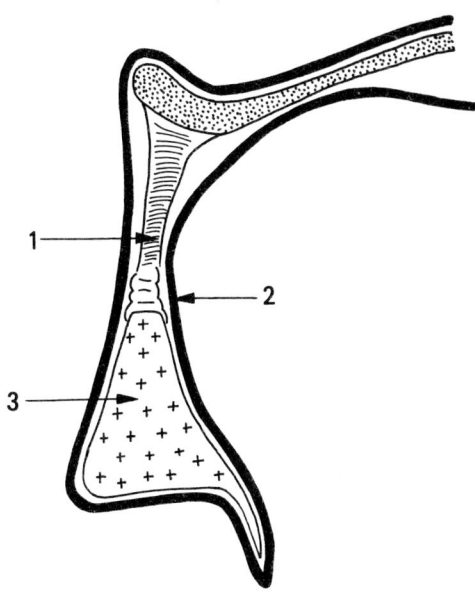

Figure 294. La seule DV fixée en bouche est la DV phonétique minimum qui est donnée par les colonnes de DV : 1. réglée ; 2. par une phonation de sifflantes sur la piézographie ; 3. au moment de la construction de la semipiézographie.

Comment définir la DV optimum des maquettes

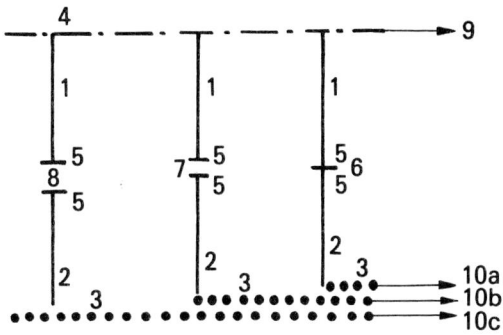

Figure 295. *Les dimensions verticales remarquables.* Ce qui doit être testé : c'est la DV des maquettes en occlusion.
1. Maquettes maxillaires ; 2. maquettes mandibulaires ; 3. mandibule ; 4. maxillaire ; 5. surfaces occlusales des maquettes ; 6. contact des maquettes : DV d'occlusion 9/10a ; 7. absence de contact : espace phonétique minimum (environ 1/2 mm minimum en phonation de sifflantes) DV phonétique minimum (9/10 b) ; 8. absence de contact : espace de repos (environ 1,1/2 mm) ; DV de repos (9/10 c) (7 et 8 sont mesurés dans la région 1re molaire ; 9 et 10 repères cutanés).

Comme les maquettes partiellement montées sont stables, confortables et adaptées à l'édenté, la DV pourra être testée sur une assez longue période (15 à 30 min) (les cires des maquettes doivent être d'une très bonne qualité). Cette durée est nécessaire pour que la proprioception de l'édenté s'habitue aux maquettes et que la musculature se décrispe. Cette détente est accélérée par une conversation ou par la phonation de nombreux phonèmes.

Procédé de contrôle intrabuccal

Le seul moyen d'arriver à la DV maximum tolérable pour les prothèses est un contrôle de la DV des maquettes sur une longue période. Ce contrôle ne peut se faire en vision directe. Il ne peut être assuré que par un système électronique. L'appareil de contrôle est un ohmmètre.

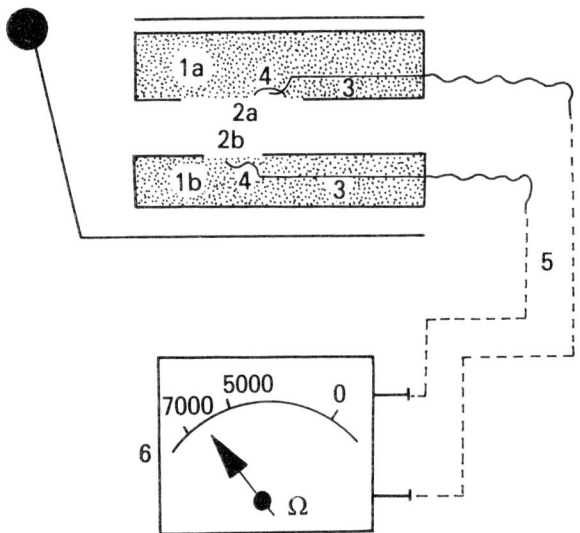

Figure 296. *Système permettant le contrôle électronique de l'occlusion des maquettes.*
1 a et b. Maquettes en cire montées avec 12 dents; 2 a et b. feuilles d'étain; 3. fil de jonction émaillé 1/10e; 4. soudure fil/feuille d'étain; 5. jonction à l'ohmmètre; 6. appareil de contrôle : ohmmètre.

Les contacts entre les maquettes sont assurés par des feuilles d'étain ou de plomb (écran de film de radiographie intrabuccal). Ces feuilles découpées en bandes de 8 mm sont longues de 20 mm au maxillaire et de 8 mm à la mandibule.

Des bandes d'étain sont réunies à l'ohmmètre par des fils de cuivre 1/10e de mm, émaillés et soudés aux feuilles (la soudure se fait avec de la soudure en pâte et une spatule à cire chauffée). Ces feuilles sont mises en place sur les maquettes, montées sur l'articulateur. Elles sont placées dans la région molaire et collées à la cire au niveau de leurs bords par une spatule chaude. Les fils sont noyés superficiellement dans la cire. Le passage du courant est contrôlé avant mise en bouche par une occlusion sur l'articulateur; au passage du courant, l'aiguille de l'ohmmètre se porte sur « 0 ». Les feuilles d'étain ne sont placées que d'un seul côté. Pour faire le contrôle sur les 2 côtés, il faut utiliser 2 ohmmètres.

Contrôle de la DV des maquettes

Les maquettes en cire, montées avec les 12 dents antérieures, testées pour la phonation, équipées d'un côté avec les feuilles d'étain, sont portées en bouche.
En phonation, les maquettes doivent être stables sur les maxillaires, les fils sortant par la commissure qu'ils ne doivent pratiquement pas gêner.
Au moyen de pinces crocodiles automatiques, ces fils sont connectés aux fils de l'ohmmètre.
Une occlusion guidée doit permettre le passage du courant comme sur l'occluseur, ce qui amène l'aiguille de l'ohmmètre sur « 0 ».
Le contrôle va pouvoir se faire, à l'insu du patient. Il est précédé d'un repos de 5 min. Il durera ensuite de 10 à 15 min.

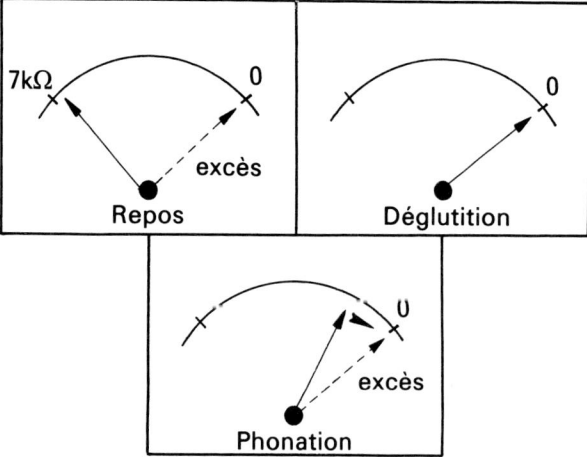

Figure 297. *Contrôle de la dimension verticale au moyen d'un circuit électrique et d'un ohmmètre.* Ce contrôle se fait à l'insu de l'édenté. Il est précédé d'un repos de 5 min, maquette en bouche. Il s'échelonne ensuite sur une quinzaine de minutes.

Lecture de l'ohmmètre

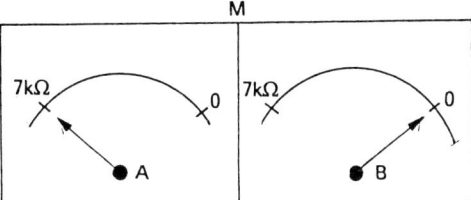
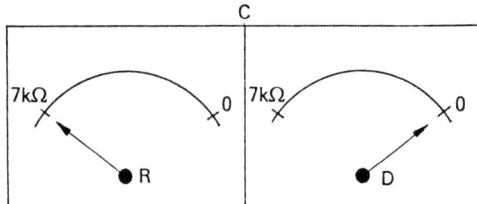
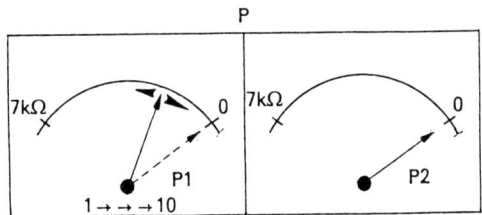

Figure 298.
M. La DV est incorrecte. A. La hauteur des maquettes est trop faible. La langue se glisse entre les maquettes, il manque 6 à 8 mm. Il y a inocclusion constante. L'aiguille reste figée sur 7 kΩ.
B. La hauteur des maquettes est excessive. Les maquettes sont en contact permanent. L'aiguille reste figée sur « 0 ».
C. La DV est correcte. R. Au repos : inocclusion, aiguille sur 7 kΩ. D. En déglutition, les maquettes sont en contact, aiguille sur « 0 ».
P. En phonation :
- P1. Au cours de la phonation de sifflantes et surtout en comptant de 1 à 10, l'aiguille se déplace entre 50 et 300 kΩ environ (espace molaire de 0,25 à 0,5 mm). Elle ne doit toucher « 0 » qu'une fois sur 1 ou 2 séquences de 1 à 10.
- P2. Une surélévation de la DV des maquettes d'1 mm (surélévation qui se fait sur l'articulateur en élevant la branche supérieure de l'articulateur de 2 mm sur la tige incisive), entraîne une occlusion permanente des maquettes, l'aiguille reste collée sur « 0 ».
C'est le moyen optimum pour contrôler la DV maximum tolérable des maquettes.

N.B. : Dans l'occlusion de classe II où la mandibule fait des excursions horizontales importantes en phonation, les schémas restent valables.

Conclusion

La DV à donner aux prothèses est celle qui vient d'être testée avec les maquettes et qui est conforme aux tests « C » de l'ohmmètre. Il faut savoir que l'équilibration des prothèses après polymérisation peut réduire la DV de 0,25 à 0,5 mm.

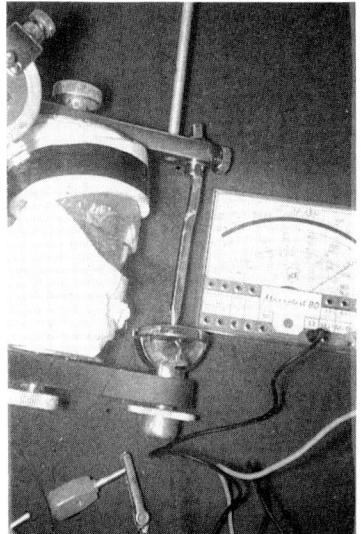

XXIII. Le matériel pour le contrôle électrique de la DV.

Chapitre 4

Animation

L'animation du montage antérieur ne peut être envisagée qu'après le contrôle de la DV des maquettes, car il est souvent nécessaire de modifier la DV du prémontage, le prémontage étant nécessaire au contrôle et au réglage phonétique de la plaque palatine.

Impératifs

L'animation se fait toujours à l'intérieur des clés piézographiques.

Caractéristiques

L'animation est obtenue par la création de malpositions et de diastèmes, qui doivent être asymétriques des 2 côtés de l'arcade pour éviter un aspect artificiel.

L'animation de l'arcade mandibulaire est la réplique de l'animation maxillaire.

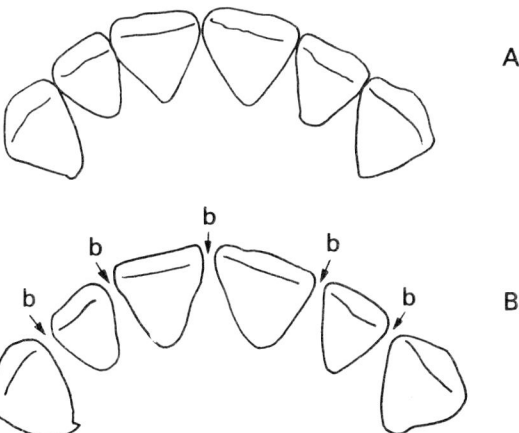

Figure 299. *Animation du montage antérieur.*
A. Montage normal. B. Diastémisation : les diastèmes (b) sont plus ou moins larges.

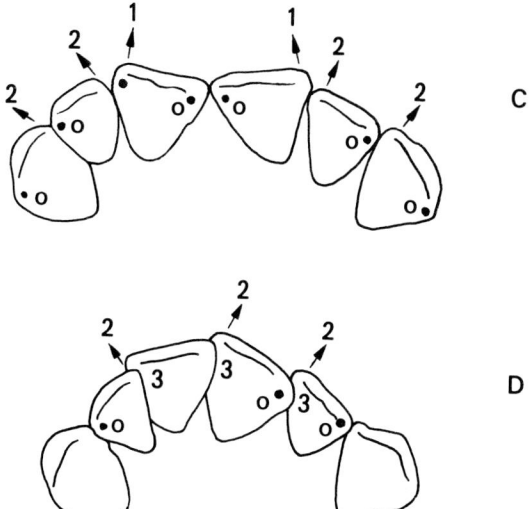

Figure 299 (suite).
C. Rotations disto-vestibulaires (1) associées à des rotations médio-vestibulaires (2). D. Montage formé uniquement de rotations mésio-vestibulaires (2).

La rotation d'un élément dentaire se fait autour d'un centre 0; elle peut nécessiter des meulages (3).

N.B. : Les rotations et les diastèmes peuvent être groupées autrement que sur ces schémas. C'est une question d'esthtique et d'accord de l'édenté.

Le vieillissement

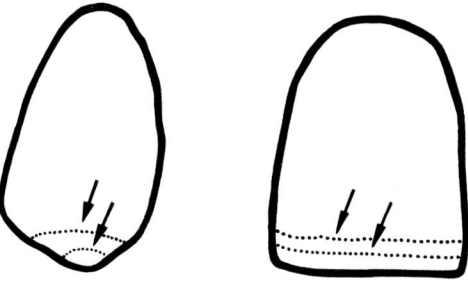

Figure 300.

Il est obtenu en meulant plus ou moins les bords incisifs des éléments antérieurs maxillaires et mandibulaires. Ce meulage se fait au moment du montage et il se termine au cours de l'équilibrateur après polymérisation.

Chapitre 5

Le montage postérieur

Matériaux et matériel de montage

Le montage postérieur est chargé d'assurer :
— l'occlusion et la contention de la DV de l'étage inférieur de la face,
— l'équilibration des prothèses au cours de la propulsion et de la latéralité,
— la mastication et son efficacité maximum pour des prothèses totales.
Pour assurer cette triple fonction, on ne peut utiliser :
- la résine seule : elle s'use trop rapidement et perd son relief, ce que ne peut compenser son élasticité et son insonorisation ;
- la résine en antagonisme avec la porcelaine : l'association s'use trop rapidement et aboutit à une occlusion bloquée (Sears Myerson) ;
- la porcelaine seule avec ses éléments diatoriques qui sont peu adaptés au exigences de la prothèse piézographique.

La solution est mixte :
- au maxillaire : porcelaine (éléments diatoriques) ;
- à la mandibule : porcelaine (facettes à crampons) et résine dentine modelée à la demande.

Dans cette solution la résine assure l'adaptabilité et l'équilibration. La porcelaine maintient la DV des prothèses et leur efficacité. En même temps le modelé vestibulaire de facettes s'adapte mieux à la surface polie de la piézographie et augmente le contact avec la muqueuse jugale (Aiche) d'où une meilleure rétention.

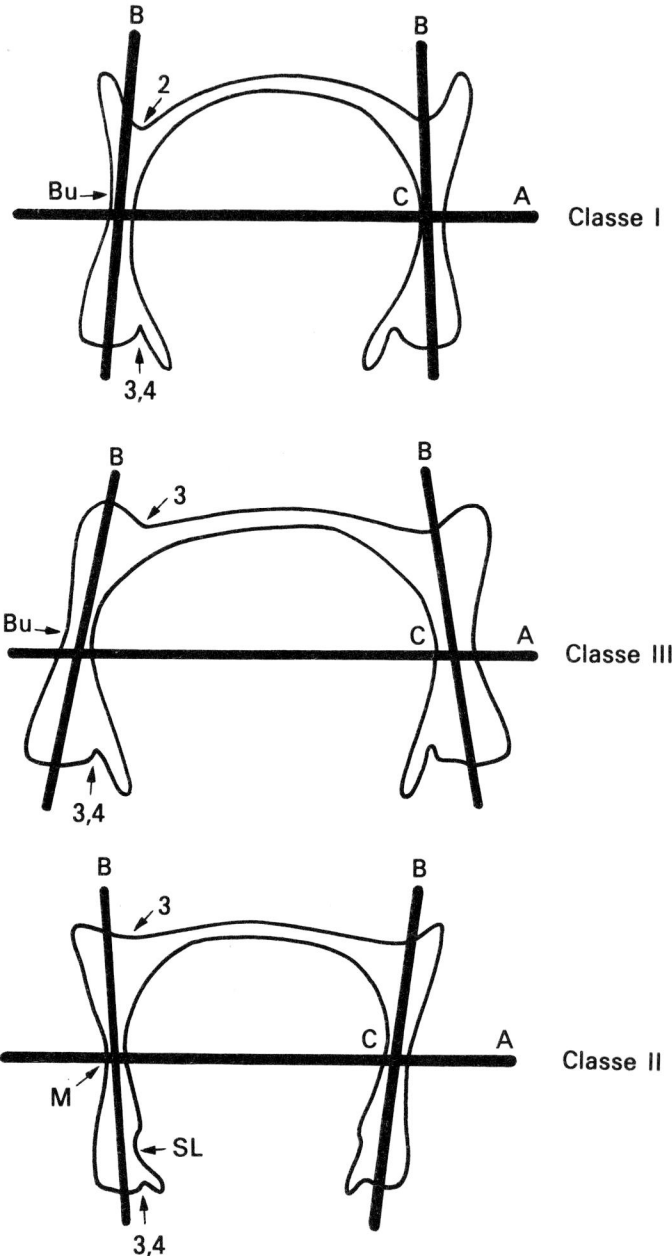

Figure 301. *Les 3 grandes orientations de l'espace prothétique latéral.*
Classe I : 80° < C < 90°
Classe III : C < 80°   } fréquentes au niveau des poches buccinatrices
Classe II : 90° > C   ....fréquente dans la région modiolaire.
A. Plan de montage. B. Orientation principale de l'espace prothétique.
C. Angle formé par A et B.
Bu. Ventre médian du buccinateur; M. modiolus; SL. glande sublinguale; 2. crête de niveau; 2. 3. et 4. crêtes gériatriques plates et négatives.

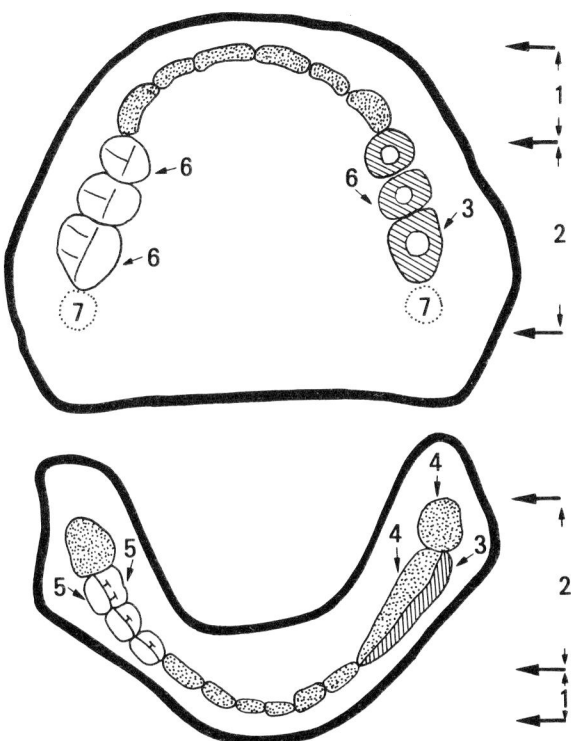

Figure 302. *Les matériaux et le matériel du MNECE.*
1. Montage antérieur : facettes de résine du commerce plus ou moins retouchées ; 2. montage postérieur ; 3. porcelaine ; 4. résine dentine ; 5. facettes de porcelaine à crampons (ces facettes sont des éléments antérieurs remodelés) ; 6. diatoriques : à gauche vue occlusale, à droite coupe des diatoriques au niveau des rétentions ; 7. éléments de remplissage non articulaires en résine ou en porcelaine.

Eléments préfabriqués

En pratique, nous préconisons comme éléments préfabriqués :
- Pour la mandibule, pour la moitié externe des éléments p1, p2, m1 :
— facettes à crampons Vita porcelaine antérieures supérieures dans les formes : 512, 525, 524, 737, etc. dont on utilisera après modification (cf. infra) : pour m1 la centrale, pour p2 et p1 les latérales (il faut souvent 2 jeux pour faire les 6 éléments). Il est parfois possible d'utiliser les canines, mais elles sont toujours volumineuses et trop bombées et nécessitent beaucoup de modifications vestibulaires car elles s'ajustent moins bien à la piézographie.
- Pour le maxillaire, pour P1, P2, M1 :
— soit les éléments en porcelaine Sears Myerson (ils sont très difficiles à obtenir sur le marché français), dans les formes 29 M, S ou L maxillaire ;
— soit des dents cuspidées étroites en longueur 29, dont les cuspides sont abrasés au disque presque jusqu'au ras du sillon médian (voir figure 303).

Solution : tout en résine

Cette solution rend caduque l'essentiel du montage postérieur et de l'équilibration immédiate après polymérisation.

Les éléments en résine s'adaptent facilement aux impératifs des clés et de l'occlusion, mais ils sont peu efficaces car ils perdent rapidement leurs reliefs. Ils peuvent être nuisibles à cause des usures facilitées par le fort coefficient de frottement. Ces usures accélèrent la perte de DV de l'étage inférieur de la face, ce qui entraîne une surcharge antérieure sur des tissus fragiles. Le traumatisme de cette surcharge est majoré par le blocage de l'occlusion dû à l'usure, bien que le traumatisme des chocs verticaux soit réduit par l'élasticité de la résine.

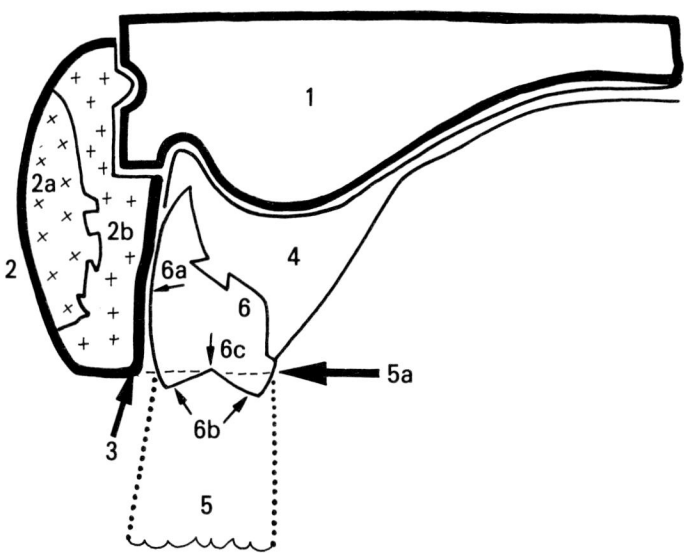

Figure 303. *Mise en place d'une P cuspidée et son adaptation au plan occlusal de la piézographie.*
1. Moulage maxillaire; 2. clé mixte (a : plâtre, b : silicone); 3. face interne de la clé; 4. base en cire; 5. piézographie et son plan occlusal (5a); 6. élément postérieur porcelaine cuspidé.

5a correspond aussi au meulage au disque carborendum des cuspides (6b) pour que la face vestibulaire (6a) s'applique sur la face interne de la clé (3). Seul le sillon médian (6c) persiste légèrement.

N.B. : Même pour un élément de Sears la mise en place de 6a peut imposer une retouche occlusale.

Détermination dans le sens sagittal de la surface à couvrir par les éléments mastiquants

Cette détermination ne se fait qu'après mise en place des 12 éléments antérieurs.

Eléments mastiquants mandibulaires

La surface à couvrir s'étend du bord distal de la canine mandibulaire (6) à l'arête du dièdre formé par les surfaces pentues (4) et parallèle au plan de montage (5a). Cette surface est réduite de 1 à 2 mm pour permettre le surplomb de l'élément maxillaire.

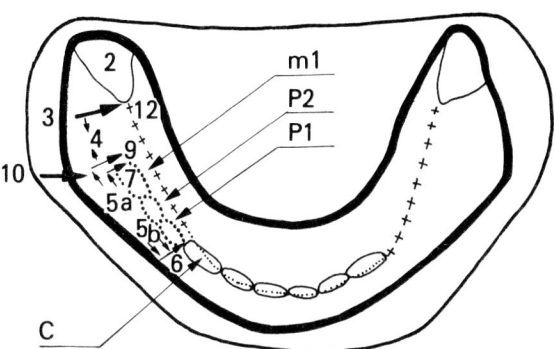

Figure 304. *Détermination de la longueur des éléments mandibulaires.*

2. Trigone; 3. sommet du trigone; 4. surface d'appui pentue; 5a. longueur du bloc m1, p2, p1; 5b. surface d'appui presque parallèle au plan de montage; 6. bord distal de la canine; 7. limite distale de l'élément m1; 9. limite distale de l'élément M1 et séparation entre ces plans 4 et 5b; 10. espace entre 9 et 7 : au maximum 2 mm; 12. ligne de crête résiduelle.

N.B. : La zone 4 correspond à l'élément postérieur.

Eléments mastiquants maxillaires

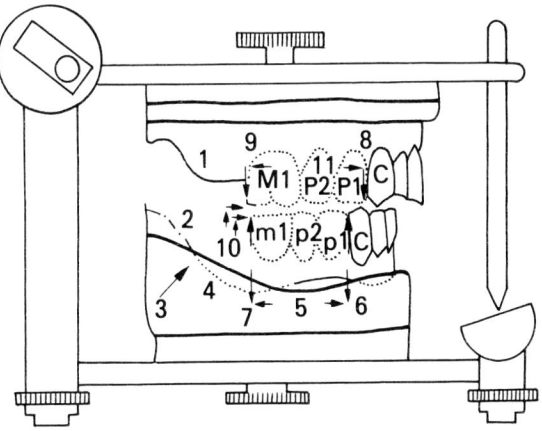

Figure 305.

1. Tubérosité maxillaire; 2. trigone; 3. sommet du trigone; 4. profil de la surface d'appui mandibulaire; 5. longueur du bloc m1, p2, p1; 6. bord distal de la canine mandibulaire; 7. bord distal de l'élément m1; 8. bord distal de la canine maxillaire; 9. bord distal de l'élément M1; 10. surplomb horizontal du bord distal de M1 (9) sur le bord distal de m1 (7) : 1 à 2 mm; 11. longueur du bloc M1, P2, P1.

Ces éléments dépassent distalement les éléments mandibulaires de 1 à 2 mm. Pour M1, suivant la longueur à couvrir, on monte l'élément molaire n° 1 ou l'élément n° 2 de la plaquette. Il faut éviter d'utiliser des plaquettes dépassant 29 mm par 1/2 arcade qui donnent des éléments trop larges dans le sens frontal.

Pour couvrir une surface supérieure, des diastèmes seront placés entre les éléments. Leur aménagement servira de chemins d'échappement qui donnent une bonne efficacité.

Aspect de l'articulateur avant le montage postérieur

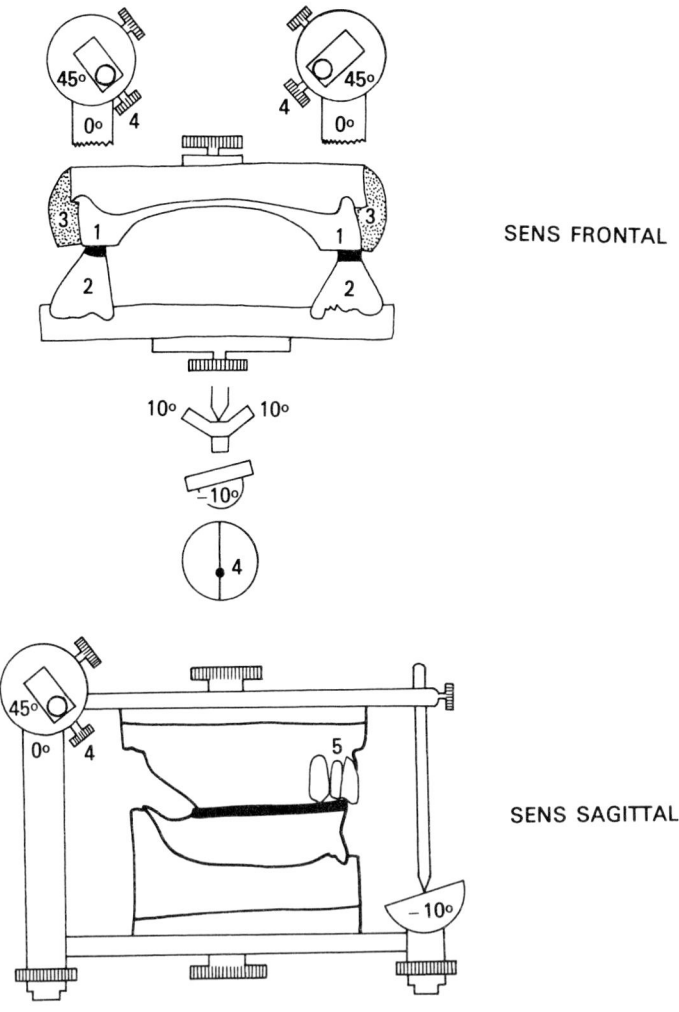

Figure 306. *Aspect de l'articulateur avant le montage postérieur.*
1. Maquette en cire, double de la semipiézographie; 2. piézographie en résine; 3. clé mixte; 4. relation de charnière; 5. montage antérieur.

Mise en place des éléments mastiquants P

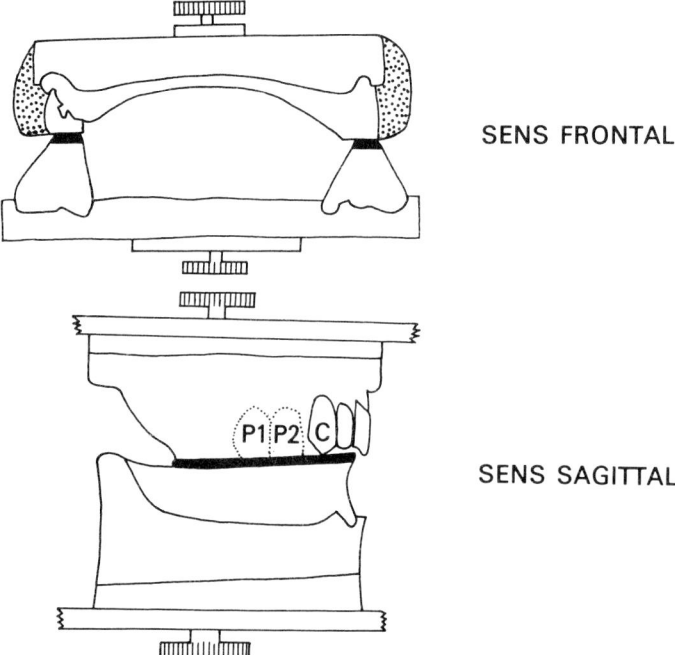

Figure 307. *Mise en place des éléments mastiquants P.*

Mise en place de l'élément mastiquant M1

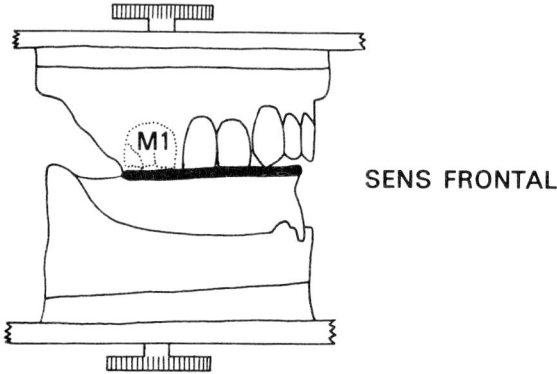

Figure 308. *Mise en place de l'élément mastiquant M1.*

Comme pour les éléments P, l'élément mastiquant M1 est mis en place au moyen de la clé vestibulaire semipiézographique.

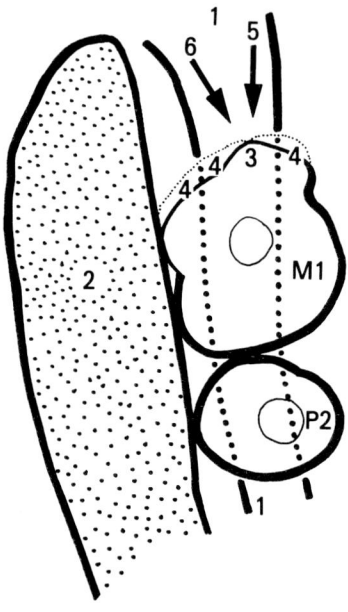

Figure 309. *Modifications à apporter par meulage à la face distale de M1 pour former sa rotule équilibrante.*

1. Plan de montage de la piézographie; 2. clé semipiézographique; 3. promontoire de porcelaine à conserver pour former une rotule équilibrante au cours des mouvements de propulsion (5) ou de latéralité (6); 4. partie à meuler pour obtenir la rotule (vue au-dessus du montage).

N.B. : Si l'élément M1 est une diatorique Sears Myerson, le meulage se fait au niveau de la moitié palatine, ce qui nécessite de faire subir ensuite une rotation vestibulaire à la dent. Cette rotation est complétée par un meulage vestibulaire pour obtenir une adaptation à la clé piézographique.

Mise en place de la partie céramique des éléments m1, p2, p1

Mise en forme des éléments sélectionnés

Sur les plaquettes d'éléments antérieurs, les centrales et les latérales seront utilisées après modifications (il faut 2 plaquettes pour faire 6 facettes).

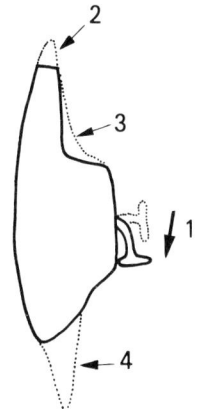

Figure 310. *Modifications dans le sens frontal de facettes incisives.*
1. Les crampons sont abaissés ; 2. 3. 4. parties de porcelaine à supprimer.

Les centrales serviront pour m1 et les latérales pour les p. Les canines sont rejetées car elles sont trop volumineuses et leur bombé vestibulaire s'adapte mal à la surface externe de la piézographie (leur utilisation nécessite des meulages importants qui augmentent leur saturation).

Mise en place des parties en porcelaine

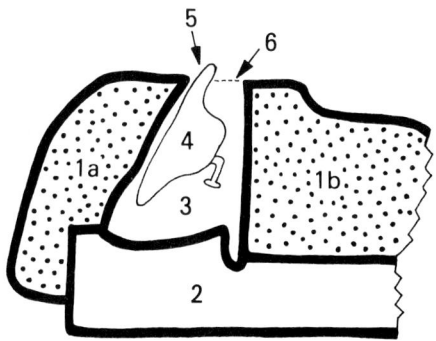

Figure 311. Les facettes sélectionnées sont incluses dans le double en cire (3) de la piézographie. La face vestibulaire (4) des facettes est appliquée contre la face interne de la clé externe (1a). Les bords incisives occlusaux (5) dépassent légèrement la surface occlusale (6) de la maquette.
1b. Clé linguale ; 2. moulage.

Contrôle de la piézographicité de la maquette mandibulaire et du montage

A ce stade, le volume de la maquette mandibulaire ainsi que la bonne mise en place des éléments dentaires sont contrôlés avec les clés. La piézographicité de la maquette est caractérisée par un bon retour des clés sur leur siège.

La fabrication des prothèses et leur délivrance à l'édenté

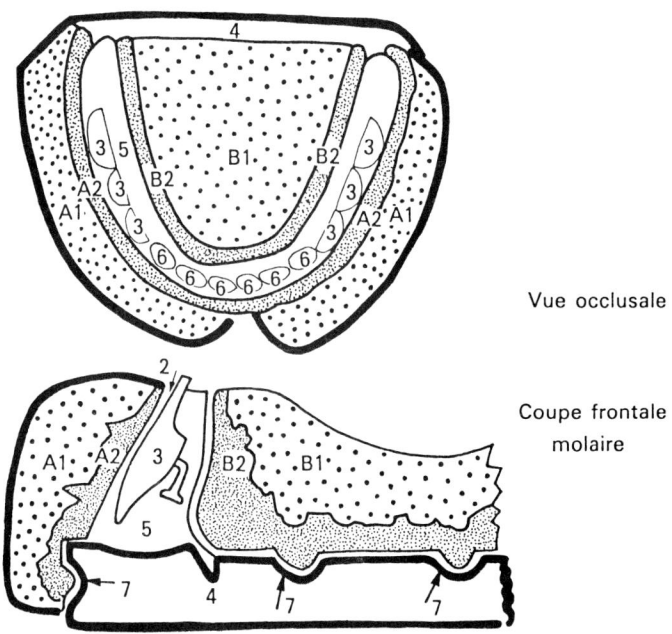

Vue occlusale

Coupe frontale molaire

Figure 312.
A. Clé vestibulaire (A1 : plâtre; A2 : silicone dense).
B. Clé linguale (B1 : plâtre; B2 : silicone dense).
2. La face vestibulaire de la facette porcelaine (3) doit entrer en contact avec la face interne de la clé A; 4. moulage; 5. maquette en cire; 6. éléments antérieurs; 7. les maquettes doivent facilement se placer sur leur siège.

Si les clés ne se remettent pas parfaitement en place, on procède à un réajustage, séparément, face par face.

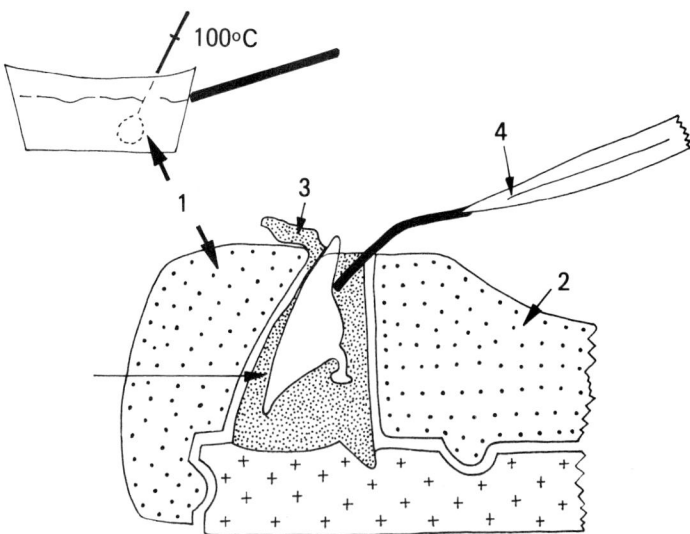

Figure 313. *Réajustement de la face vestibulaire.*

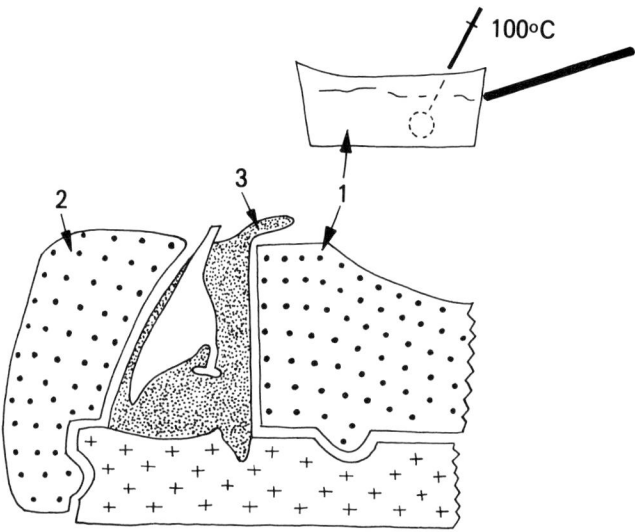

Figure 314. *Réajustement de la face linguale.* La remise en ordre se fait avec des clés chauffées.
1. Clé chauffée par immersion dans l'eau bouillante; 2. clé froide; 3. excès de cire; 4. spatule repoussant la facette contre la clé vestibulaire.

Réglage des faces occlusales des facettes de porcelaine

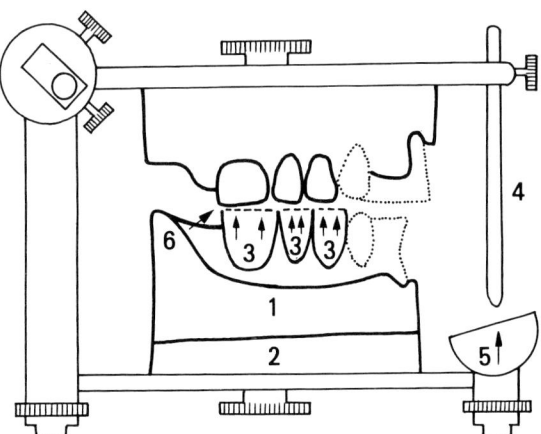

Figure 315. Le moulage (1) est remis sur sa double base (2) et les bords incisivo-occlusaux (3) sont meulés avec des pointes diamantées. f.grip, après marquage au papier à articuler X fin jusqu'à ce que la tige incisive (4) reprenne contact avec le plateau incisif (5). (6) Les bords occlusaux doivent être rigoureusement plats.

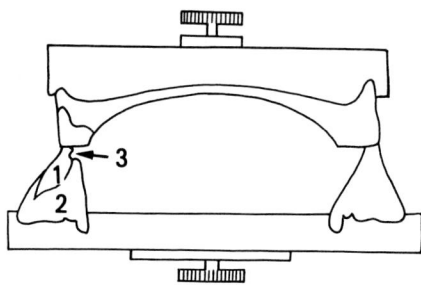

Figure 316. Pour que le meulage puisse se faire facilement la cire de la base 2 est réduite du côté lingual 3, ce qui dégage la céramique.

Modelage en cire de la partie interne des éléments mandibulaires latéraux

La clé linguale permet la mise en place de la cire HiFi (Caulk) qui sera modelée par les éléments antagonistes.

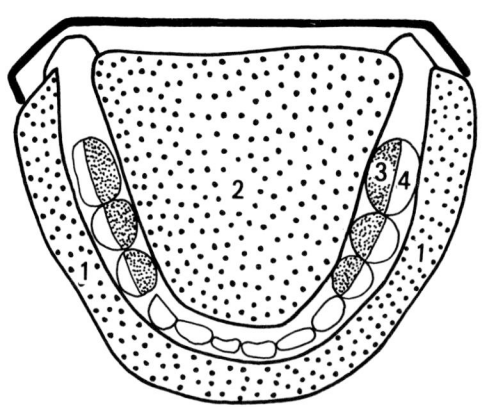

Figure 317. *Modelage en cire de la face interne des éléments latéraux.*
1. Clé vestibulaire; 2. clé linguale; 3. cire HiFi; 4. partie en céramique des éléments latéraux.

Le montage postérieur

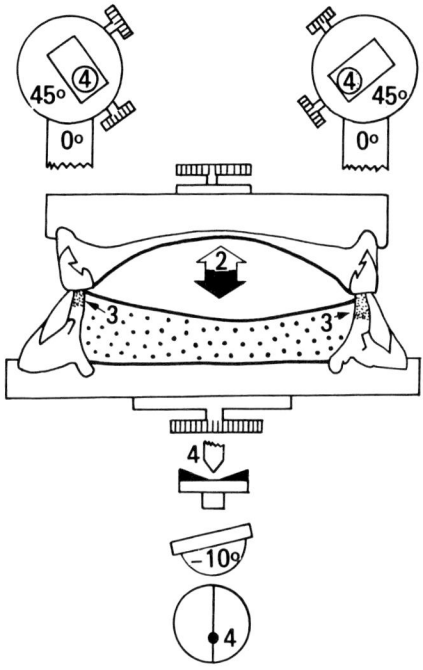

Figure 318. Le tap-tap (2) de l'articulateur en centré (4) permet de modeler la cire (3) des parties internes maintenues par la clé (1).

Les reliefs seront soigneusement supprimés. Si la table occlusale est plus large que les éléments maxillaires, piézographie large, le modelage en tap-tap sera complété par un ébarbage par latéralité.

Modelage des éléments équilibrants mandibulaires postérieurs m2

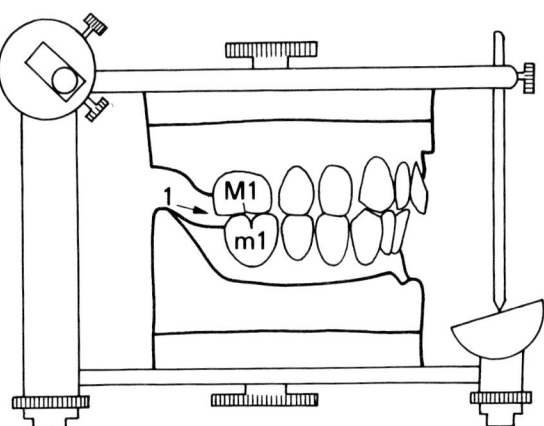

Figure 319. *Aspect du montage avant la mise en place de la cire Hifi qui servira à modeler m2.* Le montage se présente avec les rotules de M1 qui dépassent m1 distalement de 1 mm (1).

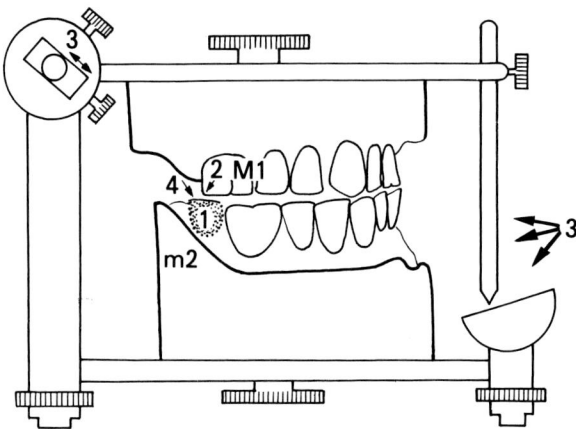

Figure 320. *Modelage de m2 : élément équilibrant mandibulaire postérieur.* La cire Hifi (1), déposée entre les clés en légère surépaisseur, est modelée par la rotule (2) de M1 quand l'articulateur est mobilisé en propulsion, en latéralité et en circumduction (3). Les excès verticaux (4) sont soigneusement éliminés.

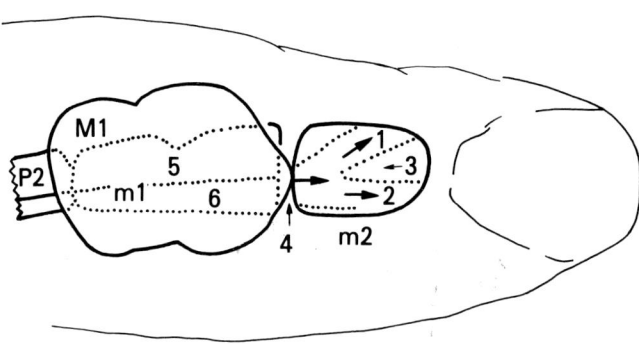

Figure 321. *Vue horizontale des éléments équilibrants postérieurs.*

4. Rotule équilibrante maxillaire (élément distal de M1); 1. trajectoire en latéralité de (4) sur m2; 2. trajectoire en propulsion de (4) sur m2.

Sur m1 : 5. céramique; 6. cire.

3. Zone de circumduction. La largeur de l'élément m2 est définie par les clés piézographiques, sa longueur par l'amplitude de la propulsion jusqu'au bout à bout incisif.

Eléments maxillaires de remplissage M2

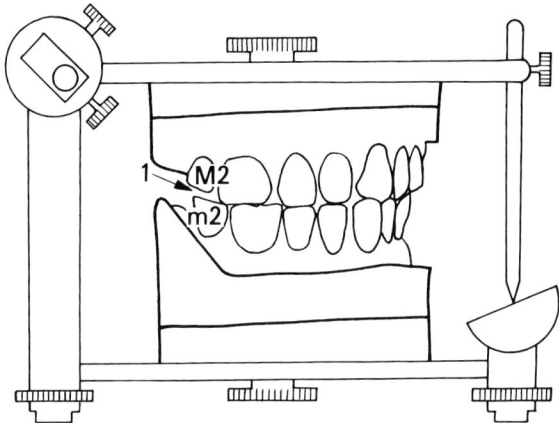

Figure 322. *Elément de remplissage maxillaire M2.*
En charnière, l'élément M2 qui est soit en porcelaine, soit en résine, est en sous-occlusion d'1 mm (1) par rapport à m2 qui est encore en cire.

N.B. : M2 peut être de la taille d'une prémolaire.

Modelage des éléments équilibrants antérieurs

Ces talons antérieurs ne peuvent être modelés que s'ils ne gênent pas la phonation. Leur présence est intéressante dans les rapports piézographiques antérieurs de classe II avec surplomb horizontal de 5 à 8 mm. Ils ne sont pas indispensables.

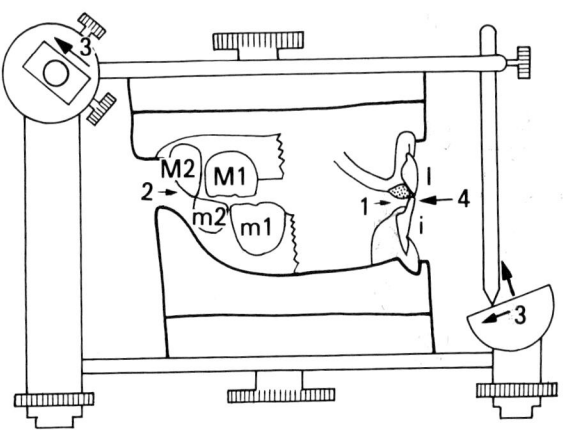

Figure 323. Le modelage de talons antérieurs dans de la cire Hifi (1) est obtenu par l'action des bords incisivo-canins mandibulaires (4) quand l'articulateur est mobilisé en propulsion et en latéralité (3) (le plateau ainsi formé sera creusé de petits sillons qui donneront un aspect de faces palatines aux dents antérieures). Rotule de propulsion et de latéralité (2).

Contrôle phonétique terminal

Les 2 maquettes sont terminées pour le laboratoire. Un dernier contrôle phonétique est réalisé au cabinet. Dans ce contrôle la forme de la voute palatine est testée une dernière fois au cours de la phonation de sifflantes. S'il existe une gêne, la palatographie permettra de localiser les endroits inadéquats et de les corriger soit par soustraction, soit par adjonction (Periphery Wax, lissée au liquide de Zerbato).

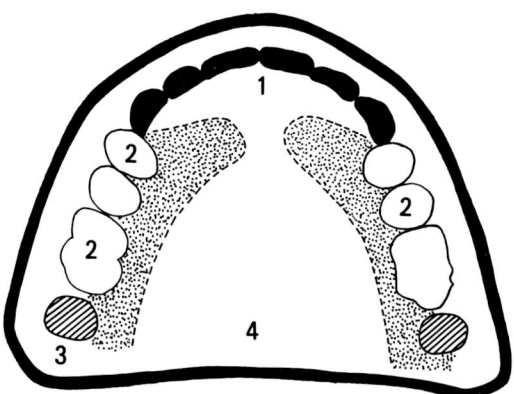

Figure 324. Le dernier contrôle est fait avec les 2 maquettes terminées. La palatographie en cas de gêne phonétique permet de localiser les zones à corriger.
1. Eléments en résine; 2. éléments en porcelaine; 3. éléments de remplissage (porcelaine ou résine); 4. base en cire.

Transformation en résine dentine des éléments équilibrants en cire

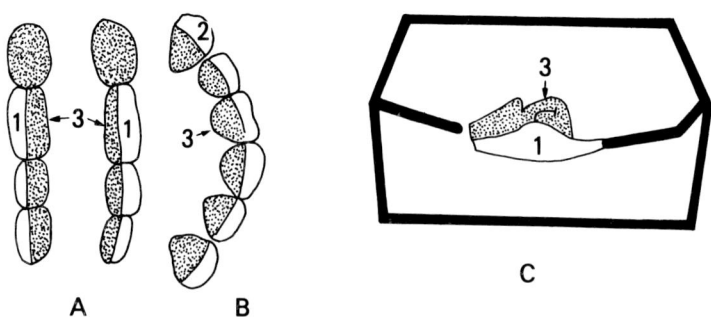

Figure 325. Les groupes latéraux (A), facettes (1), éléments équilibrants en cire (3), éventuellement le groupe supéro-antérieur (B) (2. facettes résine) sont soigneusement détachés au scalpel puis mis en moufle (C) et la cire (3) est remplacée par la résine dentine de couleur ad hoc (résine autopolymérisante). Après la polymérisation, les blocs sont finis et remis en place sur les maquettes.

Le montage postérieur

Les maquettes seront recontrôlées avant la mise en moufle terminale.

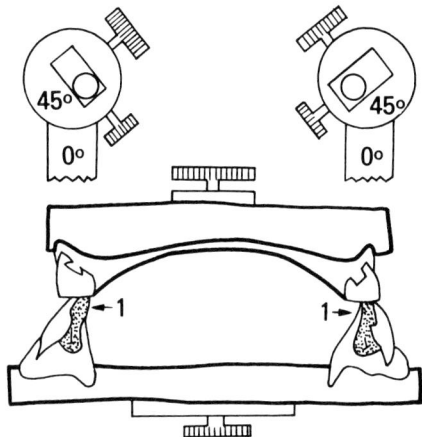

Figure 326. Les blocs latéraux (1) étant replacés sur la maquette mandibulaire après finition sont contrôlés en centré et si nécessaire rectifiés.

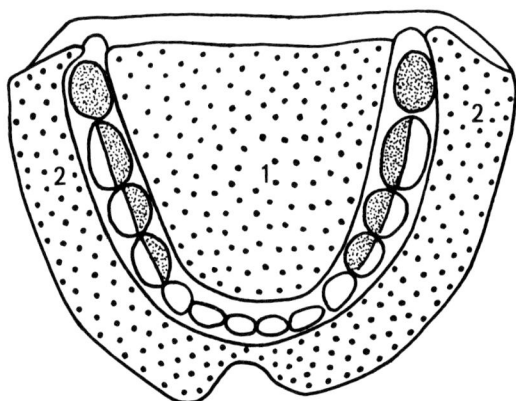

Figure 327. La maquette est ensuite replacée dans ses clés (1 et 2) et vérifiée.

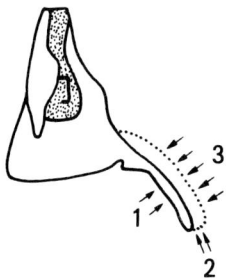

Figure 328. Puis les parties minces imposées par la piézographie (1. Volets linguaux) sont épaissies au fond du sillon (2) à 3 mm et sur leur face linguale (3). Cette surépaisseur sera réduite à son épaisseur normale à la pose.

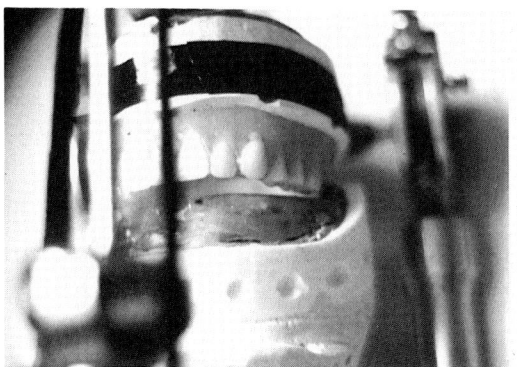

XXIV. Le montage des éléments postérieurs maxillaires sur le plan occlusal de la maquette piézographique en résine.

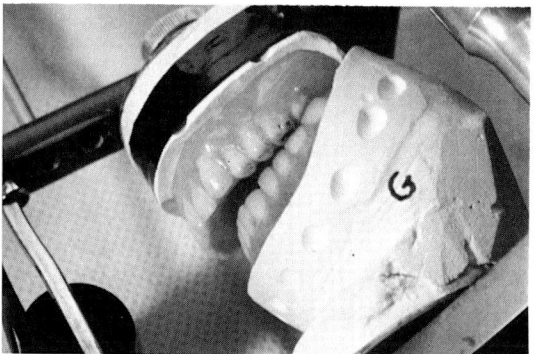

XXV. Le montage en cire d'une classe II piézographique : l'occlusion centrée.

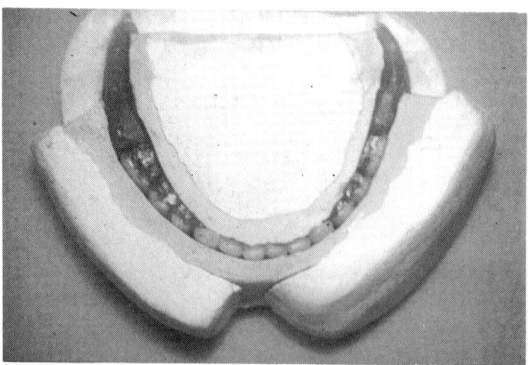

XXVI. Contrôle de la piézographicité de la maquette mandibulaire avant mise en moufle.

Chapitre 6

La transformation en résine

Mise en moufle et bourrage

La mise en moufle et le bourrage sont habituels. Il faudra cependant préserver les socles des moulages afin que leur extrados reste parfait après démouflage pour permettre le remontage sur les doubles bases et l'équilibration immédiate.

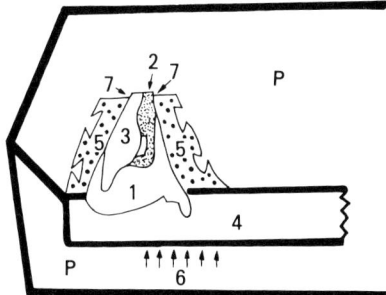

Figure 329. *Moufle mandibulaire.*

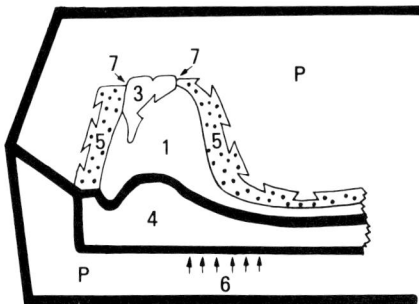

Figure 330. *Moufle maxillaire.*
1. Cire; 2. résine dentine pré-polymérisée; 3. porcelaine; 4. socles des moulages; 5. investissement en silicone; 6. couche de séparateur pour récupérer le moulage après la polymérisation, pour le replacer sur la double base et faire l'équilibration immédiate; 7. millimètre occlusal investi dans le plâtre pour éviter le déplacement des unités dentaires.

N.B. : Du Super Sep (Kerr) sert de séparateur pour l'extrados du moulage. Il faut éviter qu'il revienne dans la résine car il peut en altérer la teinte.

Polymérisation

La polymérisation se fera à 70 °C après une élévation lente de la température.

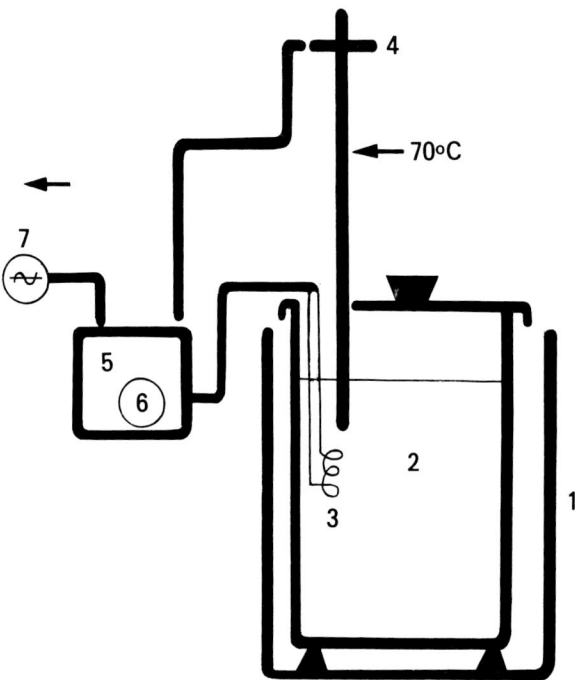

Figure 331. *Schéma d'une cuve à polymériser lentement et à basse température.*
1. Double cuve isolée à la laine de verre; 2. éthylène glycol pur; 3. résistance chauffante 500 W; 4. thermomètre à thermostat; 5. boîte de commande; 6. programmateur horaire; 7. alimentation.

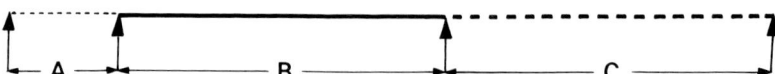

Figure 332. La polymérisation à basse température est longue, elle ne peut être mise en œuvre que par le programmateur (6).
A. Chauffage lent de 20 °C à 70 °C : 3 h. B. Polymérisation à 70 °C : 9 h. C. Refroidissement lent : 9 h.

Chapitre 7

L'équilibration immédiate

Généralités

L'équilibration immédiate après polymérisation ne peut se faire que si les rapports intermaxillaires ont été enregistrés avec des maquettes rigides en résine (type piézographique et semipiézographique), et que la relation de départ qui est la relation de montage a pu être contrôlée au moins 2 fois au moyen des doubles bases engrenées sur l'articulateur.

S'il n'en est pas ainsi, il faut envisager une équilibration médiate complémentaire après une huitaine de jours de port en bouche. Les retouches sont alors longues et fastidieuses.

Dans certains cas extrêmes (plusieurs relations très différentes ; la mise en condition musculaire ayant été inefficace), il est nécessaire de refaire un montage en articulateur avec les prothèses comme maquettes. Seule est conservée sur l'articulateur, la mise en place du moulage maxillaire par rapport à l'axe charnière. Il faut reprendre une relation de charnière sans aucun contact occlusal (technique dite de Tench) ainsi que des cires de propulsion pour régler les pentes condyliennes des boîtiers de l'articulateur.

Cette équilibration médiate, similaire dans son processus à l'équilibration immédiate, est une technique longue qui nécessite entre 5 et 6 heures partagées entre les enregistrements en bouche et le travail sur l'articulateur.

Préparations à l'équilibration immédiate

Démouflage

Après polymérisation, les prothèses sont démouflées et laissées sur leurs bases (les silicones permettent d'avoir une résine très propre après le démouflage).

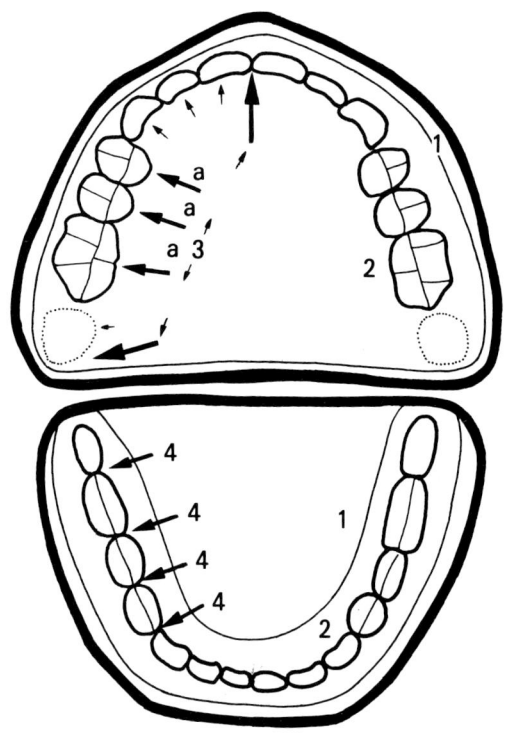

Figure 333.
1. Moulage; 2. prothèses démouflées silicone ôté; 3. faces internes à nettoyer (a) dégagement de la porcelaine sur 2 mm; 4. espaces interdentaires à dégager.

Les prothèses sont stockées dans l'eau pendant 5 à 6 jours, ce qui permet les dilatations par absorption d'eau. L'équilibration est beaucoup plus précise quand elle est réalisée sur des prothèses entourées de cotons humides qui évitent le dessèchement de la résine.

Les espaces interdentaires sont nettoyés avec des disques carbo-fin, tournant entre 4 000 et 6 000 t/min. Les faces palatines et linguales sont finies avec des fraises cylindriques n° 6 et 8.

Contrôle de la planéité des éléments porcelaine maxillaires M1, P2, P1

Après polymérisation, la planéité de M1, P2, P1 est vérifiée, et si nécessaire rétablie.

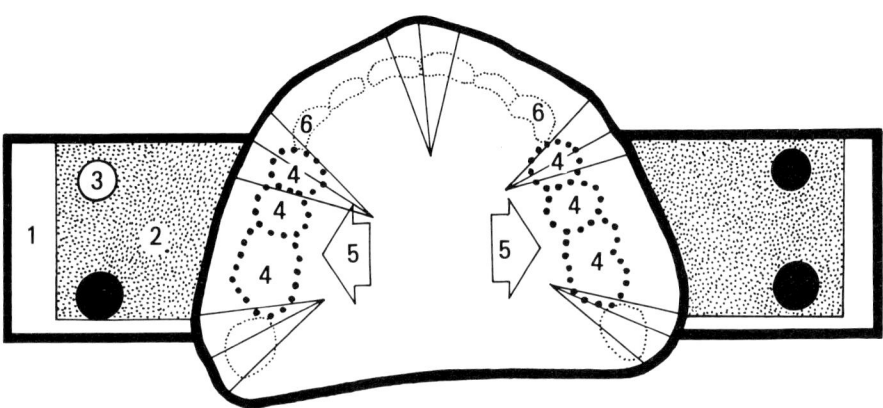

Figure 334.
1. Planchette 50 × 170 × 10 mm; 2. bande papier abrasif hydrofuge 3 M gros grains n° 180; 3. punaises; 4. éléments porcelaine à mettre à plat; 5. mouvement de frottement; 6. éléments antérieurs qu'il ne faut strictement pas abraser.

Cette remise sur plan est obtenue en frottant les éléments molaires sur du papier de carborendum. Il est essentiel que les dents antérieures en résine ne participent pas à cette remise à plan.

Le plan molaire est primordial pour l'élimination des composantes horizontales, si dangereuses pour la rétention.

Remise en articulateur

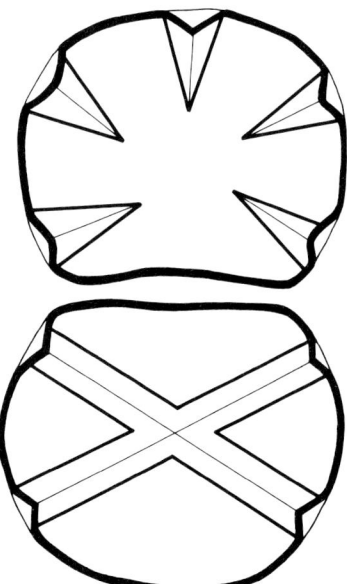

Figure 335. Grâce aux gorges des bases restées propres (Super Sep. Kerr) après démouflage, les moulages sont replacés sur les doubles bases et maintenus avec du sparadrap. Ils sont alors replacés facilement sur l'articulateur pour l'équilibration immédiate.

Réglage de l'articulateur pour l'équilibration immédiate

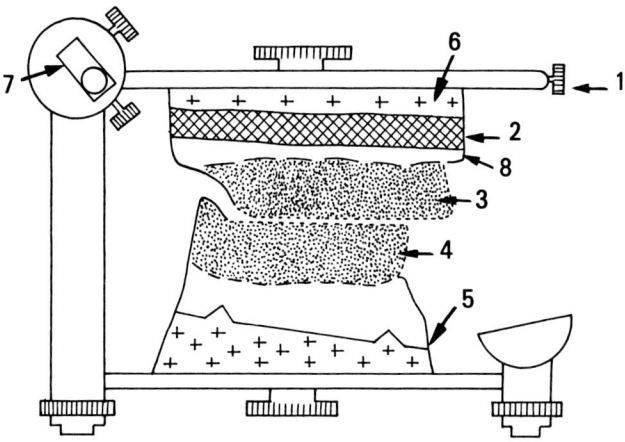

Figure 336. *Articulateur pour équilibration immédiate.*
1. La tige incisive est supprimée. 2. Une bande de sparadrap fixe le moulage maxillaire (8) à la double base (6). 3 et 4. Prothèses polymérisées, démouflées, préparées et laissées sur le moulage de polymérisation et de montage. 5. Pour l'équilibration, le moulage du bas repose sur sa double base, sans sparadrap. 7. Remise en ordre de l'inclinaison condylienne.

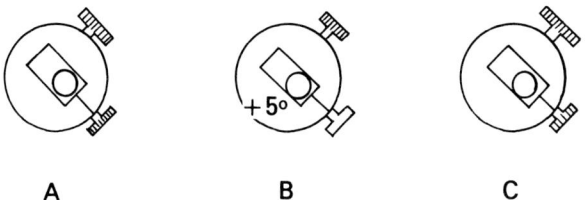

Figure 337. *Réglage des pentes condyliennes de l'articulateur pour l'équilibration.*
A. Pentes de l'enregistrement. B. Pentes pour le montage : + 5°. C. Equilibration : remise de la pente d'enregistrement.

Les pentes condyliennes sont ramenées à leur valeur d'enregistrement, c'est-à-dire que l'augmentation de 5° du montage est supprimée.

Les angles de Bennett ne seront remis à leur valeur initiale qu'au moment du rodage terminal. Le guidage antérieur sera assuré par les plans de guidage dentaires : surfaces maxillaires incisives, canines et prémolaires; bords incisivo-canins mandibulaires.

La tige incisive est supprimée.

Elimination des interférences extra-occlusales en propulsion

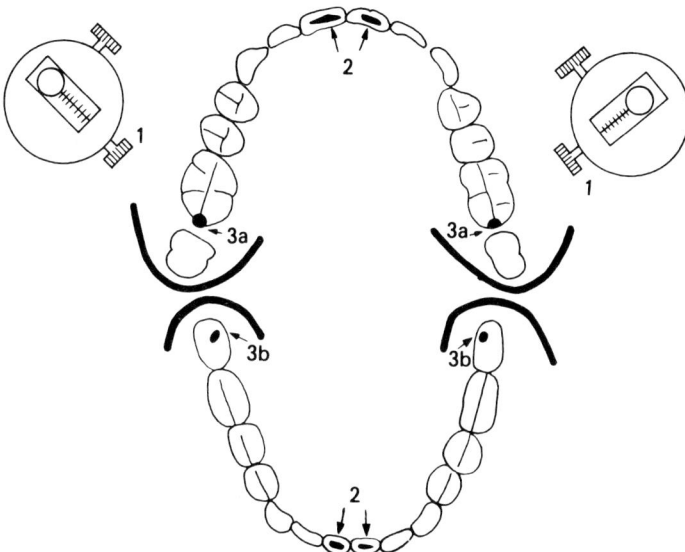

Figure 338. *Ce qu'il faut obtenir après l'élimination des interférences extra-occlusales en propulsion.*
1. Vis de propulsion; 2. contacts interincisifs; 3. contacts équilibrants postérieurs : a : M1; b : m2.

Des contacts interincisifs et au niveau des éléments équilibrants postérieurs doivent être obtenus à ce stade. L'articulateur est mis en propulsion au moyen des vis des boîtiers condyliens.

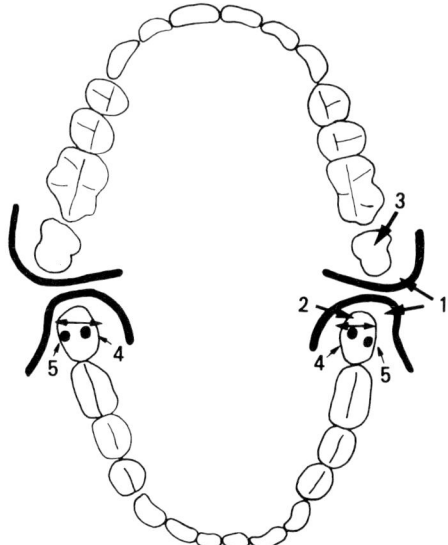

Figure 339. *Ce qu'il faut éliminer en propulsion.*
1. Interférences interbases; 2. interférences de la partie extra-articulaire de m2; 3. interférences de M2 avec les surfaces équilibrantes de m2; 4. contacts équilibrants limites de propulsion; 5. contacts de latéralité limités.

Les retouches se font au niveau des bases dans leurs extensions postérieures, au niveau des parties extra-équilibrantes de m2 et sur les éléments de remplissage M2. Ces interférences proviennent du modelage de m2, de la mise en place de M2, les pentes condyliennes ayant été augmentées de 5° pour le montage, et de l'épaississement des cires imposé par la mise en moufle.

Réglage du cuspide vestibulo-distal de M1

L'inclinaison de la pente disto-mésiale du cuspide disto-vestibulaire M1 est contrôlée et si nécessaire mise en conformité avec le schéma.

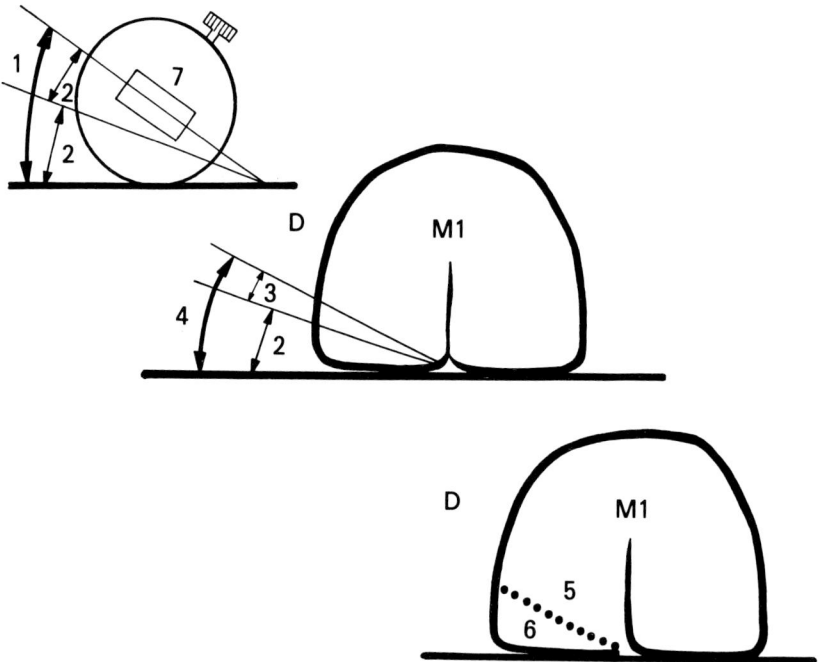

Figure 340.
1. Angle de la pente condylienne; 2. moitié de l'angle 1; 3. + 10 à 15°; 4. angle du cuspide disto-vestibulaire de M1; 5. comment est incliné le cuspide disto-vestibulaire de M1; 6. partie équilibrante de M1; 7. boîtier condylien; M1. 1re mol. maxil.; D. Face distale.

Ce traitement dégage la partie équilibrante de M1 et supprime les interférences possibles du cuspide disto-vestibulaire avec l'élément équilibrant m2 mandibulaire.

Equilibration

Contrôle de l'occlusion en charnière

Le contrôle se fait par un tap-tap sur de la soie bleue (2 cm × 4 cm) côté par côté, l'articulateur étant bloqué en charnière. Les retouches devront être poursuivies jusqu'à ce que les moitiés vestibulaires en porcelaine de m1, p2, p1 touchent leurs antagonistes maxillaires.

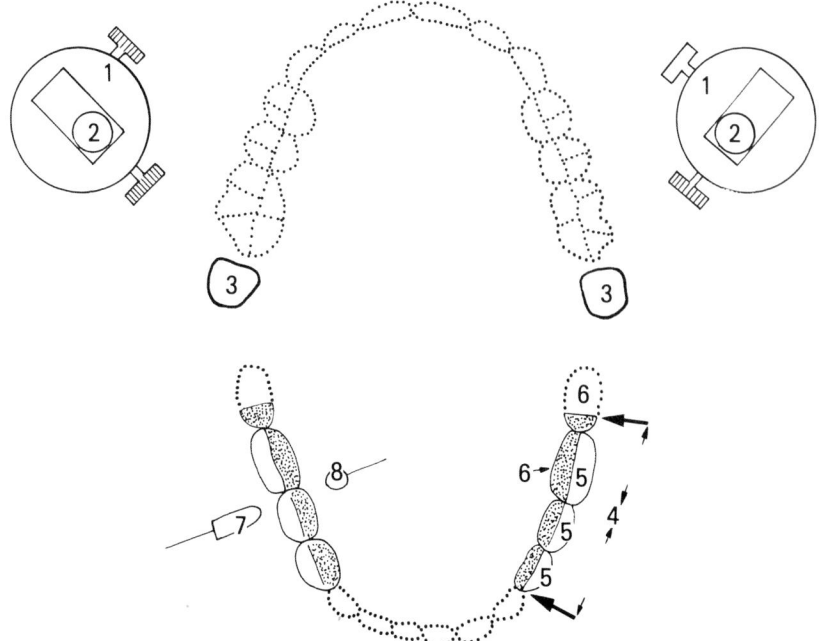

Figure 341.
1. Boîtiers condyliens. 2. boules condyliennes bloquées en charnières; 3. M2 seuls éléments maxillaires retouchables à cette phase; 4. éléments mandibulaires à retoucher : p1, p2, m1, m2 (2 mm); 5. porcelaine; 6. résine dentine; 7. pointe diamantée f. grip de diamètre 20/10e, pas de pression; 8. pointe verte boule de diamètre 30/10e, vitesse lente.

La résine de m1, p2 et p1, ainsi que 2 mm de m2, est retouchée en premier avec une pointe verte boule de 3 mm de diamètre, tournant à vitesse lente ou avec une meulette Heatless diamètre 22 mm, épaisseur 3 mm, dont la tranche est bien plane et qui tourne lentement. La porcelaine est retouchée accessoirement avec une pointe diamantée diamètre 2 mm, manipulée très légèrement ou avec une meulette Silent Bush n° 772. Seule M2 sera retouchée au maxillaire, si elle interfère avec m2. A la fin de cette phase les contacts intermaxillaires sont soigneusement marqués par un tap-tap.

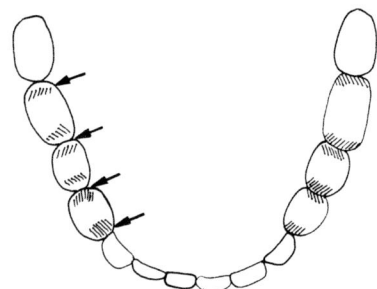

Figure 342. Après la remise en occlusion centrée, des sillons interdentaires sont creusés au niveau des faces proximales de p1, p2, m1.

Equilibration de la propulsion-rétropulsion

Ce qui est recherché dans cette séquence

- Il faut obtenir des contacts simultanés antérieurs et postérieurs dans toutes les positions de propulsion symétrique.
- De l'occlusion de charnière au bout à bout interincisif et inversement, le déplacement doit se faire par un glissement aisé.
- L'angle de la trajectoire de la saillie mousse M1 sur m2 ne doit pas dépasser la moitié de celui de la pente condylienne de l'articulateur.

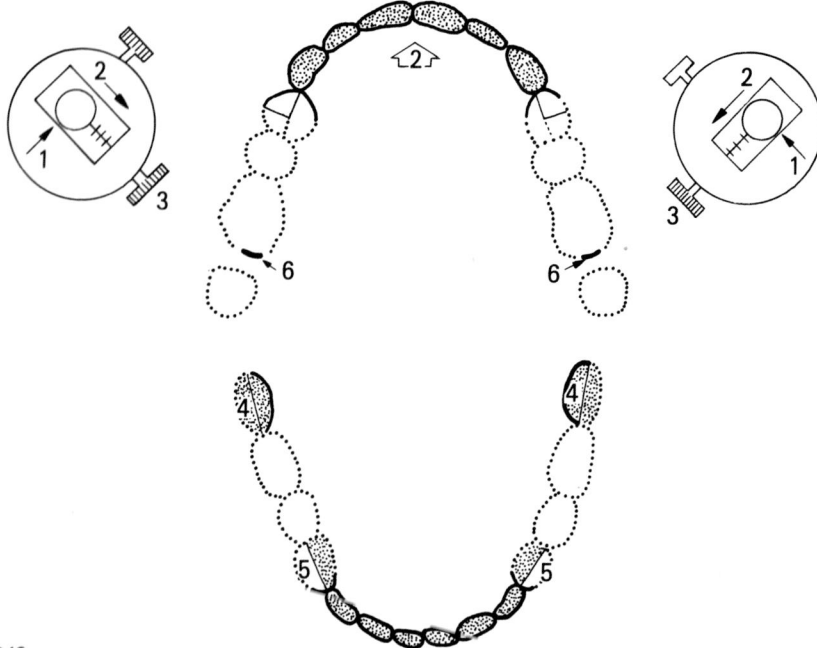

Figure 343.
1. Point de départ en propulsion avec contact interincisif; 2. sens du déplacement du membre supérieur de l'articulateur obtenu par le jeu de la vis de rétropulsion (3); 4. résine; 5. porcelaine; 6. saillies mousses équilibrantes maxillaires à ne pas toucher.

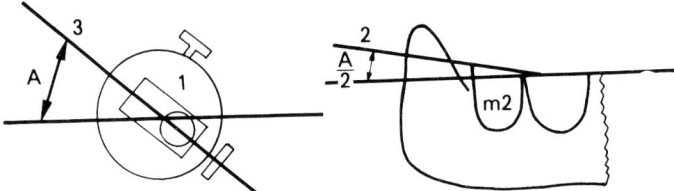

Figure 344. L'inclinaison (2) de la face occlusale de m2 ne doit pas dépasser la moitié de l'angle (A) de la trajectoire condylienne (3) de la boule du boîtier condylien (1) de l'articulateur sur l'horizontale.

Point de départ

Le point de départ est un bout à bout interincisif avec coïncidence des milieux. Il est obtenu par la rotation des vis de propulsion.

Les marques bleues de l'occlusion de charnière ainsi que les saillies mousses équilibrantes de M1 ne doivent pas être touchées.

Equilibration des mouvements de propulsion-rétropulsion

- Cette phase est réalisée sur un déplacement de rétropulsion obtenu par l'action des vis de rétropulsion des boîtiers condyliens.
- Un tap-tap en bout à bout sur un carré de soie rouge (6 × 9 cm) doit donner 2 contacts postérieurs : à gauche et à droite rotule distale M1 contre m2 et 2 contacts antérieurs (en propulsion maximum les contacts se font entre 11 et 41 ainsi qu'entre 21 et 31).
- Où effectuer les rectifications ?

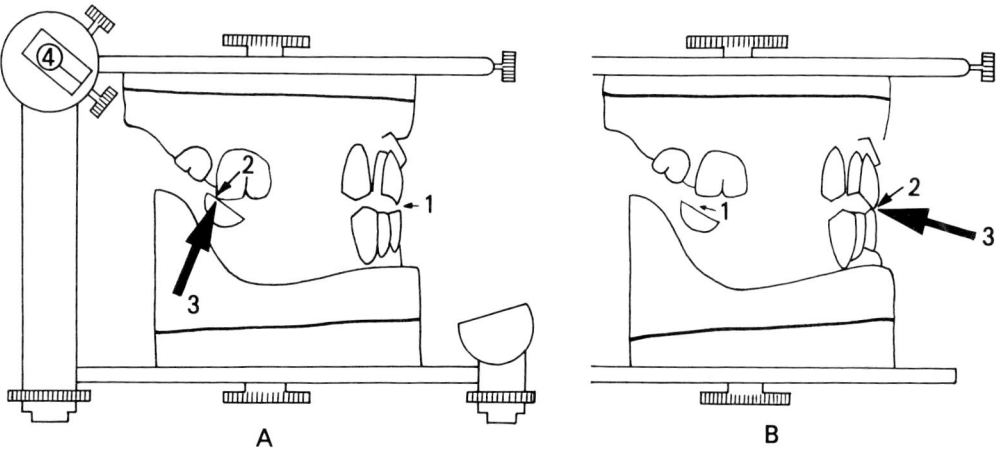

Figure 345. *Où effectuer les rectifications.*

1. Absence de contact; 2. contacts; 3. emplacement des rectifications; 4. boule condylienne en propulsion.

A. Pas de contact antérieur : retouches de m2. B. Pas de contact postérieur : retouches des incisives mandibulaires de préférence.

● Quand le 1ᵉʳ objectif est atteint, les contacts simultanés antérieurs et postérieurs sont marqués à la soie verte, et un nouveau contrôle/rectification est refait après un déplacement des boules condyliennes de 2 mm vers la position de charnière.

Cette équilibration est terminée quand la position de charnière est atteinte (s'il existe des interférences sur les parties en résine de p1, p2, m1, elles sont rectifiées sans toucher à la porcelaine).

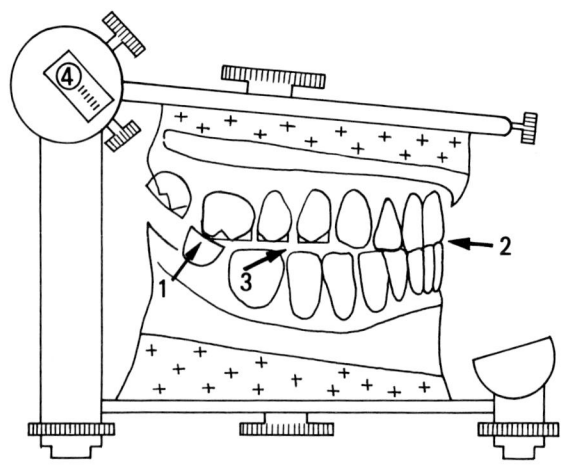

Figure 346. *Contacts équilibrants en propulsion maximum.*
1. Contacts postérieurs; 2. contacts incisifs; 3. béance au niveau des éléments mastiquants; 4. sphère condylienne en propulsion.

Répartition des contacts antérieurs

Suivant l'importance du surplomb horizontal, qui peut atteindre fréquemment 6 à 7 mm dans les classes II d'occlusions piézographiques d'édentés à crête de niveau III ou IV, les contacts antérieurs peuvent se déplacer, lors du retour à la position de charnière, sur les incisives latérales, les canines et la moitié mésiale des éléments « première prémolaire ».

Rappelons que le modelage phonétique de l'extrados palatin de la semipiézographie maxillaire peut dans certains cas autoriser la création de talons en résine dentine aux éléments antérieurs maxillaires. Ces talons facilitent l'équilibration antérieure.

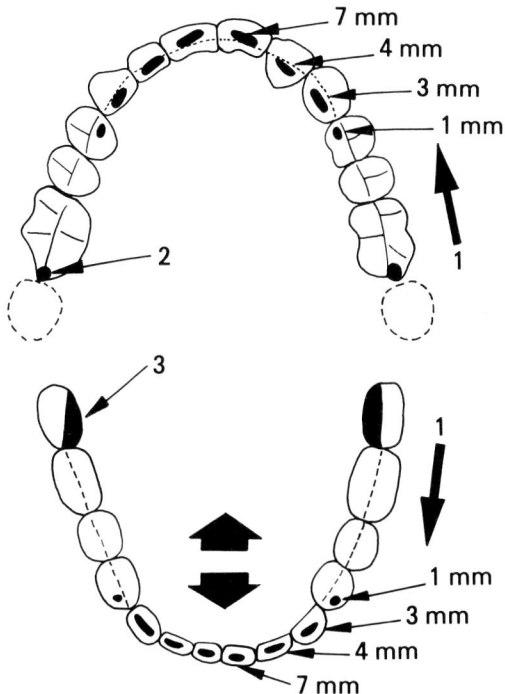

Figure 347. *Equilibration en propulsion.* Classe II d'angle piézographique, 7 mm de surplomb horizontal.

1. Surfaces maxillaires et mandibulaire assurant l'équilibration antérieure aux divers niveaux de propulsion (en mm); 2. rotule équilibrante postérieure maxillaire; 3. surface équilibrante mandibulaire (m2).

Préparation à la phase suivante

Quand l'équilibration est satisfaisante, les trajectoires de propulsion-rétropulsion sont marquées en noir, tandis que l'occlusion de charnière est marquée à nouveau soigneusement en bleu.

Equilibration de la latéralité

1. Côté gauche

Ce qui est recherché dans cette séquence

- Il faut obtenir des contacts simultanés du côté travaillant et du côté équilibrant (équilibration prothétique de Gisy). Du côté équilibrant les contacts ne se situent qu'en arrière au niveau de m2. Cette disposition laisse un espace entre les éléments Mm1, Pp1, Pp2 du côté équilibrant.
- L'angle de la trajectoire de la rotule distale de M1 sur m2 sera inférieur à la moitié de l'angle de la trajectoire condylienne.

● Le glissement doit être aisé.

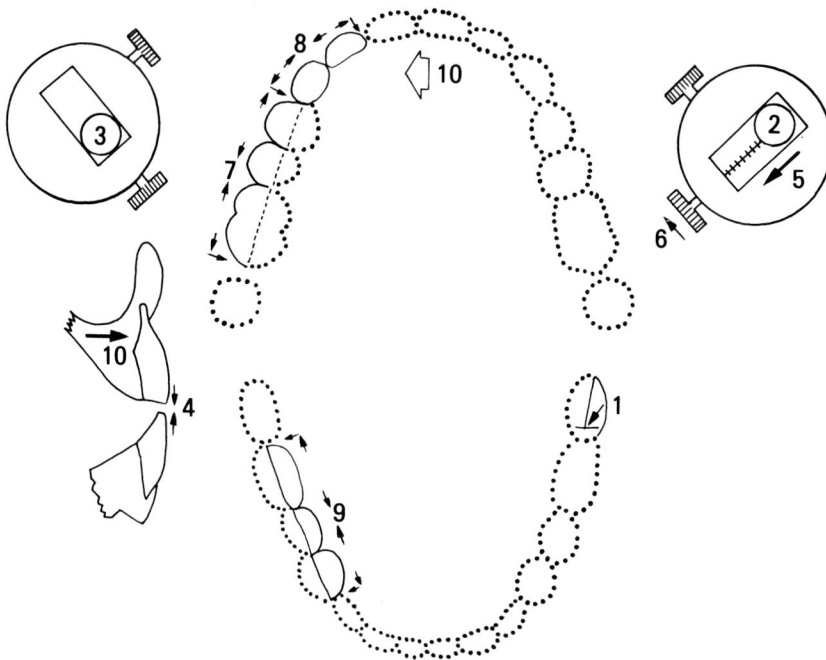

Figure 348. *Equilibration latéralité gauche.*
1. Partie en résine à retoucher; 10. déplacement de la prothèse maxillaire; 1. m2 sa surface équilibrante de laté. G et la trajectoire de latéralité; 2. sphère équilibrante réglée pour un bout à bout canin (4) au départ; 3. sphère travaillante en charnière; 5. déplacement de la sphère équilibrante 2 mm par 2 mm par la rotation de la vis 6; 7. moitiés vestibulaires à retoucher; 8. éléments résine à retoucher. 9. Partie interne mandib. en résine à retoucher.

Point de départ

La vis travaillante est bloquée en charnière. La vis équilibrante est tournée jusqu'à l'obtention d'un bout à bout des canines travaillantes.

Les marques bleues et noires de l'occlusion de charnière et de l'équilibration de propulsion, ainsi que la rotule équilibrante de M1, les parties en porcelaine de m1, p2, p1 travaillants, la moitié palatine de M1, P2, P1 travaillants ne doivent pas être touchées.

Equilibration des mouvements de latéralité

● Cette phase est réalisée sur un déplacement de latéralité obtenu par l'action de la vis de rétropulsion du boîtier condylien concerné.
● Un tap-tap en bout à bout canin sur un carré de soie rouge (6 × 9 cm) doit donner un contact postérieur (M1-m2) équilibrant et des contacts travaillants de la canine à m1/M1.

- Où effectuer les rectifications : s'il n'y a pas de contacts travaillants, il faut retoucher m2 équilibrant. S'il n'y a pas de contact équilibrant, il faut retoucher soit la partie linguale des éléments m1, p2, p1 ou la partie vestibulaire de M1, P2, P1 (il est possible de retoucher simultanément le haut et le bas).
- Quand le premier objectif est atteint, les contacts gauche et droite simultanés sont marqués à la soie verte. Un nouveau contrôle des rectifications est refait après un déplacement de la boule condylienne équilibrante de 2 mm vers la position de charnière. Cette équilibration est terminée quand la position de charnière est atteinte.

Quand l'équilibration est terminée, un aller et retour est fait sur de la soie verte pour mettre en lumière les petits reliefs qui doivent être supprimés.

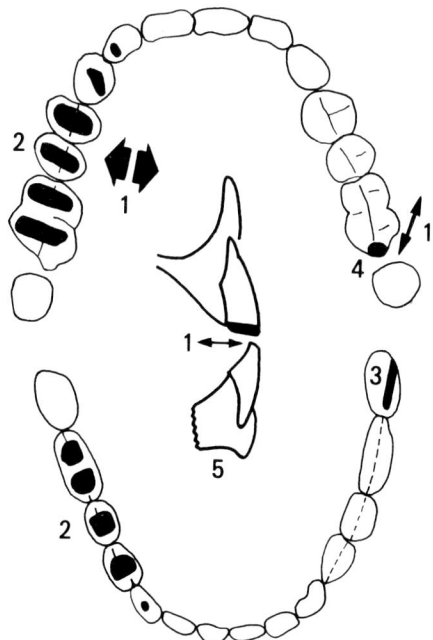

Figure 349. *Equilibration en latéralité (côté gauche).*
1. Mouvement de latéralité sur l'articulateur ; 2. trajectoire travaillante ; 3. trajectoire équilibrante ; 4. rotule équilibrante ; 5. trajectoire au niveau canin travaillant.

Préparation à la phase suivante

L'occlusion de charnière est marquée en bleu, la propulsion et la latéralité droite en noir.

2. Côté droit

Le processus est le même que pour le côté gauche. Il aboutit à un schéma de contacts similaires mais sur l'autre côté.

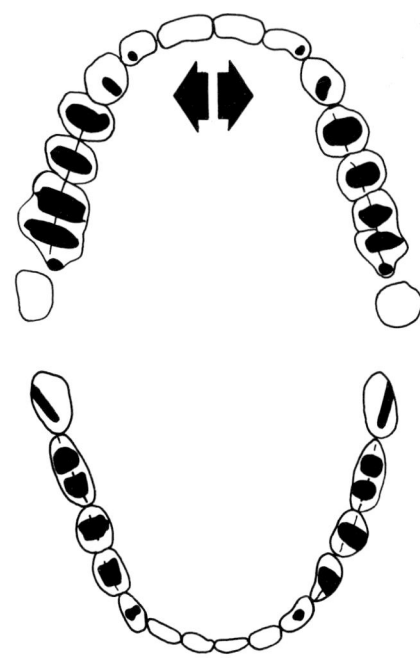

Figure 350. *Traces des contacts après l'équilibration des latéralités gauche et droite.*

Deuxième contrôle de l'occlusion de charnière

Après les équilibrations en propulsion et en latéralité, il est bon de refaire un contrôle de l'égalité de l'intensité des contacts à gauche et à droite en occlusion de charnière.

Compléments de l'équilibration immédiate

Finitions de m2

Buts

L'équilibration réalisée de 2 mm en 2 mm laisse sur les m2 des reliefs qui doivent être ôtés avec précaution. Cette mise en forme laisse une surface occlusale lisse où les rotules distales des M1 pourront se déplacer facilement au cours des divers glissements de la mandibule par l'édenté.

Le modelage des unités équilibrant m2 les surdimensionne. Les excès qui en résultent sont réduits par arrondissements.

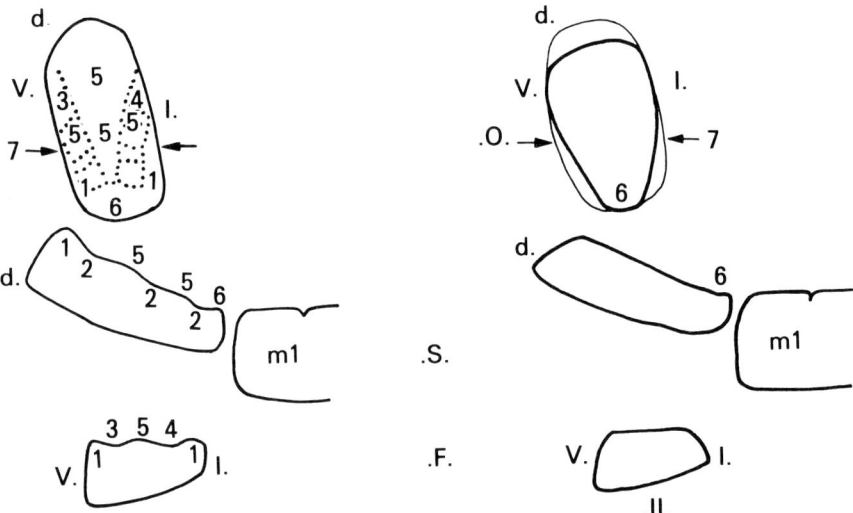

Figure 351. *m2 droite.*
I. m2 après l'équilibration. II. m2 après finition.
O. Aspect occlusal. S. Aspect sagittal (trajectoire de latéralité). F. Coupe frontale suivant 7.
1. Saillie à arrondir; 2. dépressions correspondant aux équilibrations tous les 2 mm; 3. trajectoire de latéralité; 4. trajectoire de propulsion; 5. saillies à supprimer; 6. espaces de liberté pour l'occlusion de charnière.

Réalisation

Les trajectoires étant marquées par les mouvements équilibrés (soie verte ou papier machine noir), les reliefs seront gommés avec précaution avec des bandes de papier abrasif (grains fins) montées sur un mandrin fendu tournant à moins de 3 000 t/min et passées avec une pression très faible. Les excès sont arrondis par meulage et polis.

Activation des groupes M1, P2, P1

Buts

Cette activation crée des crêtes frontales sur la moitié vestibulaire des éléments M1, P2, P1, ce qui augmente l'efficacité de ces éléments pendant la mastication tout en évitant un engrènement, source de composantes horizontales déstabilisantes.

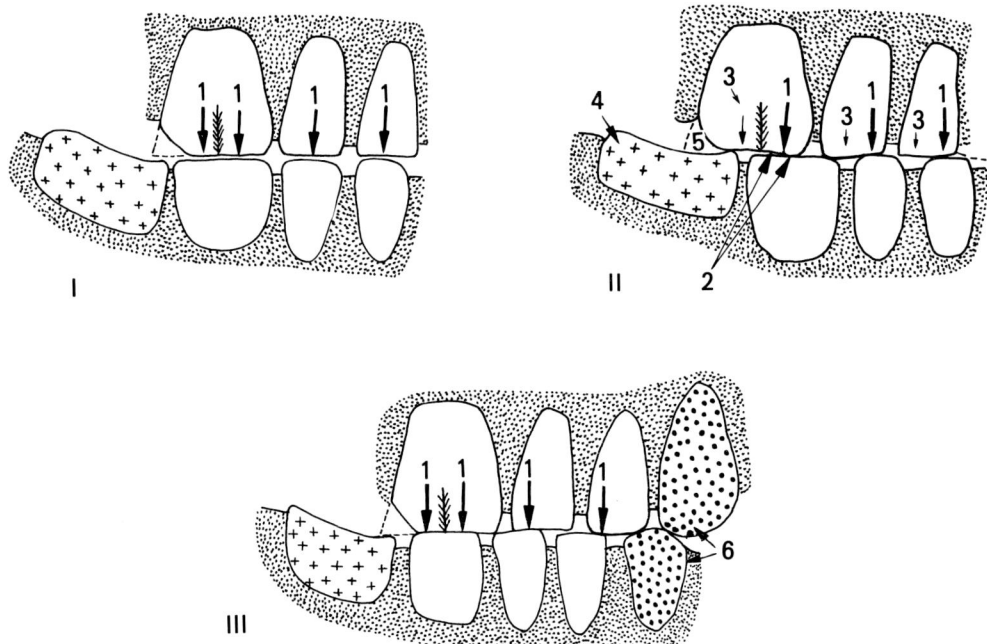

Figure 352. *Repérage des crêtes frontales à conserver.*

I : Classe I., II : Classe II (la plus fréquente); III : Classe III.

1. Zones à conserver sur la face occlusale (repérage au Lumocolor après affrontement vestibulaire par latéralité); 2. zones susceptibles d'être meulées; 3. zones dans le vide à meuler; 4. m2; 5. rotules équilibrantes; 6. éléments canins.

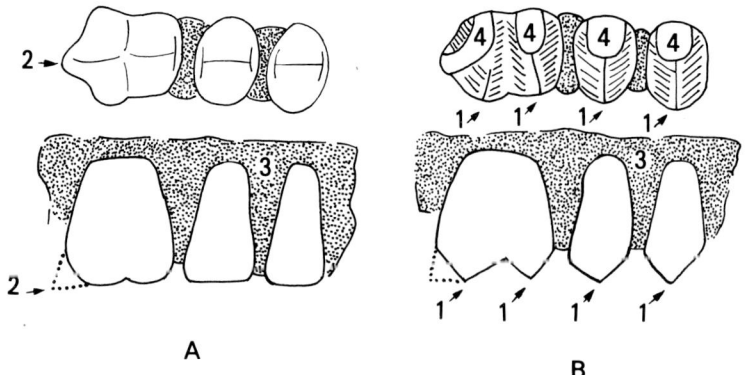

Figure 353. *Le bloc M1 P2 P1*

A. Après équilibration. B. Après activation.

1. Crêtes frontales équilibrantes (conservées); 2. Rotule équilibrante de M1; 3. résine de base; 4. surfaces planes plus ou moins vestibulaires suivant les impératifs des parties en porcelaine mandibulaires en occlusion de charnière.

Phase préparatoire

L'activation est précédée du marquage :
- sur les faces occlusales des contacts interocclusaux en occlusion de charnière, en propulsion et en latéralité ;
- sur les faces vestibulaires des éléments maxillaires, de l'emplacement des crêtes frontales qui serviront à maintenir l'équilibration en latéralité.

Ce marquage se fait au marqueur noir (Lumocolor 317) après affrontement des faces vestibulaires des éléments maxillaires et mandibulaires en latéralité.

Réalisation

Cette activation se fait avec le bord tranchant d'un disque carborendum 7/8e, une face (ce disque permet une grande précision et une très bonne netteté de taille). Elle est complétée par un polissage à la pointe montée en Arkansas cylindrique (diamètre 3 mm) mouillée.

Sur les éléments de Sears cette activation avive les crêtes vestibulo-palatines et supprime la crête vestibulaire. Avec des éléments standards modifiés cette activation crée des crêtes vestibulo-palatines sur la moitié vestibulaire de l'élément.

Derniers contrôles

- Un frottage vigoureux à sec des 2 prothèses montées encore sur l'articulateur dont les angles de Bennett ont été remis, permet de repérer les dernières interférences au glissement. Ces interférences apparaissent comme des traces blanchâtres sur les faces occlusales. Les rectifications sont faites avec des pointes montées en Arkansas mouillées.
- Un dernier contrôle de l'occlusion en charnière est fait.
- Les prothèses peuvent maintenant être terminées.

N.B. : L'équilibration immédiate de prothèse totale est un long travail, qui prend environ 4 h en laboratoire.

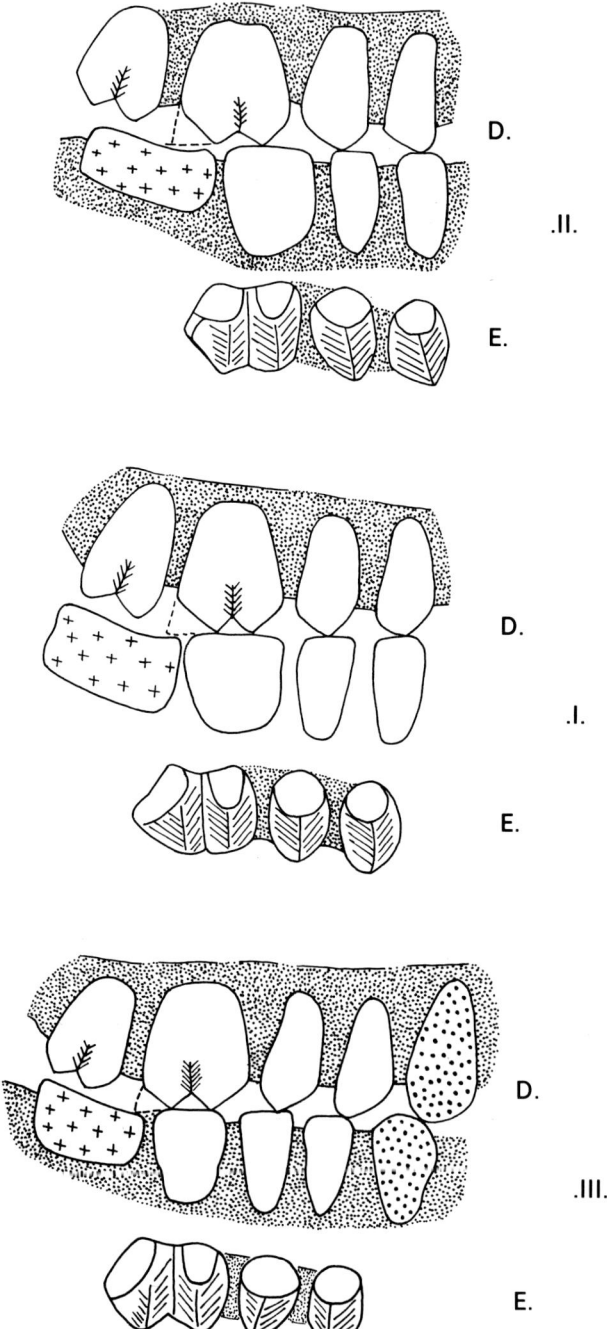

Figure 354. *Aspect des diverses classes de montage après activation.*
D. Aspect vestibulaire. E. Aspect occlusal. I... II... II : les classes.

L'équilibration immédiate

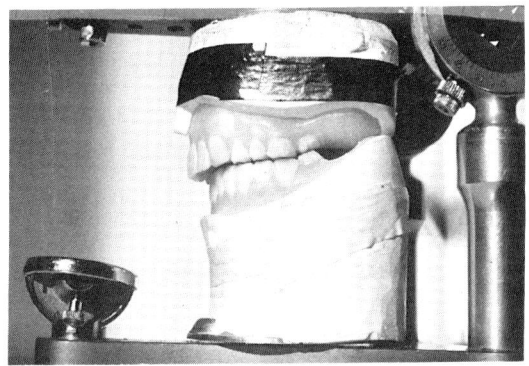

XXVII. Vue latérale d'une occlusion de classe II en relation de charnière.

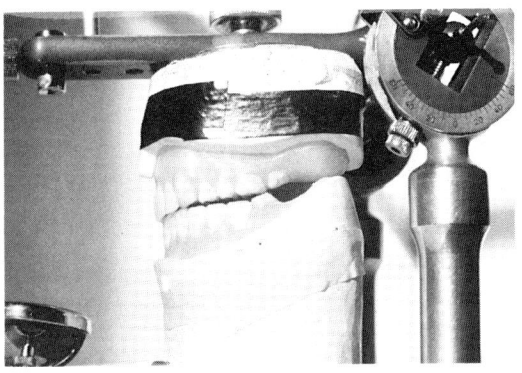

XXVIII. Une occlusion de propulsion : les contacts sur une vue d'un côté gauche.

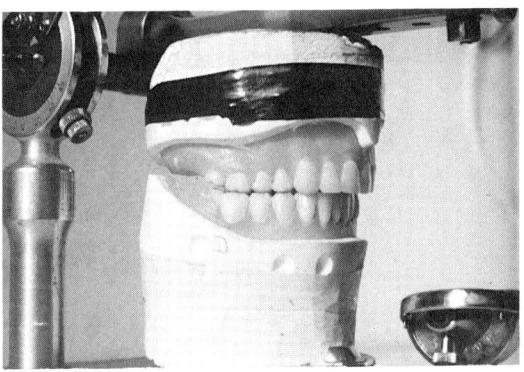

XXIX. La latéralité gauche : le côté équilibrant.

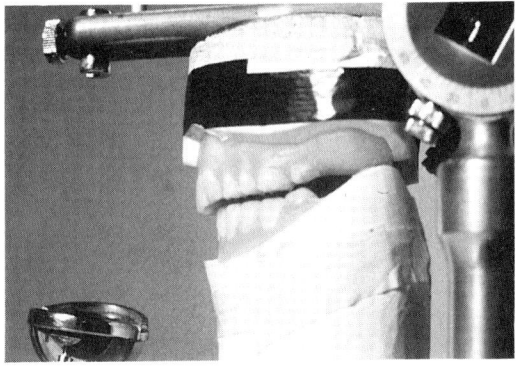

XXX. La latéralité gauche : le côté travaillant.

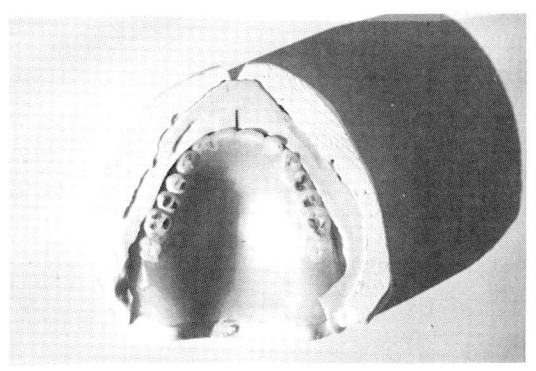

XXXI. Le contrôle de la piézographicité de la prothèse maxillaire terminée.

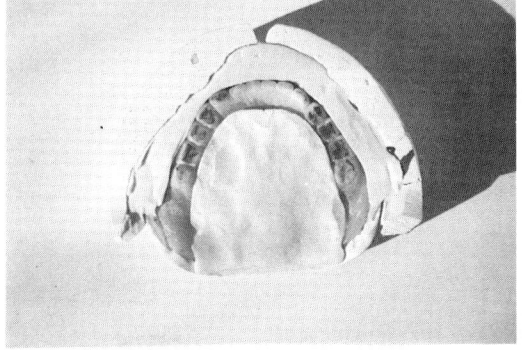

XXXII. Le contrôle de la piézographicité de la prothèse mandibulaire.

Chapitre 8

La finition des prothèses

Libération des prothèses des moulages

Après les derniers contrôles occlusaux, les prothèses sont démontées des moulages de polymérisation. Ce démontage est fait avec précaution pour éviter de les fracturer et les morceaux de moulages seront conservés soigneusement afin de vérifier le respect des bords après polissage.

Le démontage est parfois difficile quand les crêtes sont volumineuses et en contre-dépouillé. Le plâtre persistant au fond des cuvettes est retiré à la sableuse.

Remise en ordre des surfaces polies

Certaines parties minces, ayant été épaissies pour la polymérisation, seront remises à leur épaisseur d'origine afin que les clés se remettent sans forcer, parfaitement sur leur siège.

Polissage

Il ne s'adresse qu'aux surfaces « polies ». Il doit donc respecter les surfaces occlusales en résine et les bords qui assureront le joint périphérique. Pour éviter l'altération des surfaces occlusales, il suffit de les recouvrir de sparadrap plastique ou les colorer au marqueur indélébile qui ne sera effacé que par le praticien.

Pour les bords, le remontage sur le moulage reconstitué avec ses morceaux permet la vérification.

Contrôle des surfaces muqueuses

Ce contrôle doit permettre de supprimer les micro-reliefs, les bullettes, les lames tranchantes et les autres aspects qui peuvent blesser l'édenté. Le repérage de ces rectifications se fait à la loupe, puis avec la pulpe de l'index.

Sablage des surfaces muqueuses

Il a pour but d'augmenter la mouillabilité de la résine et son adhésion. Il est fait au sable de Fontainebleau sous une pression qui ne dépasse pas 3 kg/cm².

Conservation des prothèses dans une solution très légèrement antiseptique

Ce stockage d'une huitaine de jours a pour but de faire absorber un maximum d'eau à la résine, et de donner aux prothèses leurs dimensions définitives.

Chapitre 9

La délivrance des prothèses

Délivrance des prothèses

Le jour de la pose, les prothèses sont seulement mises en place sans autre intervention.
Les anciennes prothèses seront impérativement conservées par le praticien. Elles ne seront rendues à l'édenté que lorsqu'il sera parfaitement adapté à ses nouvelles prothèses. Ce comportement du praticien est très important pour une acceptation relativement rapide des nouvelles prothèses. Il est parfois difficile à appliquer pour un jeune praticien un peu timide vis-à-vis d'un patient âgé.
Le jour de la pose, le praticien délivre à l'édenté une ordonnance où est consigné le mode d'emploi des prothèses.

Ordonnance de pose

Cette ordonnance est un véritable mode d'emploi des prothèses. Elle consignera :
— l'hygiène de la bouche et des prothèses,
— les durées quotidiennes du port,
— les conseils diététiques,
— éventuellement les compléments médicamenteux du régime alimentaire.

Ordonnance-type : elle comprend 3 parties

Généralités

« Les prothèses qui viennent de vous être placées en bouche ne sont pas identiques à ce qui a disparu : dents et alvéoles dentaires. Ce ne sont que des instruments ou des outils. Elles ne sont jamais la réapparition de ce qui a été détruit.

Comme pour tout instrument, il faut apprendre à s'en servir. Cet apprentissage nécessite un certain temps dont la durée varie suivant les personnes. Certains apprennent très vite, d'autres, moins adroits, sont plus longs à acquérir la maîtrise des prothèses et font moins de choses avec ».

Le confort dans les prothèses dépend de la finesse du système nerveux. Plus il est sensible, donc irritable, moins le porteur de prothèses est à l'aise. Si la muqueuse est mince et si la salive est rare, le confort sera réduit d'autant.

Instructions pour l'usage des prothèses

- Le port de nouvelles prothèses entraîne généralement à son début un certain nombre d'inconvénients qui disparaissent avec l'adaptation : ce sont une hypersalivation de 2 à 3 jours, une gêne à la parole d'une quinzaine de jours, une difficulté de mastication ne dépassant rarement pas un mois. Les petites blessures du début disparaîtront par des mises au point dans des rendez-vous prévus à cet effet.
- Les 8 premiers jours, il est préférable de ne pas se servir des prothèses pour manger. Ensuite, elles seront utilisées très progressivement. La mastication devra toujours être bilatérale.
- Pendant les 8 premiers jours, une lecture journalière à haute voix d'une heure environ est un très bon entraînement.
- Tous les jours, et pendant au moins 5 heures, les prothèses doivent être immergées dans une solution désinfectante (*). Un des meilleurs moyens pour y arriver est de ne pas porter les prothèses la nuit. Cette solution est la meilleure pour les tissus qui supportent les prothèses : ils recoivent l'action de la salive, la stimulation linguale et ils sont mieux irrigués par la circulation sanguine.
- Tous les jours, les gencives et la langue seront brossées avec une brosse à dents en nylon très douce.
- Le nettoyage des prothèses se fait avec une brosse à ongles en nylon à poils longs avec du savon dit de Marseille. Le brossage se fait au dessus d'un lavabo plein d'eau.
- Une fois par mois, les prothèses peuvent être plongées dans du vinaigre pur pendant 1 heure environ, ce qui ôtera certains dépôts tartriques.
- Une fois par an, les prothèses seront vérifiées par le praticien, qui contrôlera l'ajustage et remettra en ordre l'occlusion. Si en cours d'année une blessure ne guérissait pas en 8 jours, il serait sage de consulter, l'ulcération pouvant être grave.
- La durée d'une prothèse totale est de l'ordre de 5 ans à cause des résorptions des os des mâchoires.

(*) Stéradent®, Correga Tabs®, Eludent®, etc.

Conseils diététiques

● Pour que les tissus qui supporteront les prothèses (os et muqueuses) restent fermes et en bonne santé, il est nécessaire de prendre tous les jours un minimum de 150 grammes de protéines sour forme d'œuf, de poisson, viande, volaille et de fromage.

● Les vitamines sont également nécessaires. Elles sont apportées par les fruits, les légumes et les salades. Ces deux derniers sont importants aussi pour leur charge de cellulose.

● Trop de sucre et de féculent sont à proscrire.

● Il faut éviter les fruits à petits pépins multiples (fraises, framboises, groseilles, figues, etc.) qui peuvent, en se coinçant sous les appareils, irriter la muqueuse.

Chapitre 10

Les mises au point médiates

Surfaces muqueuses

Quand ?

Les mises au point médiates doivent être réalisées lors de rendez-vous prévus à l'avance, soit après la pose : 2e, 5e, 10e, 20e et 35e jour.

Comment ?

Etant donné la précision des enregistrements intermaxillaires et des montages, les blessures ne seront traitées que par des retouches muqueuses. La localisation des points de blessures utilisera la technique de l'empreinte d'essai (silicone fluide à prise accélérée par une plus grande quantité de catalyseur) sous pression manuelle, la pression étant soit verticale, soit horizontale alternative.

Au niveau occlusal

Les mises au point se borneront à un rodage occlusal en bouche par frottement sur une pâte abrasive composée de glycérine et de poudre de carborendum (granulométrie 200 à 300).

Si le praticien a des doutes quant à l'enregistrement des rapports intermaxillaires, l'équilibration immédiate sera abandonnée et remplacée par une équilibration médiate associée à de nouveaux enregistrements réalisés avec les nouvelles prothèses.

BIBLIOGRAPHIE

Liste des abréviations des revues

Notre bibliographie — Forme internationale

Notre bibliographie	Forme internationale
A.O.S.	Actualités odonto-stomatol.
B.D.J.	Brit. dent. J.
Cahiers d'O.S.	Cah. Odonto-Stomatol.
Cah. Proth.	Cah. Proth.
Ch. dent. fr.	Chir. dent. Fr.
Dential clinics North America.	Dent. Clin. N. Amer.
Dental practitioner.	Dent. Practit.
E.M.C.	Ency. méd. chir. (Paris).
I.D.	Inform. dent. (Paris).
I.D.J.	Int. dent. J.
J.A.D.A.	J. Amer. dent. Ass.
Jl dent. res.	J. dent. Res.
J.P.D.	J. prosth. Dent.
Méd. et Hyg.	Méd. et Hyg. (Genève).
P.O.S.	Prat. Odonto-Stomatol.
Quest. d'O.S.	Quest. odonto-stomatol.
R.F.O.S.	Rev. franç. odonto-stomatol.
R.F.S.	Rev. Stomat. (Paris).
R.O.S.	Rev. odonto-stomatol. (Paris).
R.O.S. Nord-France.	Rev. stomato-odontol. N. Fr.
Stom. (Bucarest).	Stomatologia (Buc.).

Autres abréviations

A.D.A.	American Dental Association.
Thèse D.C.D.	Th. Doct. Ch. Dent.
Thèse D. S. O.	Th. Doc. Sc. Odontol.
Q.I.	Quintessenz International.

Partie I

Ackermann F. : *Le mécanisme des mâchoires.* Masson, Paris, 1953.
Recording the retromylohyoïde space in preliminary irreversible hydrocolloide impressions. J.P.D., 1984, 51, n° 3, pp. 434.
Aiche H. : *Considérations sur la prise d'empreinte préliminaire inférieure chez l'édenté total.* I.D., 1971, n° 10, pp. 91-92.
Aiche H. : *Les difficultés de l'enregistrement piézographique.* Bulletin de la SPAF, 1986, n° 2, pp. 5-16.
Armstrong : *The phonetics of French.* Bell, London, 1967.
Augsburger : *Occlusal plane relation to facial type.* J.P.D., 3, n° 6, pp. 775-770.
Beguin, Rohr : *La rétention en prothèse complète.* R.O.S., 1984, vol. 13, n° 6, pp. 462-466.
Beresin : *The neutral zone in complete denture.* Bulletin de la SPAF, 1986, n° 2, pp. 17-18.
Beresin, Schiesser : *The neutral zone in complete dentures.* Mosby, Saint-Louis, 1973.
Biourge A. : *Position statique de la langue et morphologie des arcades.* R.F.O.S., 1966, n° 7, pp. 1245-1250.
Bocage, Lehrhaupt : *Lingual flange design in complete dentures.* J.P.D., 37, n° 5, pp. 499-506.
Bodine : *Essentials of a sound complete denture technique.* J.P.D., 14, n° 3, pp. 409-431.
Bouvet, Husson, Netter, Rouot : *Phonation, langage oral et stomatologie. XIXe congrès de stomatologie, oct. 1965.* Doin, Paris, 1965, pp. 326-486.
Carey, Dent : *Occlusal plane orientation and performance of complet edenture masticery.* J.P.D., 39, n° 4, pp. 368-371.
Clavel : *Phonation, phonétique et conséquences de l'édentation totale sur la voix.* I.D., 1984, vol. 66, n° 38, pp. 3839-3851.
Costache : *Contribution à l'étude phonétique des prothèses amovibles complètes.* I.D., 1962, n° 45, pp. 3753-3768.
Dabadie, Mora : *Procédés actuels du réglage du plan de montage en prothèse adjointe complète.* Quest. d'O.S., 1984, n° 9, pp. 19-24.
Daniel, Sinick : *Psychological factors in dental treatment.* J.P.D., 1964, 14, n° 3, pp. 506-513.
Devin R. : *L'observation du patient.* Ed. Ecole Odontologique, Paris.
Devin R. : *Indications particulières des différentes méthodes de prise d'empreinte pour édentés totaux.* Rev. d'Odont., 1951, pp. 594 et 1952, pp. 305-315.
Devin R. : *Les caractères originaux des empreintes phonétiques.* A.O.S., 1963, n° 62, pp. 211-226.
Devin R. : *Phonétique et prothèse.* A.O.S., 1968, n° 44, pp. 489-526.
Devin R. : *Introduction à la méthode phonétique.* A.O.S., 1963, n° 62, pp. 101-136.
Eisenring R. : *Etat articulaire chez les édentés totaux.* P.O.S., feuillets 763-764, Paris-Genève.
Eisenring R. : *Observation clinique chez les édentés totaux.* P.O.S., feuillets 854 à 862, Paris-Genève.
Fish : *Principes of full dentures prothesis.* Staples Press, London, 1964.
Flagueul : *Psychisme de l'édenté.* R.F.O.S., 1970, n° 9, pp. 1219-1232.
Folley, Latta : *A study of the position of the parotid papilla relative to the occlusal plane.* J.P.D., 1985, vol. 53, n° 1, pp. 125-126.
Gudin R. : *Rôle phonétique de la cavité buccale.* A.O.S., n° 128, pp. 697-726.
Guigui A. : *Prothèse préparatoire en prothèse totale.* I.D. 1966, n° 3, p. 227.
Hartono : *The occlusal plane in relation to facial types.* J.P.D., 17, n° 6, pp. 549-558.
Haudricourt, Thomas : *La notion des langues : phonétique et phonologie.* Institut d'Ethnologie. Musée de l'Homme (Paris 16e) 1967.
Health M.R. : *A study of the morphology of the denture space.* Dental practitioner, 21, n° 4, pp. 109-117.
Hénocque D. : *Contribution au montage équilibré des dents artificielles en prothèse adjointe.* Thèse D.S.O., Lille, 1975.
Ismail, Bowman : *Position of the occlusal plane in natural and artificial teeth.* J.P.D., 20, n° 5, pp. 407-411.

Bibliographie

Ismail : *Occulsion in complete denture prosthodintics.* Cah. Proth., n° 12, pp. 47-56.
Joglekar : *Biological approach to complete dentures.* J.P.D., 30, n° 4, pp. 700-702.
Kapur, Soman : *The effect of denture factors on masticatory performance.* J.P.D., 15, n° 3, pp. 451-462.
Karkazis, Polyzois, Zissis : *Relationship between a tragus line and natural occlusal plane.* Q.I., 1986, vol. 17, n° 4.
Klein P. : *Les apports de la piézographie à la prothèse adjointe mandibulaire.* Thèse D.S.O., Paris, 1970.
Klein P. : *Les préempreintes mandibulaires sans porte-empreinte.* R.O.S., 1976, 5, n° 5, pp. 345-349.
Klein P. : *Montage non engrené en prothèse totale,* P.O.S., feuillets 1553-1554.
Klein P. : *La piézographie, modelage dynamique de l'espace prothétique.* A.O.S., n° 106, pp. 268-269.
Klein P. : *Que peut-on attendre de la piézographie dans la réhabilitation esthétique de l'édentation totale.* R.O.S., 1985, vol. 14, n° 4, pp. 285-291.
Klein P. : *La technica piezographica in prothesi totale.* Il dentista moderno 4, 1986, n° 2, pp. 238-250.
Kopper A. : *The initial interview with complete denture patient.* J.P.D., 23, n° 6, p. 590.
Kurth : *The posterior occlusal plane in full denture construction.* J.A.D.A., 27, n° 1, pp. 85-93.
Lande : *Les résultats physiologiques des empreintes préliminaires.* I.D., 1980, vol. 62, n° 34, pp. 2975-2985.
Latino H., Rozencweig D. : *Ajustement occlusal préprothétique.* Cah. Proth., n° 28, pp. 93-129.
Lejoyeux J. : *L'observation clinique en prothèse complète.* R.F.O.S., 1961, n° 7, pp. 959-978.
Lejoyeux J. : *L'aspect psychique en prothèse complète.* I.D., 15 juin 1967, pp. 2511-2520.
Lejoyeux J. : *Introduction à la prothèse complète.* Maloine, Paris, 1970.
Lejoyeux J. : *Incidences des malrelations en prothèse complète.* R.F.O.S., 1961, n° 1, pp. 93-98 et n° 3, pp. 315-325.
Lejoyeux E. : *Le comportement pratique de la sphère oro-faciale.* R.F.O.S., 1971, n° 3, pp. 1161-1167.
Lejoyeux J. : *Equilibration occluso-articulaire et stabilisation des prothèses complètes.* Cah. Proth., n° 12, pp. 103-140.
Lejoyeux J. : *Articulation - Prothèse complète - téléradio.* Cah. Proth., n° 13, pp. 85-96.
Lemaire X. : *L'involution mandibulaire totale, cause du déséquilibre des prothèses par rétrokinésie labiale. Intérêt du porte-empreinte équilibrant.* Thèse D.S.O., Lille, 1970.
L'Estrange : *A comparative study of the occlusal plane in dentulous and edentulous subjects.* J.P.D., 33, n° 5, pp. 495-503.
Louis, Neigert, Babel : *Détermination et réalisation du plan occlusal en prothèse adjointe partielle.* Quest. O.S., 1984, n° 9, pp. 101-108.
Luberspère A. : *Contribution à l'amélioration de la thérapeutique des édentés totaux à travers l'étude du facteur psychique et de la dynamique relationnelle.* Thèse D.S.O., Bordeaux, 1970.
Lundquist : *Occlusal plane determination.* J.P.D., 23, n° 5, pp. 489-499.
Martone : *Anatomy of facial expression and prosthodontic significance.* J.P.D., 12, n° 6, pp. 1020-1042.
Martone, Edward : *Anatomy of the mouth and related structures. Port. III : Functional anatomic considerations.* J.P.D., 12, n° 2, pp. 206-219.
Mathew : *The polish surface.* B.D.J., vol. 111, n° 11, n° 470-410.
Merkeleyx : *The labial and buccal accessory muscles of mastication.* J.P.D., 4, n° 5, pp. 327-332.
Merle-Béral Ph. : *Examen clinique en ODF.* R.F.O.S., 1966, n° 5, pp. 816-821.
Mersel : *Gériatrie dentaire et prothèse fonctionnelle.* Bulletin de la SPAF, 1985, n° 1, pp. 29-33.
Meyer, Silvermann : *Occlusion in prosthodontics and in the natural dentition.* Mutual Publishing Cy, Washington, 1962.
Michel : *Valeur diagnostique de tracés pantomographiques en prothèse complète.* Cah. Proth., n° 12, pp. 67-84.
Murphy : *The neutral zone and the polish surfaces of full dentures.* Dental practitioner, 16, n° 7, pp. 240-244.
Nabid : *Recherches sur une technique d'analyse de l'espace prothétique : la piézographie.* Thèse D.S.M., Alger, 1982.
Nabid : *Empirisme des formes et de l'orientation des surfaces polies en prothèse adjointe totale inférieure.* Ch. dent. Fr., 1983, 9, n° 207, pp. 63-65.

Nabid : *Méthodologie du moulage de l'espace prothétique mandibulaire gérontologique.* Odontologia, 1984, vol. 4, n° 6, pp. 31-44.
Nabid : *Analyse de l'espace prothétique gérontologique par la méthode des tampons. Résultats.* Bulletin de la SPAF, 1985, n° 1, pp. 34-46.
Nairn : *The circumoral musculature.* B.D.J., 138, n° 2, pp. 49-56.
Nassif : *Examination forms for edentulous patients.* J.P.D., n° 2, pp. 222-227.
Nedelman, Bernick : *The significance of age changes in human alveolar mucosa and bone.* J.P.D., 1978, 39, n° 5, pp. 495-501.
Plainfield : *Communication distorsion. The language of patients and pratitioners of dentistry.* J.P.D., 22, n° 1, pp. 11-19.
Polyzois : *Complete dentures for patients with mandibular atrophy.* Q. I., 1985, n° 3, pp. 201-205.
Postaire, Rignon-Bret : *Empreintes primaires mucostatiques en prothèse adjointe complète.* Cah. Proth., 1985, n° 49, pp. 73-82.
Pound : *The mandibular movements of speech and their seven related value.* J.P.D., 16, n° 5, pp. 835-844.
Pound : *Utilizing speech to simplify a personalized denture service.* J.P.D., 24, n° 6, pp. 586-601.
Ramsey : *The relation of emotional factors to prosthodonctis service.* J.P.D., 23, n° 1, pp. 4-10.
Reisberg, Smith : *Aerodynamic assesment of prosthetic speech aids.* J.P.D., 1985, vol. 54, n° 5, pp. 686-690.
Roraff : *Arranging artificial teeth according to anatomic landmarks.* J.P.D., 38, n° 2, pp. 120-130.
Schwindling R., Heath M.R., Hénocque D. : *Archives du séminaire de prothèse totale.* Congrès A.D.F. Documents de séance n. C. proth. 2, C. proth. 9, C. proth. 14-16, P.O.S., 1972.
Shannon : *Edentulous impression procedure for region of the mentalis muscles.* J.P.D., 26, n° 2, pp. 130-133.
Shimamoto K.Y. : *Localisation du plan occlusal.* Odontologia, 1984, vol. 4, n° 3, pp. 37-46.
Silvermann S. : *Oral physiology.* Mosby, St-Louis, 1961.
Skinasi : *Tracé du plan d'occlusion (téléradio).* R.F.O.S., 1969, n° 2, pp. 187-194.
Spirgi M. : *Relation interocclusale des dents prothétiques.* Cah. Proth., n° 12, pp. 85-102.
Soulet H. : *La langue et ses rapports avec la prothèse adjointe.* A.O.S., n° 79, pp. 336-340.
Tison X. : *Prothèse adjointe totale inférieure. Amélioration fonctionnelle par une technique simplifiée d'incorporation dans l'espace neutre d'équilibre neuro-musculaire.* Thèse D.C.D., Lille, 1974.
Trib : *Une technique nouvelle d'enregistrement des bords périphériques et vélopalatins.* R.D.S., 1985, 14, n° 3, pp. 193-199.
Vadilonga : *Importanza della curva di Spee.* Revista Ital. odontecnici, 1984, n° 3, pp. 14-22.
Ziegler : *Dentisterie restauratrice chez les patients âgés.* I.D., 1966, n° 50, pp. 5051-5062.

Partie II

Aiche M. : *Reproduction de l'occlusion.* Thèse D.S.O., Marseille, 1973.
Barett : *Reproductible splitcast procedure for remounting the complete denture master cast.* J.P.D., 54, n° 5, pp. 737-740.
Blatterfein, Klein et al. : *A loading impression technique for precision and semi precision removable partial dentures.* J.P.D., 43, n° 1, p. 9.
Celenza : *The centric position. Replacement and character.* J.P.D., 30, n° 4, pp. 591-598.
Collett : *Complete denture impressions.* J.P.D., 15, n° 4, pp. 603-614.
Congrès ADF 1981 : *Programmation des articulateurs semiadaptables.* I.D., 1982, pp. 457.
Congrès ADF 1984 (Résumé) : *Erreurs d'empreintes.* I.D., 1985, n° 1-2, pp. 51-56.
Crousillat J. : *Occlusion et articulateurs.* Prélat, Paris, 1971.
Dawson : *Temporo-Mandibular Joint problems.* J.P.D., 29, pp. 101-112.
Delort : *Critères fondamentaux de l'adhérence des prothèses complètes.* I.D., 1972, n° 36, pp. 3191-3192.

Bibliographie

Devin R. : *Indications particulières des différentes méthodes de prise d'empreinte pour édentés totaux.* I.D., 1953, pp. 645-688.
Devin R. : *Le phénomène de dérapage.* R.F.O.S., 1960, n° 9, pp. 1339-1347.
Devlin : *Méthode de prise d'empreinte pour un patient avec crête alvéolaire fibreuse.* Odontologia, 1985, vol. 6, n° 3, pp. 135-137.
Dupas, Danhiez, Vermelia, Dehaine, Graux : *Relation centrée et système stomatognathique.* R.O.S., 1985, 14, n° 5, pp. 347-351.
Ecker, Goodacre, Dykema : *A comparison of condylar control setting.* J.P.D., 51, n° 3, pp. 404-406.
Faigenblum : *Testing accuracy of impression casts.* B.D.J., 1985, 159/2, pp. 45-46.
Fissore Y.J. : *Variation sur la relation centrée.* Cah. Proth., n° 8, pp. 87-108.
Freeman : *Impressions for complete dentures.* J.A.D.A., 1979, n° 5, pp. 1173-1178.
Friederman : *Principes of set ups in complete denture.* J.P.D., 22, n° 1, pp. 111-131.
Fripp : *Prise d'empreinte et dentier complet.* Detrey, Paris, 1937.
Gibassier B. : *Contribution à l'étude de la cinématique mandibulaire.* Thèse D.S.O., Paris, 1972.
Gibassier, Favris : *Efficacité des retouches en prothèse complète avec un articulateur physiologique.* Cahiers d'O.S., 5, n° 1, pp. 65-73.
Graser : *An evaluation of terminal hinge position.* J.P.O., 37, n° 1, pp. 12-18.
Guigui A., *Etude et utilisation des matériaux résineux.* A.O.S., n° 74, pp. 205-222.
Guigui A., Lévy P. : *Etude et utilisation des substances résineuses dans la technique phonétique de prise d'empreinte.* A.O.S., n° 74.
Habib J. : *Test de Herbst.* A.O.S., n° 37, pp. 327-332.
Hasson P.N. : *Rôle de l'espace sublingual dans l'adhésion de la prothèse complète inférieure.* Thèse D.S.O., Paris, 1970.
Hervé M. : *Empreintes phonétiques intégrales. Rebasage phonétique.* A.O.S., n° 62, pp. 137-146.
Huberman M. : *Evolution de la technologie de l'empreinte en fonction des nouveaux matériaux.* R.F.O.S., 1967, pp. 1303-1344.
Ismail : *L'occlusion en prothèse totale.* Cah. Proth., n° 12, pp. 57-63.
Jordan : *Arrangement of anatomic type artificial teeth into balanced occlusion.* J.P.D., 39, n° 5, pp. 484-494.
Kabcennel : *Effect of clinical procedures on mandibular position.* J.P.D., 14, n° 2, pp. 266-278.
Klein P. : *Empreintes complètes phonétiques à pression sélective.* I.D., 1963, n° 2, pp. 89-96.
Klein P. : *L'enregistrement des rapports intermaxillaires et le point d'appui rétroincisif.* R.F.O.S., 1966, n° 7, pp. 1231-1245.
Klein P. : *Les empreintes en prothèse totale. Un concept actuel.* I.D., 1975, n° 45, pp. 69-73.
Kleinberg : *Etude expérimentale de l'usure des couples émail-matériaux prothétiques.* Thèse D.S.O., Lyon, 1976.
Kontor : *Centric relation recording techniques. A comparative investigation.* J.P.D., 30, n° 4, pp. 604-606.
Kwong : *Fabricating acrylic resine baseplates for complete dentures.* J.P.D., 50, n° 1, pp. 127-128.
Lande A. : *Progrès en vue de la délimitation naturelle des bords de l'empreinte en prothèse totale.* A.O.S., n° 101.
Lauritzen : *Manuel d'application de la technique.* Carsten et Homov, Hambourg.
Lauritzen : *Montage de prothèses totales.* Inédit, 1971.
Léopold U. : *An altered cast procedure to improve tissue support for removable partial denture.* J.P.D., 15, n° 4, pp. 672-678.
Lejoyeux J. : *Les objectifs de la prise d'empreinte.* R.F.O.S., 1962, n° 5, pp. 673-678.
Lejoyeux J. : *Empreintes secondaires.* R.F.O.S., 1962, n° 3, pp. 337-356 et n° 6, pp. 857-874.
Lucchini, Lavigne : *La relation centrée.* I.D., 1972, n° 26, pp. 2715-2721.
Lussac J. : *Les rapports intermaxillaires chez l'édenté total.* Thèse D.S.O., Bordeaux, 1971.
Lussac : *L'occlusographie appliquée au montage des dents artificielles en prothèse adjointe complète.* R.O.S. Midi Fr., 1984, 42, n° 1, pp. 15-16.
Majdoub : *Rationalisation de l'empreinte mandibulaire.* Bulletin de la SPAF, 1986, n° 2, pp. 34-46.
Marguelle-Bonnet : *Application d'un articulateur adaptable en prothèse complète.* Thèse D.S.O., Paris, 1971.
Mendez : *The influence of the impression trays on the accuracy of stone cast.* J.P.D., 1985, 54, n° 3, pp. 383-387.

Michel : *Contribution à l'étude de tracés pantographiques.* Communication au Congrès, A.D.F., Paris, 1976.
Michel, Sanguiolo, Pini, Migozzi : *Valeur diagnostique des tracés pantomographiques en prothèse complète.* Cah. Proth., n° 12, pp. 67-79.
Michel, Toubol, Duminil : *L'axe charnière.* Quest. d'O.S., 1976, pp. 11-19.
Nally J.N. : *Technique de l'empreinte (en prothèse partielle).* E.M.C. 2310 E 10.
Ogolnik R. : *L'occlusion résiduelle.* R.O.S., 7, n° 2, pp. 91-96.
Pastant : *Analyse de l'occlusion en prothèse complète.* Thèse D.S.O., Paris, 1972.
Posselt : *Physiology of occlusion and rehabilitation.* Blackwell, Oxford, 1964.
Postaie : *Traitement prothétique d'un cas d'édentement total présentant une résorbtion asymétrique des crêtes.* R.O.S., 1984, vol. 13, n° 6, pp. 501-506.
Rehberg : *The impression tray. An important factor in impression precisio.* I.D.J., 27, n° 2, pp. 146-155.
Rives J. : *Essai de classification de concept.* R.F.O.S., 1965, n° 5, pp. 715-722.
Saadoun : *L'occlusion, données actuelles.* R.O.S., 19, n° 5, pp. 393-423 et n° 6, pp. 477-501.
Sanguiolo R. : *Précis d'équilibration des prothèses complètes.* Prélat, Paris, 1971.
Schreinemakers J. : *La logique en prothèse complètre.* G.J. et D. Tholen, Utrecht, 1964.
Silvermann : *Dimensions and displacement patterns of the posterior palatal seal.* J.P.D., 25, 5, pp. 470-488.
Tryde, Olson, Jensen, Cantor, Tarsetano, Brill : *Dynamic impression methods.* J.P.D., 6, n° 15, pp. 1024-1034.
Weinberg : *L'axe de la charnière temporo-mandibulaire.* I.D., 1960, n° 15, pp. 461-472.
Weinberg : *Temporo mandibular joint function and its effect on centric relation.* J.P.D., 30, n° 2, pp. 176-195.
Weinberg : *Rationale and technique for occlusal equilibration.* J.P.D., 14, n° 1, pp. 74-86.
Yurkstas, Kapur : *Factors influencing centric relation records in eduntulous mouths.* J.P.D., 14, n° 6, pp. 1054-1068.

Partie III

Aboucaya W. : *Le sourire dento-labial et la beauté faciale.* Thèse D.S.O., Paris, 1973.
Aiche : *Les dents artificielles et rupture d'adhésion.* R.O.S., 1984, 13, n° 6, pp. 491-499.
Aiche, Antrassian : *Le rôle des dents artificielles en prothèse complète.* Quest. d'O.S., 1984, n° 9, pp. 39-46.
Aiche : *Le montage piézographique fonctionnel.* Bulletin de la SPAF, 1985, n° 1, pp. 4-13.
Arstad : *The influence of the lips on mandibular rest position in edentulous patients.* J.P.D., 15, n° 1, pp. 27-34.
Barba : *Diététique en prothèse complète.* Thèse D.C.D., Paris, 1973.
Barone : *Nutrition of edentulous patients.* J.P.D., 15, n° 5, pp. 804-808.
Bastian X. : *De l'efficacité masticatoire chez les sujets à dentures naturelles et artificielles.* Thèse D.S.O., Strasbourg.
Behrend : *An esthetic control system for fixed and removable prosthodontics.* J.P.D., 1985, 54, n° 4, pp. 488-496.
Bell : *Problems in complete denture treatment.* J.P.D., 19, n° 6, pp. 555.
Benoist : *Hygiène et diététique chez les personnes âgées.* A.O.S., 1985, n° 152, pp. 797-803.
Begin : *La DV en prothèse complète.* ID, 62, n° 37, pp. 3303-3316.
Bodegererdst : *The relationship of pressure spot in complete denture. Impression with mucosal irritation.* J.P.D., 14, n° 6, pp. 1040-1050.
Bolender : *Evaluation of treatment of inflammatory papillary. Hyperplasia of the palate.* J.P.D., n° 6, pp. 1022.
Bourgeois : *Intolérance aux prothèses : fragilité capillaire.* I.D., 1967, n° 40, pp. 3863.

Bibliographie

Brewer : *Comparison of zero degree teeth and anatomic teeth on complete denture.* J.P.D., 17, n° 1, pp. 28-35.
Brudvik : *Method of developing monoplane occlusion.* J.P.D., 19, n° 6, pp. 573-580.
Chaput A., Santoro J.P., Tabet G. et coll. : *Dimension verticale en OS.* R.F.O.S., 1968, n° 6, pp. 734-786.
Chavet : *La cinématique mandibulaire et les dimensions verticales en prothèse totale.* R.F.O.S., 1969, n° 1, pp. 41-78.
Coccaro, Lloyds : *Cephalometric analysis of morphologic face height.* J.P.D., 15, n° 1, pp. 35-44.
Congrès A.D.F., 1984. *Les doléances de l'édenté total.* I.D., 1985, 67, pp. 337-338.
Corbasson : *Technique de montage en pratique courante à partir d'une empreinte piézographique mandibulaire.* Bulletin de la SPAF, 1985, n° 1, pp. 19-28.
Costache : *Problema de foncțéca la purtatoril de proteze mobile totale.* Stom. (Bucarest), 2, 1961, pp. 125-133.
Deeley : *The effect of protein versus placebo supplementation upon denture tolerance.* J.P.D., 15, n° 1, pp. 65-72.
Devin R. : *Procédés esthétiques dans le montage des dents antérieures.* R.F.O.S., 1961, n° 1, pp. 40-46.
Devin R. : *Conceptions artistiques du montage des dents antérieures.* R.F.O.S., 1963, n° 10, pp. 1512-1530.
Devin R. : *Phonétique et prothèse.* A.O.S., n° 14, pp. 489-526.
Didier : *Les petites perles ou le mauvais goût dans l'esthétique dentaire.* R.F.O.S., 1963, n° 10, pp. 1550-1561.
Diététique du troisième âge. *Initiation à la diététique.* Revue du Palais de la Découverte, Paris, n° spécial 15, 1979.
Donahue : *Facial characterization of anterior artificial teeth.* J.P.D., 1983, 49, n° 4, pp. 577-578.
Dorier, Juge : *Griefs habituels et inhabituels des porteurs de prothèse mobile.* Méd. et Hyg., n° 616, p. 987, n° 617, p. 1015.
Douglas : *Open rest. A new concept in the selection of the vertical dimension of occlusion.* J.P.D., 15, n° 8, pp. 851-856.
Dreizen : *Nutritional changes in the oral cavity.* J.P.D., 16, n° 6, pp. 1144-1150.
Esthétique en prothèse totale. *Deuxième colloque européen sur le traitement des édentations totales. Marseille, 1983.* I.D., 1983, 65, pp. 4201-4209.
Fleury, Marie, Gauthey : *Le réflexe nauséeux en pratique stomatologique. La prévention par le métoclopramide.* A.O.S., n° 78, pp. 215-223.
Fourteau, David, Nadal, Dupuis : *Les doléances primaires en prothèse complète peuvent-elles être évitées.* R.O. S. Midi Fr., 1983, 41, n° 4, pp. 200.
Frush, Fisher : *Introduction to dentogenic restorations.* J.P.D., 5, n° 5, pp. 586-595.
Frush, Fischer : *How dentogenic restorations interpret the sex factor.* J.P.D., 6, n° 2, pp. 160-172.
Frush, Fischer : *How dentogenics interpret the personality factor.* J.P.D., 6, n° 2, pp. 441-449.
Frush, Fisher : *The age factor in dentogenics.* J.P.D., 7, n° 1, pp. 5-13.
Gattozze : *Rest position with and without denture.* J.P.D., 36, n° 2, pp. 159-163.
Griffin, Mallor : *An analysis of mandibular movement.* Oral physiology. 1977, vol. 1, pp. 164. Karger, Basel, 1977.
Groene : *Rôle de l'espace de Donders dans les qualités extéroceptives et proprioceptives des prothèses complètes supérieures.* Thèse D.S.O., Paris, 1971.
Guérin : *Le problème de l'alimentation chez les blessés de la face.* R.F.O.S., 1966, n° 3, pp. 345-353.
Guigui A. : *Etude et utilisation des matériaux résineux.* A.O.S., n° 74, pp. 216.
Hardy : *Development in the occlusal patterns of artificial teeth.* J.P.D., 1, n° 1, pp. 14-32.
Hauter, Lejoyeux : *Orientation dans les restaurations prothétiques de classe II d'angle.* Congrès A.D.F., Paris, 1976.
Hotkin : *Diagnostic signifiance of denture complaints.* J.P.D., 1985, 53, n° 1, pp. 74-77.
Ismail : *The consistency of the swallowing technique in determining occlusal vertical relation edentulous patients.* J.P.D., 19, n° 3, pp. 230-236.
Jacob X. : *L'équilibre statique et dynamique en prothèse adjointe totale. Son incidence sur l'efficacité masticatrice.* Thèse D.S.O., Paris, 1972.
Jones, Philip : *Monoplane occlusion for complete denture.* J.A.D.A., 85, n° 1, pp. 94-100.

Joniot : *Détermination de la position de repos mandibulaire chez un sujet denté par enregistrement continu radio-télémétrique de l'écartement des mâchoires.* R.F.O.S., 1970, n° 9, pp. 1206-1218.
Kapur : *The effect of denture factors on masticatory performance.* J.P.D., 15, n° 3, pp. 451-463.
Kelly : *Centric Relation — centric occlusion poterior tooth forms and arrangement.* J.P.D., 37, n° 1, pp. 5-11.
Klein P. : *Réalisation non anatomique du montage fonctionnel du dentier complet.* I.D., 1963, n° 22, pp. 1993-2007.
Klein P. : *Le montage non engrené en prothèse piézographique.* P.O.S., feuillets n° 1553-1554.
Klein P : *Notions de dentogénie.* R.F.O.S., 1964, n° 8, pp. 1237-1248 et 1965, n° 3, pp. 411-428.
Klein P. : *Les doléances des porteurs de prothèses totales.* I.D., 1968, n° 42, pp. 3725-3734.
Klein P. : *La piézographie en prothèse adjointe partielle.* C.D.F., 1973, pp. 21-24.
Klein P. : *Comment résoudre d'une façon rationnelle la reconstitution esthétique d'un édenté total.* R.F.O.S., 1973, 2, n° 6, pp. 515-531.
Kleinfinger S. : *Dimension verticale en prothèse complète.* I.D., 1976, n° 15, pp. 25-45.
Krajicek : *Guides for natural facial appearance as related to complete denture construction.* J.P.D., 21, n° 6, pp. 654-663.
Kuebker : *Dentures problems.* Q.I., 15, n° 11, pp. 1131-1141 et n° 12, pp. 1231-1238.
Kurth : *The monoplane concept of occlusion.* Dential clinics North America, 1962, p. 109.
Lammie : *The position of the anterior teeth in complete lower denture.* J.P.D., 9, n° 4, pp. 450-464.
Lang, Razzoog : *Guiding principle of tooth selection.* J.P.D., 1983, 50, n° 4, pp. 455-458.
Lassus R. : *Modification d'un articulateur simplex Gisy en vue des montages selon Sears.* R.F.O.S., 1966, n° 6, pp. 1032-1039.
Lebrun X. : *Essai de classification analytique de l'incisive centrale supérieure en porcelaine.* Thèse D.C.D., Paris, 1973.
Lemoine P. : *Méthode simple de montage. Plan des prothèses complètes.* A.O.S., n° 00, 61 p.
Leprette A. : *Deux grandes options du montage équilibré des dents postérieures en prothèse totale.* Thèse D.C.D., Paris, 1976.
Levin : *A review of artificial tooth forms.* J.P.D., 38, n° 1, pp. 3-15.
Lombardi : *A method for the classification of errorsin dental esthetics.* J.P.D., 32, n° 5, pp. 501-513.
Lombardi : *The principles of visual perception and their clinical application to denture esthetics.* J.P.D., 29, n° 4, pp. 358-382.
Mac Intyre : *Oral tissues.* B.D.J., n° 111, pp. 402-404.
Martin, Monard : *Contribution à la détermination de la DVO chez l'édenté total.* Cahiers Proth., 1982, n° 38, pp. 67-78.
Massler : *Dehydratation in the elderly. Geriatric nutrition.* J.P.D., 42, n° 5, pp. 489-491.
Mercier X. : *Evolution de la morphologie des faces occlusales des dents postérieures non anatomique en prothèse adjointe totale.* Thèse D.C.D., Paris, 1976.
Miller, Feldmann : *A device to aid in arrangement of non anatomic tooth forms.* J.P.D., 22, n° 1, pp. 30-45.
Mjor P. : *The effect of the end controlling guidance of the articulator on cups inclination.* J.P.D., 15, n° 6, pp. 1055-1075.
Morstad, Petersen : *Postinsertion denture problems.* J.P.D., 19, n° 2, pp. 126-132.
Murphy : *Rest position of the mandible.* J.P.D., 14, n° 4, pp. 329-332.
Nabid : *Introduction au montage cuspidé non engrené équilibré de Klein.* L'incisive, mars/avril 1985, n° 22, pp. 7-9.
Nagle, Sears : *Denture prosthetics.* Mosby, St-Louis, 1962.
Nizel : *Nutrition in preventive dentistry : science and practice.* Saunders, London, pp. 506 et suiv.
Ogolnick : *Les problèmes liés à l'anatomie des faces occlusales en fonction du matériau utilisé.* R.O.S., 1982, 11, n° 4, pp. 263-265.
Ortman : *The role of occlusion in preservation and prevention in complete denture prosthodontics.* J.P.D., 25, n° 2, pp. 121-137.
Pound : *Controlling vertical dimension and speech.* J.P.D., 36, n° 2, pp. 124-136.
Philippe J. : *Dimension verticale en OS.* R.F.O.S., 1968, n° 6, pp. 733-787.
Preiskel H. : *Some observation on the postural position of the mandible.* J.P.D., 15, n° 4, pp. 625-633.
Preiskel H. : *Consideration of the check record in complete denture construction.* J.P.D., 18, n° 2, pp. 98-102.

Bibliographie

Randoin, Le Gallic, Dupuis, Bernardin : *Table de composition des aliments.* Lanore, Paris, 1973.
Roedema : *Occlusal with and pressure under denture.* J.P.D., 36, n° 1, pp. 24-33.
Romieux A : *Gustation et prothèse.* Thèse D.S.O., Paris, 1972.
Samoian : *La dimension verticale de l'étage inférieur de la face.* Editeur ? 3e éd., Grenoble.
Samoian : *La DV de l'étage inférieur de la face et sa détermination par une méthode phonétique.* Bulletin de la SPAF, 1985, n° 1, pp. 47-66.
Sanguiolo R. : *La douleur en prothèse totale.* R.O.S., 3, n° 2, p. 103.
Schoendorff, Jaudoin : *Après la pose d'une prothèse totale adjointe.* Sté O.S. de Lyon, séance du 16.5.1977. I.D., 1977, n° 38, p. 41.
Schreinemackers J. : *La logique en prothèse totale.* G.J. et D. Tholen, Utrecht, 1964.
Sears : *Thirty years of non anatomic teeth.* J.P.D., 3, n° 5, pp. 596-617.
Sharp : *The sore mouth.* J.P.D., 16, n° 5, pp. 855-861.
Sheppard : *Vertical dimension measurements.* J.P.D., 34, n° 3, pp. 269-276.
Shetty : *Comparative observation of the use of cusp and zero degree posterior teeth.* J.P.D., 1984, 51, n° 4, pp. 459-466.
Spirgi M. : *Relations interocclusales des dents prothétiques.* Cah. Proth., n° 12, pp. 85-99.
Swerdlow : *Vertical dimension literature review.* J.P.D., 15, n° 2, pp. 241-246.
Swoope, Harstock : *Nutrition analysis of prosthodontic patiens.* J.P.D., 38, n° 2, pp. 208-215.
Thielemann K. : *Biomécanique de la parodontose.* Prélat, Paris, 1958.
Thomson : *Diagnosis in full denture intolerance.* B.D.J., 125, n° 9, pp. 388-391.
Timmer : *A reproducible method for determining the vertical dimension of occlusion.* J.P.D., 22, n° 6, pp. 621-630.
Vivier, Rozenchweig, Yvon : *Etude expérimentale de la DV de repos.* Cah. Proth., 1984, n° 48, pp. 83-114.
Wagner : *Comparison of four methods to determine rest position of the mandible.* J.P.D., 125, n° 5, pp. 506-513.
Wiland : *Dentures, inclined planes and traumatic occlusion.* J.P.D., 14, n° 5, pp. 892-898.
Wright : *Stability in mandibular dentures.* J.P.D., 16, n° 3, pp. 414-480.

Glossaire des abréviations

ATM	=	articulation temporo-maxillaire
C	=	canine maxillaire
c	=	canine mandibulaire
DV	=	dimension verticale
I	=	incisive
M1	=	1er élément molaire supérieur
M2	=	2e élément molaire supérieur
m1	=	1re molaire mandibulaire
m2	=	2e molaire mandibulaire
MNECE	=	montage non engrené cuspidé équilibré
P1	=	1er élément pré-molaire maxillaire
P2	=	2e élément pré-molaire maxillaire
p1	=	1er élément pré-molaire mandibulaire
p2	=	2e élément pré-molaire mandibulaire
PEI	=	porte-empreinte individuel
RC	=	relation centrée

IMPRIMERIE LOUIS-JEAN
Publications scientifiques et littéraires
05002   GAP   —   Tél. :   92.51.35.23
Dépôt   légal :   481   —   Août   1988

Stéradent

LE SPÉCIALISTE DE L'HYGIÈNE DE L'APPAREIL DENTAIRE

THE SPECIALIST OF THE DENTURE HYGIENE

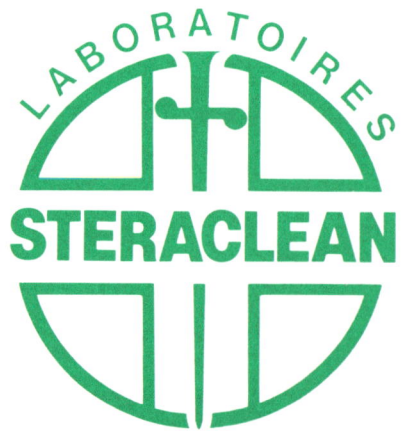

Laboratoires STÉRACLEAN B.P. 874 - 28011 CHARTRES CEDEX